F. H. Wimmer

Hyperaktivität - RITALIN® - ⸮ Kriminalität ?

HYPERAKTIVITÄT

RITALIN®

¿ KRIMINALITÄT ?

Warum habt ihr mir das angetan?

F. H. Wimmer

F. H. Wimmer – Kriminalbeamter und Gesundheitsberater mit psychokinesiologischer Ausbildung hat sich seit mehreren Jahren mit dem Thema ADS / ADHS beschäftigt.

Aus kriminologischer Sichtweise zeigt er in seinem ersten Buch die objektiv bestehenden Problemfelder auf, die durch eine Langzeittherapie mit betäubungsmittelhaltigen Medikamenten wie RITALIN®, MEDIKINET® und Amphetaminen entstehen können.
Die Probleme der hyperkinetischen Killerkids der USA und die traurigen Beispiele suizidgefährdeter Jugendlicher werden ebenso abgehandelt, wie Erkenntnisse aus der Ursachenforschung und die alternativen Therapiemöglichkeit ohne Medikamente.

Ein Buch, das Sie über den medizinisch, therapeutischen Bereich hinaus – auch für Laien verständlich – über eine Zeitbombe informiert.

Originalausgabe 2004

Printed in Germany

Verlag
Der Finanzberater

Verlag Der Finanzberater GmbH
Maximilianstraße 15 - 82319 Starnberg
08151 / 29 041 - info@der-finanzberater.de

Satz:
Hans-Joachim Nagel Druckvorlagenherstellung
Feiningerstraße 3 - 90455 Nürnberg

Druck und Weiterverarbeitung:
Druckerei Schneider GmbH
Nopitschstraße 110 - 90441 Nürnberg

Dankesworte zu Beginn eines Buches fand ich immer schrecklich.

Nun habe ich selbst ein Buch geschrieben, um mein Wissen gebündelt an interessierte Menschen weiterzugeben.

Ich muss zugeben, es war ein großes Stück Arbeit, die ohne die Hilfe und das Verständnis vieler Menschen nicht möglich gewesen wäre.

* * *

Aus diesem Grund ist es mir ein echtes Bedürfnis, den nachfolgend Genannten zu danken und dies zu Beginn meines Buches zu dokumentieren:

Waltraud Fischer, die mir manchen Weg ebnete

Gabriele Berner, die mich in meiner Arbeit bestärkte

Dr. Hedi Vogl, die mir zu viel therapeutischem Grundwissen verhalf

Dr. Dietrich Klinghardt, der mich Psychokinesiologie lehrte

Hajo Nagel, der meine wirren Entwürfe druckfertig machte

und vor allem

meiner Frau Ariane, ohne deren Verständnis und aktiver Mithilfe die Realisierung nicht möglich gewesen wäre.

Inhaltsverzeichnis

Vorwort

„Herr Bruder, ich habe es mir nicht zur Aufgabe gemacht, die Medizin zu bekämpfen. Da mag ein jeder auf eigene Gefahr und eigene Kosten glauben, was er mag. Ich hätte Euch gern ein wenig von Eurem Irrglauben befreit ....“

So lautet eine Passage aus Moliere's Komödie *„Der eingebildete Kranke“* und ich habe dem eigentlich nichts hinzuzufügen.

Oder doch?

In meinem Buch geht es nicht um die Bekämpfung der „Schulmedizin“ – im Gegensatz zur Alternativmedizin – es geht auch nicht um einen Angriff gegen die Pharmaindustrie.
Ich vertrete nämlich die Meinung, dass die aus meiner Sicht kindischen Diskussionen, ob die Schulmedizin oder die Alternativmedizin besser sind, sicherlich nicht zum Vorteil des Patienten geeignet sind, sondern sich in vielen Fällen als schädlicher, dogmatisch geführter Kampf zweier scheinbar konträrer Fachrichtungen eher zum Nachteil für den Kranken erweist und nicht als fruchtbare Auseinandersetzung von unterschiedlichen medizinischen Meinungen.
In meinem Buch geht es also nicht um Schuldzuweisungen.

Es geht ausschließlich darum, dass sich der Leser, der in der Behandlung von hyperaktiven Kindern, aber auch von Träumern einen Berührungspunkt hat und daran interessiert ist, einmal auch interdisziplinäre Sichtweisen zu überdenken, ein anderes Blickfeld für die Betrachtung des Problems schafft.
Er soll die Möglichkeit erhalten, Fakten zu sammeln, diese mit seinen eigenen Erfahrungen zu vergleichen, und letztlich für sich *die* Behandlungsmethode zu finden, die mit seinem Berufsepos oder Verantwortungsbewusstsein gegenüber dem Patienten oder dem Kind in Einklang zu bringen ist.

Was mich beschäftigt, ist die Tatsache, dass sowohl in Deutschland als auch in Amerika, in der Schweiz und in Österreich Millionen von Steuereinnahmen dafür verwendet werden, um den illegalen Drogen-

handel zu bekämpfen, weil jeder vernünftige Mensch um die Gefahren für die Volkgesundheit und die schädigenden Auswirkungen von Drogensucht für den Konsumenten und seine Umgebung weiß – andererseits aber unter dem Deckmantel einer ärztlich notwendigen Behandlung hyperaktiver Kinder Millionen von Tagesdosen von Medikamenten verschrieben werden, die ebenfalls unter die Betäubungsmittelgesetzgebung fallen.
Täglich werden Unmengen von Psychopharmaka wie RITALIN®, MEDIKINET®, Amphetamin und andere Mittel, die unter das Betäubungsmittelgesetz – kurz BtmG bezeichnet – fallen, obwohl selbst im Beipackzettel der Herstellerfirmen schwindelerregende Nebenwirkungen aufgezeigt werden, verordnet.

Natürlich ergibt sich aus medizinischen Gründen immer wieder die Notwendigkeit, mit gefährlichen, aber aufgrund ganz bestimmter pharmakologischer Fähigkeiten ausgestatteten Drogen (man denke an Morphium für schwer Krebskranke oder verwundete Soldaten) Schmerzen zu lindern oder auch zu heilen.

Doch im Fall von METHYLPHENIDAT, das in den Fertigarzneimitteln RITALIN® und MEDIKINET®, um nur die bekanntesten zu nennen, verarbeitet wird, glaube ich nicht, dass die Häufigkeit der Verordnung notwendig und zu tolerieren ist.

Ich bin überzeugt – und viele kompetente Wissenschaftler blasen ins gleiche Horn –, dass hier den Kindern, den Eltern und der Gesellschaft ein kaum mehr gutzumachender Schaden entstehen wird, wenn wir nicht aufhören, unsere Kinder oder anders ausgedrückt unsere Zukunft mit Psychopillen zu füttern, um sie in den von uns gebauten Käfig

- *mit gesellschaftlich übertriebenen Anforderungen*

- *der ungesunden Hektik unseres täglichen Lebens mit krankmachenden Ernährungsgewohnheiten und Bewegungsmangel und*

- *mit den vielen schädlichen Einflüssen unserer Umwelt und unseren Lebens- und Nahrungsmitteln*

zu stecken und ihnen damit ihre Kindheit zu nehmen.

Zu Beginn meiner Arbeit stand der Versuch, ein kompetentes Institut zu finden, das finanziell und von der Logistik her in der Lage ist, einen Langzeitversuch durchzuführen, der Klarheit bringen sollte, ob METHYLPHENIDAT, über einen längeren Zeitraum verabreicht, gesundheitliche, gesellschaftliche oder kriminologische Problemfelder schafft, die nicht mehr zu tolerieren sind.
Es ging mir dabei um die Frage, ob sich der Verdacht der amerikanischen Bevölkerung und der Experten der amerikanischen DEA (= Drug Enforcement Administration) bestätigt, dass METHYLPHENIDAT u.U. die Begehung von Straftaten, und hier insbesondere Kapitaldelikten fördern kann oder nicht.
Außerdem wollte ich die Frage geklärt wissen, ob in vielen Fällen die Anamnese und Diagnose zu leichtfertig, zu oberflächlich durchgeführt wird und die späteren Probleme der „Patienten" in einer Fehldiagnose des behandelnden Arztes zu finden sein könnten.

Eng im Zusammenhang mit der Beantwortung dieser Frage steht nach wie vor die Zusatz-Frage, ob hyperaktive Kinder von Haus aus mehr zu delinquentem Verhalten neigen als andere – ob die oft voreilig gestellte Diagnose ADS, ADHD usw. eine Situation schafft, die Kindern, deren Verhaltensstörung aufgrund anderer Ursachen entstanden ist, betäubungsmittelhaltige Präparate zumutet und letztlich in delinquentem Verhalten endet.
Die Medien gehen natürlich bei Bekanntwerden eines derartigen Falles davon aus, dass ein hyperaktives Kind straffällig geworden ist. Ob dieses Kind tatsächlich eine hyperkinetische Verhaltensstörung aufweist, oder ob die Verhaltensstörung andere Ursachen hat, wird selten hinterfragt.

Doch ein entsprechendes Institut konnte trotz der Unterstützung mehrerer Zeitschriften wie RAUM & ZEIT, IMPULSE oder der NÜRNBERGER NACHRICHTEN nicht gefunden werden.
Auch die Aufklärung von PRO 7, das durch die Arbeit von Stephan HONOLD zwei sehr informative Berichte ausstrahlte, führte nicht zum Erfolg.
Zu teuer und zu aufwändig wäre ein derartiges Gutachten gewesen, erklärten mir die angesprochenen Professoren.

Ich fragte an verschiedenen Universitäten nach, doch die Professoren versuchten sich mit allen möglichen Ausreden aus der Affäre zu ziehen. Dies motivierte mich letztlich zu diesem Buch.

Also muss es bei einer Aufklärung über die objektiv bestehenden Problemfelder einer Langzeittherapie mit METHYLPHENIDAT und bei zahlreichen Versuchen besorgter Zeitgenossen, die durch intensiven Schriftverkehr mit der Drogenbeauftragten der Bundesregierung u.a. versuchten, ein neues Bewusstsein im Umgang mit methylphenidathaltigen Medikamenten zur Behandlung von hyperaktiven Kindern zu schaffen, bleiben.

Ich selbst führte, zusammen mit Frau Dr. Hedwig Vogl, die seit Jahren viele Erfolge bei der Behandlung von hyperaktiven Kindern und auch „Träumern" mit alternativen Therapieansätzen hatte, in ganz Deutschland und der Schweiz und Österreich Vorträge durch, die nicht selten in sehr kontrovers geführten Abschlussdiskussionen endeten, weil sich Eltern schuldig fühlten, da sie die Verordnung von Medikamenten zugelassen haben.
Doch wir lernten viele besorgte Eltern, Lehrer und Therapeuten kennen und konnten unser täglich neu gewonnenes Wissen durch viele Fachgespräche erweitern.

Aber wir wurden auch häufig angegriffen und verleumdet.

Diese Hindernisse führten letztlich dazu, dass wir uns in unserem Bemühen bestärkt sahen, allen am Umgang mit dem Phänomen „Aufmerksamkeits-Defizit-Syndrom" befassten Menschen zu sagen, dass tatsächlich in vielen Fällen die vermeintliche Lösung des Problems „ADHS" – in allen Erscheinungsformen – mit RITALIN® oder ähnlichen Produkten viele neue Problemfelder schaffen kann, deren Bewältigung alle Beteiligten dann vor noch größere Probleme stellt, als die Verhaltensstörung selbst.

Dabei muss aber ausdrücklich darauf hingewiesen werden, dass meiner Meinung nach nicht die, vom Volksmund oft schlecht gemachte Pharmaindustrie mit ihren Mitteln das Hauptproblem darstellt – denn RITALIN® gibt es seit Jahrzehnten –, sondern diejenigen, die als Pädagogen, Eltern oder Therapeuten einer regelrechten Modekrankheit Zuwachs bescheren, in dem sie sogar die (Warn)Hinweise der Herstellerfirmen von methylphenidathaltigen Arzneien ignorieren und oft durch oberflächliche Untersuchungen hyperkinetische Verhaltensstörungen attestieren und mit den vorhandenen, vermeintlichen Wundermitteln behandeln, ohne an die weiteren Konsequenzen zu denken.

Auf den anfangs unserer Arbeit erhobenen Vorwurf, wir würden gegen die Verabreichung von RITALIN® sein, aber keine therapeutischen Alternativen aufzeigen, konnten wir uns erfolgreich wehren, da wir über einige praktische Erfahrung bei der Anwendung therapeutischer Alternativen verfügen und diese auch weitergeben können.

Um diese therapeutischen Alternativen einem größeren Leserkreis bekannt zu machen und auch Anwälten bei der Verteidigung delinquenter Mandanten mit ADS oder ADH entsprechenden rechtlichen Rat gewähren zu können, ist das vorliegende Buch entstanden.

Als Kriminalbeamter, der seit über zwanzig Jahren praktische Erfahrungen mit den Sorgen und Nöten von Amphetamin- und anderen Drogen- und Medikamentensüchtigen hat und der zudem als „Lebens- und Gesundheitsberater" (mit psychokinesiologischen Methoden nach Dr. Klinghardt) Erfahrungen mit den Ängsten und Belastungen der Verwandten und Pädagogen von ADS-Kindern sammeln konnte, versuche ich in diesem Buch Gefahren der „METHYLPHENIDAT-Behandlung" aufzuzeigen. Durch praktische, therapeutische Anregungen will ich Möglichkeiten der Besserung vorstellen, um auf andere therapeutische Art und Weise eine Beruhigung der familiären Situation in ADS- (ADHS-) Familien zu erreichen.
Diese Erfahrungen sollen an Sie weitergegeben werden, um Ihrem Kind bessere Voraussetzungen für die Zukunft ohne bedenkliche Arzneien zu ermöglichen.

Dabei ist es, wie eingangs durch das Zitat aus *„Der eingebildete Kranke"* bereits hervorgehoben, nicht Ziel, die Pharmaindustrie oder die Ärzte zu bekämpfen, sondern nur aufzuklären und dem Leser dann die freie Entscheidung zu lassen.

Wohl dem der Schlechtes denkt!

Einführung

Hyperaktivität - eine Verhaltensstörung die in Deutschland immer häufiger diagnostiziert wird – bewegt seit Jahren die Gemüter.
Die einen halten RITALIN® und MEDIKINET®, zwei Fertigmedikamente, deren Hauptwirkstoff METHYLPHENIDAT dem deutschen Betäubungsmittelgesetz unterliegt, für die einzige Lösung der Behandlung betroffener Kinder, die anderen glauben mit alternativen Methoden eine positive Verhaltensänderung zu erreichen.
Das Problem wird häufig aus rein medizinischer Sicht diskutiert. Dass auch andere, wesentliche Problemfelder betrachtet werden müssen, wenn betäubungsmittelhaltige Medikamente an Kinder abgegeben werden, wollen viele Befürworter der METHYLPHENIDAT-Therapie nicht wahrhaben.

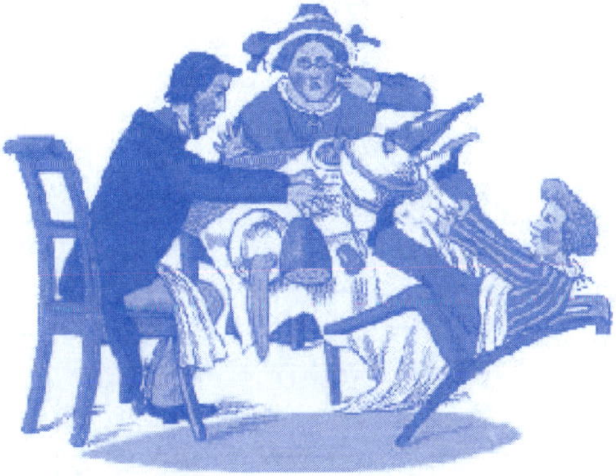

Bereits der Frankfurter Nervenarzt Heinrich Hoffmann beschäftigte sich in seinem 1844 erschienenen Buch vom „Struwwelpeter“ mit den Unarten des Zappelphilipp, der heute als hyperaktives Kind gelten würde.
Im Januar 2004 befasste sich das *Ärzteblatt* unter dem Titel *Von der Unart zur Krankheit* mit Verhaltensstörungen.

Doch man sollte bei der Betrachtung der Probleme von Kindern bei denen ADS, als Aufmerksamkeitsdefizit Syndrom mit oder ohne Hyperaktivität festgestellt wurde auch die juristische, soziologische, psychologische und kriminologische Seite betrachten und in einem Therapiekonzept berücksichtigen.

Deshalb will ich ihnen im vorliegenden Buch die objektiven und hypothetischen Aspekte schildern, die man als Jurist, Arzt, Therapeut oder Elternteil wissen sollte, bevor man sich für die eine oder andere Therapie für ADS- oder ADHS-Kinder entscheidet.

* * *

Stellen Sie sich vor, Sie sitzen in einem Biergarten. Am Nachbartisch fällt Ihnen eine Familie mit einem 10-jährigem Kind auf. Der Grund, der Ihre Aufmerksamkeit weckt, ist das Verhalten des Kindes.

Es kann nicht sitzen bleiben und stört die ohnehin schon herrschende Geschäftigkeit in auffälliger Weise – es schüttet die auf dem Tisch stehenden Getränke um, zerrt an der Tischdecke und brüllt. Die Eltern versuchen, das Kind mit allen erdenklichen Mitteln zu besänftigen. Alles nützt nichts.
Auch Sie reagieren schon genervt – was die Eltern des „Störenfrieds" natürlich bald registrieren.
Letztendlich bestellt der Vater des nervigen Kindes einen doppelten Schnaps und einen Liter Starkbier und beginnt seinem Kind diese Getränke langsam einzuflössen.
Nach ca. 15 Minuten wird das Kind ruhiger und hängt nach weiteren 15 Minuten ruhig im Stuhl. Die Ruhe ist hergestellt.

Ich gebe zu, ein Beispiel, das sehr unrealistisch ist!

Oder kann man diesem Beispiel vielleicht doch etwas abgewinnen, was zum Nachdenken anregt?

Würden Sie einem hektischen oder aufgedrehten Kind, das Sie beim Besuch eines Restaurants nicht in Ruhe essen lässt, ein Glas Wein oder Bier geben, damit es der Alkohol oder der Hopfen im Bier beruhigt? Nein. Warum eigentlich nicht?
Diese Genussmittel, die im Einzelfall auch therapeutisch wirken können, sind doch nach Meinung vieler Bürger mit einem geringeren Suchtpotential behaftet und zeigen nur bei regelmäßigem Konsum negative Auswirkungen.
Merken Sie worauf ich hinaus will?

Natürlich werden verantwortungsbewusste Eltern nicht auf Mittel wie alkoholische Getränke zurückgreifen, um verhaltensgestörte Kinder „ruhig zu stellen", und das ist angesichts der vielen Alkoholkranken in Europa auch gut so.
Aber geben nicht täglich Eltern ihren Kindern aus den unterschiedlichsten Gründen bedenkliche Medikamente, verpackt in handelsübliche, zum Teil als Wunderpillen hochgelobte Tabletten, die aus unruhigen, unkonzentrierten, nervigen und „unmöglichen" Kindern handzahme, konzentrierte Zombies zaubern sollen?

Sind nicht manche Eltern sogar dankbar, wenn ein Arzt die Diagnose ADS / ADHS gestellt hat und mit der Verschreibung von METHYLPHENIDAT eine scheinbar einfache Lösung anbietet.

Doch warum sind so viele Eltern bereit, wenn der behandelnde Arzt die Diagnose ADS mit oder ohne Hyperaktivität stellt und gleich ein Rezept übergibt, das die leidgeprüften Eltern in die Lage versetzt, mit dem Medikament ihr „krankes" Kind in kürzester Zeit in ein handzahmes, funktionierendes Menschenkind zu verwandeln?

Statistiken aus dem Jahr 2002 zufolge wurden in Deutschland täglich ca. 8,4 Millionen METHYLPHENIDAT-haltige Pillen geschluckt. Laut einer Veröffentlichung der *Nürnberger Nachrichten*, der Zeitschrift *RAUM & ZEIT* und anderer Publikationen vom Februar 2002 sind nach dem Arzneimittelindex der gesetzlichen Krankenversicherungen (ohne Privatverschreibungen und Verordnungen der Kliniken) die RITALIN®-Verordnungen innerhalb eines Jahres von 4,7 Millionen Tagesdosen im Jahr 1998 auf 8,7 Millionen Dosen im Jahr 1999 gestiegen. Das entspricht einer Verdoppelung.

Dr. Kremer, Medizinaldirektor i.R. und langjähriger ärztlicher Direktor der Drogenfachkliniken der Länder Berlin, Bremen, Hamburg, Niedersachsen und Schleswig-Holstein war einer von wenigen Verfassern sehr kritischer Veröffentlichungen und stellte seinen Artikel unter den Titel „RITALIN® - Tatort Gehirn - Untertitel: Wissen die Therapeuten, was sie den Kindern antun?".
Dr. Kremer beschreibt in seinem Artikel die Wirkung des METHYLPHENIDAT in Medikamenten wie RITALIN® und MEDIKINET® und seine möglichen Spätfolgen auf das Gehirn, widerlegt die Dopaminmangeltheorie auf verständliche Weise und entwirft ätiologische Entstehungstheorien für Verhaltensstörungen.

Prof. Hüther von der Universität Göttingen beschreibt mit seinem Partner in dem Buch *„Neues vom Zappelphilipp"*, dass er durch Versuche zu dem Schluss kam, dass Interaktionsstörungen der Mutter, vor allem auch während der Schwangerschaft, eine wesentliche Ursache für die Entstehung hyperaktiver Verhaltensstörungen sein könnten.

Dass wehenhemmende und -fördernde Mittel ebenfalls eine Ursache für die häufigen Verhaltensstörungen sein könnten, diskutieren viele Mediziner.

Rainer Pegel bezeichnet in der *Pädagogischen Korrespondenz*, einer Zeitschrift für kritische Zeitdiagnostik in Pädagogik und Gesellschaft, die RITALIN®-Dauertherapie als schwerwiegenden Eingriff in die Persönlichkeitsentwicklung und körperliche Reifung im Kindes- und Jugendalter mit der Wahrscheinlichkeit sehr riskanter Langzeitfolgen.

Fachpublikationen, wie das *ARZNEITELEGRAMM, MUSEION* und viele Tageszeitungen veröffentlichten kritische Artikel über Medikamente für ADS- und ADHS-Kinder und selbst der Amtschef des *Bayerischen Staatsministeriums für Unterricht und Kultus* wies seinen Lehrkörper auf die unkritische Abgabe dieser Medikamente in der Schule hin (Az: VI/8-S7363-4/108 347).

Dr. Hedwig Vogl widerlegt durch ihre tägliche Arbeit in ihrer Praxis die Behauptung vieler Therapeuten, RITALIN® wäre die einzige, Erfolg versprechende Therapiemöglichkeit um die Konzentration zu erhöhen und den betroffenen ADS-Kindern ein normales Leben zu ermöglichen.
Sie arbeitet seit Jahren mit alternativen Therapiemöglichkeiten und ist dabei sehr erfolgreich.
Sie gehört wie ich – ein seit jahrzehnten im Bereich der Drogenbekämpfung arbeitender Kriminalbeamter mit psychokinesiologischer Ausbildung – zu den erklärten Gegnern einer medizinischen Behandlung von Kindern mit Betäubungsmitteln und musste immer wieder Diskriminierungen, unwahre Behauptungen über Sektenzugehörigkeit und andere Repressalien ertragen.

Was ist dran an den Befürchtungen der RITALIN®- und MEDIKINET®-Kritiker? Könnte MEHYLPHENIDAT in Fertigarzneien wie RITALIN® oder MEDIKINET® wirklich gravierende Nebenwirkungen haben, und wenn ja – was kann man als Betroffener tun?

Was eigentlich wollen wir erreichen, wenn wir unsere Kinder, deren Verhalten uns nicht angemessen erscheint und vor allem nicht in unsere, von Doppelmoral durchsetzte Gesellschaft passt, mit Medikamenten voll stopfen, die äußerst bedenklich sind?
Ist es da nicht an der Zeit die Ursachen zu erforschen, die in wirklich vielen Fällen in unserer Nahrung, in zu früh „verpassten" Impfungen, in zu vielen Ultraschalluntersuchungen während einer Schwangerschaft, in den extremen elektromagnetischen Belastungen usw. liegen könnten?

Müsste die Behandlung nicht ganz anders aussehen, wenn man an die Volksgesundheit und die enormen Kosten für die Erhaltung der Gesundheit in unserem Land, ja in ganz Europa denkt?

Warum schaffen wir es nicht, alternativen Behandlungskonzepten aufgeschlossener gegenüberzustehen oder erwarten – meiner Meinung nach ein deutliches Zeichen unserer „Hektik-Welt" – eine Verhaltensänderung auffälliger Kinder auf Knopfdruck, in dem wir ihnen betäubungsmittelhaltige Arzneien verpassen?
Gleichzeitig erheben wir aber - meiner Meinung zu Recht – den Zeigefinger bei jungen Erwachsenen, die ihre (unsere) Zukunft durch die Einnahme von Drogen zerstören und sperren sie ins Gefängnis, wenn z.B. die in ihrem Besitz befindliche Drogenmenge eine gesetzlich festgelegte Grenze übersteigt.

Sind sich unsere Therapeuten wirklich ihrer Verantwortung bewusst, wenn sie im Zeitalter der Budgetierung und des Überlebenskampfes vieler niedergelassener Mediziner Medikamente wie RITALIN® und MEDIKINET® verabreichen, und das oft nach unzureichenden Diagnosen?

Szenenwechsel!

Einsatz einiger Kriminalbeamten der Drogenfahndung irgendwo in Deutschland. Die Beamten warten auf einen Dealer der einem V-Mann (Vertrauensmann) 100 Gramm Amphetamin (im Jargon „Speed") verkaufen will.
Der Verkäufer will 6.000 Euro für seine illegale Ware.

Er kommt pünktlich zum Treff. In einem Hotelzimmer zeigt er die Ware – konsumiert mit dem vermeintlichen Kaufinteressenten und „zieht den Deal" durch.
Festnahme – Vorführung beim Ermittlungsrichter – Haftbefehl – Untersuchungshaft – das sind die Maßnahmen, die den Drogenhändler erwarten.
Erkennungsdienstliche Behandlung – Entnahme einer Haarprobe – im Einzelfall auch die Entnahme von Urin- oder Blutproben sind Maßnahmen, die die Kriminalpolizei in Absprache mit der zuständigen Staatsanwaltschaft sofort nach der Festnahme anordnen und durchführen kann.

Nach Abschluss der Ermittlungen wird dieser Drogenhändler wegen *Handels* mit *nicht geringen Mengen Betäubungsmittel* – wie es im Betäubungsmittelgesetz (= BtmG) heißt – zu einer Freiheitsstrafe verurteilt.
Der Führerschein kann von der Führerscheinstelle der, für den Wohnort des Delinquenten zuständigen Kreisverwaltungsbehörde entzogen werden, wenn sich z.B. bei der Haaranalyse nachweisen lässt, dass der Proband Amphetamin konsumiert hat und unter dem Einfluss der Drogen am Straßenverkehr teilgenommen hat.
Der Behörde bleibt in diesem Fall kaum ein Ermessensspielraum, wenngleich die verschiedenen Kreisverwaltungsbehörden auch zum Teil unterschiedliche Einschreitschwellen haben.

Sicherlich fragt sich nun der ein oder andere Leser, was diese beiden Fallschilderungen miteinander und vor allem mit hyperkinetischen Kindern zu tun haben.Wagt sich da einer zu weit aus dem Fenster?

Ich glaube nicht. Denn METHYLPHENIDAT, einer der Hauptwirkstoffe in den Fertigarzneimitteln RITALIN® oder MEDIKINET®, ist ein in der Anlage III zum Betäubungsmittelgesetz aufgeführter Stoff, dessen Handhabung, der Umgang, die Verordnung usw. genau in einschlägigen Bestimmungen geregelt ist. Dies kommt nicht von ungefähr, denn auch amerikanische Studien berichten über negative Wirkungen von METHYLPHENIDAT, die denen des Kokains sehr ähnlich sind.

Und hier liegt für mich der wesentliche Punkt. Einerseits werden für den Umgang und Handel außerhalb der Voraussetzungen, die die einschlägigen Bestimmungen, wie das BtmG oder die *Betäubungsmittel Verschreibungsverordnung* fordern, drakonische Strafen ausgesprochen, weil das Gesundheitsrisiko der Drogen Amphetamin und Kokain so groß ist – andererseits werden aber bereits Kindern im Alter von fünf bis sechs Jahren amphetaminhaltige Drogen verpasst, auf die man meinen Erfahrungen zufolge in vielen Fällen verzichten könnte.
Die Argumentation, dass auch andere Medikamente, die unter das Betäubungsmittelgesetz fallen, wichtig sind, wenn es um die Behandlung schwer kranker Menschen geht, hinkt, da die Häufigkeit der Verordnung und die oft lasche Verschreibungspraxis nicht geeignet sind, einen echten Vergleich anzustellen.
Ganz abgesehen davon, lassen die Vorgaben der Krankenkassen alternative Therapien in den meisten Fällen nicht zu oder werden nur nach zeitaufwändigen Genehmigungsverfahren anerkannt.

Schlimmer noch! Ärzte, die bei Eltern Widerstand gegen die Verordnung von RITALIN® spüren, drohten immer wieder mit Entzug des Sorgerechts oder mit einer Anzeige wegen Körperverletzung, wenn sie ihrem Kind die Droge verweigern.
Hier ließen sich in der Vergangenheit auch Fernsehsender dazu missbrauchen, die an eine strafrechtlich relevante Nötigung grenzenden Aufrufe einseitig pro METHYLPHENIDAT-orientierter Therapeuten auszustrahlen und damit dazu beizutragen, dass viele, ohnehin schon verzweifelte Eltern noch unsicherer wurden, weil sie ihrem Kind keine „Wunderpille" antun wollten, durch entsprechende Äußerungen der Ärzte aber keine andere Möglichkeit sahen, als ihrem Kind permanent Betäubungsmittel zu geben.

Ich frage mich, was in den Köpfen solcher – mit Angstmache – therapierenden Ärzten vorgeht. Ist es Ungewissheit, Gleichgültigkeit, Hilflosigkeit oder einfach Profitgier?
Was ist los mit einigen Ärzten und Wissenschaftlern?

* * *

Es ist noch nicht lange her, dass mir eine gute Bekannte einen Brief zukommen ließ, in dem sie mir mitteilte, dass sie anlässlich einer Diskussionsrunde über das Für und Wider von Impfungen im Baby- und Kleinkindalter mit einem Wissenschaftler zusammengetroffen sei, und dabei auch auf die Problematik der verschiedenen therapeutischen Möglichkeiten bei der Behandlung hyperkinetischer Kinder zu sprechen kam, wobei sich dieser „Gelehrte" auf fast unverschämte Weise über die therapeutischen Alternativen meiner Seminarpartnerin, Frau Dr. Hedwig Vogl, und meine kriminologisch orientierte Arbeit äußerte.
Das wäre ja sein gutes Recht. Doch die Behauptung, wir wären die einzigen, die sich über die RITALIN®-Behandlung aufregen und er wisse nicht, was diese Kritik soll und er habe eine Vortragsveranstaltung von uns deshalb nicht besucht, weil er diese Veranstaltung als „ordentlicher" Wissenschaftler nicht aufwerten wollte, zeigt mir, dass dieser gebildete Mann ganz offensichtlich über seine festgelegte Meinung, die er sich unter Umständen aus seinem Studiumswissen, das vielleicht 30 Jahre alt ist, gebildet hat und nun als Wissenschaftler hilfesuchenden Eltern weitergibt, die aktuellen Entwicklungen auf dem Gebiet der Diagnose und auch der Behandlungsmöglichkeit hyperkinetischer Kinder „verschlafen" hat oder – das wäre natürlich noch schlimmer – nicht wahrhaben will.

Warum ich Ihnen diese Geschichte erzähle?

Nun – wenn ich die Medienlandschaft verfolge kann ich nahezu täglich Berichte über hyperkinetische Kinder, deren Behandlung usw. usw. lesen.

Das Thema interessiert viele und es verwundert mich nicht, dass nun auch in Deutschland eine hitzige Diskussion entbrannt ist, wo doch die Amerikaner nach jahrelanger Musterschüler-Rolle bei der Therapie und Diagnostik nun starke Kritik im eigenen Land einstecken müssen, weil durch die US-Killerkids der letzten Jahre der starke Verdacht entstand, dass sowohl die leichtfertige Fehldiagnose und die meist folgende RITALIN®-Behandlung als auch die Behandlung von Hyperkinetikern selbst einen guten Nährboden für die Entstehung von Verbrechen bilden könnten.

Amphetamin (=Weckmittel) und viele Derivate (=Abkömmlinge) sind in Deutschland unter das Betäubungsmittelgesetz – kurz BtmG – gestellt.
Dennoch werden in Deutschland täglich ca. 8,4 Mio. Dosen RITALIN® verordnet. Hinzukommt die Verordnung von MEDIKINET® und Amphetaminsaft mit verschiedensten Handelsnamen.

Die Altersgrenze für die Behandlung mit amphetaminhaltigen Präparaten sinkt immer weiter, obwohl andererseits eine immer größer werdende Anzahl von Medizinern nachdenklich geworden ist und auch zahlreiche Eltern, Pädagogen und sonstige verantwortungsbewusste Mitbürger kritische Anmerkungen in eine mittlerweile fast militant ausgetragenen Diskussion einbringen.

Es ist leider kein Einzelfall, wenn Zuhörer bei unseren Vorträgen berichten, dass sie in der eigenen Familie bei 4-jährigen Kindern RITALIN® geben sollten. Auch von Kindern, die das Medikament schon mit der Flasche kriegen, wurde berichtet.

Die Behauptung, dass Eltern vom behandelnden Arzt Drohungen, wie „wenn sie ihrem Kind kein RITALIN® geben, lasse ich ihnen das Sorgerecht entziehen" oder „ich zeige sie wegen Körperverletzung an, wenn sie die Behandlung mit RITALIN® verweigern" hören, sind keine Seltenheit, von den Problemen, die manche Schule oder mancher Kindergarten den Betroffenen aufladen, ganz zu schweigen.

Was ist dran an der Behauptung, METHYLPHENIDAT könnte die Voraussetzung für die Bereitschaft der Begehung von Kapitalverbrechen schaffen, Depressionen bis hin zum Suizid fördern oder Drogenkonsumenten „produzieren"? Ist es Panikmache oder besteht ein wirklicher Grund zur Besorgnis?

Das Problem ist sehr vielschichtig und ich denke, dass die einfachen Erklärungsansätze von RITALIN®-Befürwortern mit und ohne therapeutische bzw. pädagogische Ausbildung nicht so hingenommen werden dürfen, dass hier oftmals ein Medikament vorgestellt wird, dass nach einer einfachen Diagnose, z.B. dem Ausfüllen eines 18 Fragen umfassenden Papiers „das" Medikament schlechthin verabreicht werden kann, dass eine unkomplizierte Schulzeit und entsprechende Verhaltensmuster und Schulleistungen des betroffenen Kindes erwarten lässt.
Zugegeben, diese Schilderung ist etwas zu allgemein, denn es praktizieren überwiegend Mediziner, die sich sehr wohl der möglichen Tragweite ihrer Verordnung bewusst sind; doch gerade diesen Medizinern fehlt es unseren Recherchen zufolge häufig am Mut oder dem Wissen, welche therapeutischen Alternativen noch angewandt werden können. Oft genug wird das Problem nur unter medizinischen Kriterien beleuchtet. Die Familiensituation einschließlich der Situation der Großeltern, die Verhaltensmuster der Eltern selbst, die Ernährung, Impfungen, Ernährung oder auch das Verhalten eines Lehrers oder einer Erzieherin im Kindergarten werden selten geprüft und bei der Therapie berücksichtigt.

Warum wird die Reihe von Kapitalverbrechen in amerikanischen Schulen, über die es Abhandlungen seriöser Institutionen wie der DEA (= Drug Enforcement Administration) gibt, und die von RITALIN® zum Teil in Kombination mit FLUCTIN oder PROZAC ausgelöst worden sein könnten, nicht zur Kenntnis genommen?
Liegt es nur daran, dass es hier zunächst nur um einen konkreten Verdacht geht oder will man aufgrund einer Hilflosigkeit beim Umgang mit problematischen, vielleicht wirklich unter Aufmerksamkeitsstörungen leidenden Kindern nur nichts hören?
Ist es eine Lüge, dass Kip KINKEL unter dem Einfluss von Psychopharmaka (RITALIN® und PROZAC) im Mai 1998 im Alter von 14 Jahren seine Eltern und zwei Mitschüler erschoss und 22 weitere Menschen schwer verletzte und die zuständige amerikanische Behörde ganz offiziell äußert, welchen Verdacht sie hegt?

Doch auch in Deutschland gingen bereits erste Meldungen über Gewalttaten durch (angeblich) hyperaktive Kinder bzw. Jugendliche durch die Medien.
Darüber hinaus erfuhr ich im Rahmen unserer Vorträge und auch der Behandlungen, dass auch hierzulande bereits viele Kinder „ausgerastet" sind, Eltern und Mitschüler verprügelten, Tieren Köpfe abrissen, sich selbst durch die Einnahme verschiedenster Stoffe, wie Geschirrreiniger-Tabletten „vernichten" wollten oder auch Kleinkinder oder Mitschülerinnen vergewaltigten.
Ich habe einige Fälle in den einzelnen Kapiteln dieses Buches eingearbeitet und muss aufgrund dieser Vorfälle davon ausgehen, dass Medikamente mit dem Hauptwirkstoff Methylphenidat oder auch Amphetamin Gewalt ausgelöst haben können.

Das war Zufall, sagen manche RITALIN®-Befürworter. Könnte sein. Doch warum fragt niemand nach? Warum möchte die Polizei – auch in Deutschland – nicht zwischen die „Stühle" der Politik und Pharmaindustrie geraten?
Ist sie nicht zum Schutz der Bevölkerung verpflichtet und kann sich dabei neben zahlreichen Eingriffsrechten auch der empirischen (auf Erfahrung beruhend) Kriminologie bedienen?

Als ich neben meiner Tätigkeit als Kriminalbeamter im Drogenbereich die Ausbildung zum „Psychokinesiologen" bei Dr. med. Dietrich Klinghardt absolvierte, gab dieser jedem seiner „Lehrlinge" mit auf den Weg, dass bei allem fachspezifischen Wissen der gesunde Menschenverstand immer zu benutzen ist, wenn es um die Behandlung von Hilfe suchenden Menschen geht.

Wenn man sich dann mit den Thesen von Prof. Hüther (Uni Gießen) befasst, wird man feststellen, dass auch er vieles zur Entstehung von Hyperaktivität sagen kann, was mit „gesundem Menschenverstand" nachvollziehbar ist und weitere Untersuchungen unbedingt nötig macht.
Die Rattenversuche des Professors werden zwar kritisiert, doch in anderen Bereichen werden genau diese Versuche zur Rechtfertigung der Wirksamkeit von Medikamenten herangezogen.

Warum sucht man so halbherzig nach den genauen Ursachen der Entstehung von Aufmerksamkeitsstörungen und hält sich intensiv an der Dopaminmangel-Theorie fest?

Dr. Kremer hat in seiner, in der Zeitschrift RAUM&ZEIT vorgestellten Arbeit über die möglichen Ursachen ein Zeichen gesetzt und Erklärungen auf einige Fragen im Bereich der Aufmerksamkeitsstörungen geliefert. Er bleibt unbekannt!

Warum, muss ich noch einmal fragen, haben es namhafte Mediziner nötig, dass, wie uns selbst geschehen, Gerüchte über die Zugehörigkeit zu Sekten oder dubiosen (Religions)Gemeinschaften wie der Church of Scientology gestreut werden, die jeglicher Wahrheit entbehren und nur den Zweck haben, die „Gegenseite" mundtot zu machen.

Wenn die derzeit so vehement angewandte „RITALIN®-Behandlung so sicher, heilsam und unproblematisch wäre, hätte man solche „linken" Geschichten (RG-Szene Begriff) nicht nötig und man könnte eine fruchtbare Diskussion führen, anstatt sich in „Geschmacklosigkeiten", gegen die man sich häufig nur durch geeignete Strafverfahren wehren kann, zu verlieren.

Dabei gibt es Länder, wie z.B. die skandinavischen, die uns trotz ansonsten liberaler Drogenpolitik vorleben, wie man mit dem Phänomen Hyperkinetik und amphetaminhaltigen Medikamenten umgehen kann.
Dort darf – ich werde noch detailliert auf die skandinavische Praxis eingehen – nur von bestimmten Ärzten und nach genauem Behandlungsplan Amphetamin abgegeben werden. Außerdem sind begleitende Therapiemaßnahmen durchzuführen und Amphetamine können nur für einen begrenzten Zeitraum verabreicht werden.
(siehe Sammelsurium)

* * *

Welche Informationen dürfen Se in diesem Buch erwarten?

Ich will Ihnen losgelöst von der rein medizinisch orientierten Denkweise vieler RITALIN®-Befürworter schildern, welche negativen Folgen die Langzeittherapie mit RITALIN® und anderen amphetaminhaltigen Medikamenten haben kann und welche rechtlichen, sozialen und psychischen Probleme Ihnen oft verheimlicht oder einfach nicht erzählt werden, wenn Sie nachfragen.

Dabei will ich Betroffenen kein schlechtes Gewissen machen, wenn sie ihrem Kind schon einmal RITALIN® gegeben haben, sondern ihnen Argumentationshilfen geben, um gemeinsam mit dem Arzt ihres Vertrauens eine heilende Behandlungsmethode zu finden und METHYLPHENIDAT-haltige Pillen langsam abzusetzen.

Ich möchte Sie im Zeitalter der Budgetierung der Ärzte, die finanziell längst nicht mehr in den goldenen Jahren leben, und oft um das geschäftliche Überleben kämpfen, der zunehmenden Selbstbeteiligung des Patienten an den Behandlungskosten, zum Nachdenken anregen.

Der Leser soll durch dieses Buch erkennen, dass das Verhalten seines Kindes und die entsprechenden therapeutischen Maßnahmen allein in seinem Verantwortungsbereich liegen und der Arzt die Aufgabe hat, ihn mit seinem Fachwissen zu unterstützen und zu begleiten.

* * *

Seit über 20 Jahren bin ich nun bei der Kriminalpolizei tätig und habe bestimmt 98 % meiner dienstlichen Tätigkeit im Bereich der „Drogenfahndung‛, wie man das gerne im Volksmund nennt, verbracht.

Während ich noch vor wenigen Jahren zum Teil in der „Szene" lebte und täglich das Leid vieler Drogenabhängiger erleben musste, bin ich heute in einer Führungsposition mehr damit beschäftigt, Strategien zu entwickeln und die Arbeit meiner Kollegen zu koordinieren und zu überwachen.

Dabei fällt mir immer wieder auf, dass die Eltern von Jugendlichen, die wegen einer Anzeige wegen Verstoßes gegen das Betäubungsmittelgesetz mit der Kriminalpolizei konfrontiert sind, immer häufiger berichten, dass ihre Kinder hyperaktiv sind und mit Medikamenten behandelt werden.

Die Jugendlichen selbst erzählen mir oft, dass sie, meist mit Eintritt der Pubertät, keinen „Bock" mehr haben, die Pillen zu nehmen, weil sie sich nicht mehr „selbst fühlen".

Die Folgen möchte ich anhand zweier kurzer Beispiele schildern.

Im Sommer 2004 hatte ich mit einem 18-jährigen hyperaktiven Mann zu tun, der 24 schwere Straftaten begangen hatte.
Er musste befürchten, dass er zu einer Haftstrafe verurteilt wird oder dass man ihn wegen seiner Verhaltensstörung, die mit Medikamenten behandelt worden ist, in eine psychiatrische Anstalt steckt, wenn die Verhaltensstörung und/oder die Medikamente als ursächlich für die Begehung der Straftaten anerkannt wird.

Ein 16-jähriger Hyperaktiver war in einem Jahr dreimal auf der Intensivstation eines Krankenhaus aufgewacht, weil er mit Beginn der Pubertät kein RITALIN® mehr einnehmen wollte und deshalb versuchte, seine Verhaltensstörung mit Geschirrspülertabletten, Haschisch und anderen Drogen in den Griff zu kriegen.
Erstaunlich war dabei, dass er erzählte, dass ihn Haschisch tatsächlich ruhiger machte. Ob dies ein Hinweis auf die Fehlerhaftigkeit der Dopaminmangel-Theorie und der paradoxen Reaktion von METHYLPHENIDAT war, wage ich zu bezweifeln. Interessant ist die Aussage des Jugendlichen aber allemal.
Schlimm war für ihn allerdings, dass der Kauf von kleinen Mengen Haschisch die Polizei beschäftigte und er eine Anzeige erhielt. Nach zahlreichen Verfehlungen stand auch bei ihm eine Haftstrafe im Raum. Sicher werden jetzt einige Leser versuchen, die deutsche Gerichtsbarkeit zu kritisieren.

Die immer noch währende Diskussion über den Sinn und Zweck der deutschen Drogenpolitik wird auch in den nächsten Jahren nicht verstummen. Die liberale Einstellung zum Drogenkonsum einerseits und die starre Handlung der Drogengegner andererseits, werden kaum zu einer allgemein akzeptierten Lösung führen. Zu komplex ist dieses Thema – zu vielfältig die Ansichten zur Drogenproblematik schlechthin.
Doch man wird einen Weg finden müssen – in Anbetracht der leeren Kassen –, die hohen Kosten für Therapien zu senken.

Die bisherigen Maßnahmen sind aus meiner Sicht nur bedingt geeignet, die zahlreichen Probleme, die unsere heutige Jugend zu bewältigen hat und die in vielen Fällen auch durch den Konsum oder auch Verkauf von Drogen gelöst werden sollen, zu bearbeiten.
Hier ist eine genaue Analyse, angepasst an die Lebenseinstellung der Bevölkerung und die finanziellen Möglichkeiten der Krankenversicherungsträger, der sozialen Einrichtungen, der Strafverfolgungsbehörden usw. usw. erforderlich.

Doch sicher fragen Sie sich nun, was alle diese meine Aussagen mit hyperkinetischen Erscheinungsformen, der Gabe von methylpheniltathaltigen Präparaten wie RITALIN® oder MEDIKINET® und der Kriminalität zu tun haben.

Lassen Sie mir die Möglichkeit, Sie langsam zum Thema hinzuführen. Ich lade Sie ein, die sehr interessanten und oft nicht sofort erkennbaren Zusammenhänge zwischen verschiedenen Themenkomplexen kennenzulernen, zu internalisieren (=verinnerlichen) und daraus die persönlichen Schlüsse zu ziehen.

Es würde mich sehr freuen, wenn Sie den Mut hätten, sich unbefangen auf eine beschwerliche Reise durch die Besonderheiten der Drogenproblematik allgemein, die vielleicht existierenden Zusammenhänge mit unserer Lebensart, unserem Lebensverständnis, unserer Ideale und dem immer häufiger diagnostizierten *„Aufmerksamkeitsdefizitsyndrom"* (= ADS) mit und ohne Hyperaktivität einzulassen, um dann Erfolg versprechende Schlüsse für sich, Ihre Kinder, Ihre Arbeit als Therapeut oder auch einfach als Mensch zu ziehen.

Lassen Sie mich deshalb ein weiteres Beispiel schildern, dass Ihnen zeigt, warum ich mich als praktizierender Kriminalist überhaupt mit dem Thema Hyperaktivität, ADS beschäftige.

Vor ca. fünf Jahren lernte ich einen damals 12-jährigen Buben kennen, der in der Schule durch seine unruhige und unkonzentrierte Art auffiel und in den Pausen einen sehr ruppigen und aggressiven Umgang mit seinen Mitschülern zeigte.
Die Schulleitung hatte sich an mich gewandt, weil der Bub auch ständig den Kontakt zu älteren Mitschülern suchte, die offensichtlich Haschisch rauchten.
Nach den ersten Gesprächen mit dem Buben stellte sich heraus, dass ihm die Trennung seiner Eltern sehr zu schaffen machte. Man führte die Unkonzentriertheit und Aggression auf die familiäre Situation zurück und glaubte mit einem Wohnungs- und Schulwechsel das Problem lösen zu können.
Doch es änderte sich nichts und der Bub wurde, als sich die Eltern um das Sorgerecht stritten, von einem Arzt untersucht, um festzustellen, ob von einem ADS mit Hyperaktivität auszugehen ist und die Mutter, die nicht berufstätig war und sich ausschließlich um die Betreuung des Buben kümmerte, das Sorgerecht bekommt oder der berufstätige Vater.

Man stellte fest, dass der Bub unter einem ADS mit Hyperaktivität leidet und stellte ihm einen Schwerbeschädigten-Ausweis aus. Ihm wurden 70 % Schwerbeschädigung bescheinigt und ein Kinderfacharzt verordnete dem Buben RITALIN®.
Damit wollte man ihn handzahmer und aufmerksamer machen, was zunächst auch gelang. Doch wenige Wochen nach der Einnahme der Pillen zeigte der Bub ein Verhalten wie vor der Einnahme der RITALIN®-Tabletten. Er klagte zudem über permanente Übelkeit, litt unter Antriebslosigkeit und berichtete, dass ihm das Leben keinen Spaß macht. Die anfänglichen Erfolge in der Schule, ließ er schon nach kurzer Zeit vergessen.
Die Folge: Depression und Frustration.

Die ratlose Mutter suchte wiederum Rat bei ihrem Arzt!

Lassen Sie dieses Beispiel einfach auf sich wirken und versuchen Sie nicht zu sagen, „na, ich hätte da dies oder jenes getan" oder „wie einfältig ist denn diese Mutter", die zur damaligen Zeit nicht ein und aus wusste und für jeden ärztlichen Rat dankbar war, der die Hoffnung auf eine Entspannung der familiären Situation in Aussicht stellte.
Sie können mir glauben – oder vielleicht verfügen Sie auch selbst über entsprechende Erfahrungen –, dass Eltern mit hyperkinetischen Kindern oft wirklich nicht mehr ein und aus wissen, viele Chancen ergreifen und letztendlich froh sind, wenn irgendein Therapeut „eine Lösung" findet, die der Familie und / oder dem Kind die Chance bietet zu „verschnaufen", um wieder Hoffnung zu schöpfen. Oft genug werden dann trotz anfänglicher Skepsis oder Weigerung Medikamente wie RITALIN® oder MEDIKINET® akzeptiert.

Oft genug wissen Eltern gar um die evtl. entstehenden Probleme durch die Verabreichung entsprechender Medikamente, aber die Arbeits- und Familiensituation oder auch die indirekten Drohungen von Ärzten und Therapeuten brechen den Widerstand gegen die medikamentöse Behandlung des Problems.

Ein weiteres Beispiel:

Eine Mutter wird bei mir vorstellig. Sie ist Akademikerin, verheiratet und auch der Mann ist Akademiker. Ihren Schilderungen zufolge ist das Familienleben intakt, doch die jahrelangen Probleme mit dem hyperkinetischen Sohn haben Spuren hinterlassen.

Die Frau legt einen Batzen Amphetamin auf meinen Tisch und erklärt, dass sie ihren mittlerweile 19-jährigen Sohn wegen eines Verstoßes gegen das Betäubungsmittelgesetz anzeigen will, da sie keine andere Chance mehr sieht, seinem Handeln Einhalt zu gebieten. Sie schildert, dass bei ihrem sechsjährigem Sohn ADS mit Hyperaktivität diagnostiziert worden ist. Auf Einzelfragen gibt sie zu verstehen, dass die damalige Untersuchung ca. zehn Minuten dauerte und ihr Sohn dann zehn Jahre lang ohne Unterbrechung RITALIN® erhalten hat. Mit ca. 16 Jahren fiel er durch Aggression, auch gegenüber den Eltern auf, speziell dann, wenn er das Medikament nehmen sollte, was er immer häufiger ablehnte.
Stattdessen bemühte er sich, an die Einnahme von Drogen gewöhnt, andere Mittel zu suchen, die kein Amphetamin enthielten und ihm doch Linderung verschafften, ohne ihn in die permanente Depression zu führen, unter der er extrem litt, was im Übrigen jahrelang der Fall war und durch den Arzt mit einer Erhöhung der Dosis behandelt wurde.

Er kam zum Haschisch. Da er kein Einkommen hatte und auch unter mangelndem Selbstwertgefühl litt, handelte er mit dieser Droge, um einerseits seinen eigenen Konsum zu finanzieren und andererseits eine hervorragende soziale Position in seinem Freundeskreis zu erreichen.
Nach wenigen Monaten kam er zu illegalem Amphetamin, fiel strafrechtlich auf und wurde verurteilt. Die Realschule schaffte er trotz angeblich leistungsfördernder Amphetamine nur mit Hängen und Würgen, die Lehre als Handwerker gelang erst nach mehrmaligen Anlauf. Der lange erhoffte Führerschein durfte aufgrund der mangelnden Zuverlässigkeit im Sinne des Straßenverkehrsgesetzes (StVG) nicht gemacht werden.
Weitere Depressionen, Straftaten nach dem Betäubungsmittelgesetz und familiäre Konfusion folgten.

Durch die Anzeigeerstattung der Mutter, die lange Jahre eine glühende Verfechterin der RITALIN®-Therapie hyperkinetischer Kinder war, gelang es durch die zusätzliche Bereitschaft eines sehr nachdenklichen Staatanwaltes, der ein Gutachten zur Prüfung der Verantwortlichkeit des Mannes machen ließ, den Widerruf der bestehenden Bewährung zu vereiteln und dem Mann „verminderte Schuldfähigkeit" im Sinne des Strafgesetzbuches (StGB) zu bescheinigen, was zur Folge hatte, dass er noch einmal eine Chance erhielt, sein Leben ohne RITALIN® und illegale Drogen in den Griff zu kriegen.

Das Gutachten eines Landgerichtsarztes sorgte im kleinen Rahmen für Aufsehen, da dem Untersuchten auch eindeutig bescheinigt wurde, dass er aufgrund der Hyperkinetik, verbunden mit der Einnahme von amphetaminhaltigen Medikamenten, nicht zum Wehr- oder Zivildienst herangezogen werden kann und die „Zuverlässigkeit" zum Führen von Kraftfahrzeugen besonders in Frage gestellt ist.
Er brauchte bis zum 23sten Lebensjahr, bis er legale und illegale Drogen aus seinem Leben gestrichen hatte, die Chance erhielt, seinen Führerschein zu machen und die verhassten Depressionen in den Griff bekam. Die lange Zeit präsenter Suizidgefahr war gebannt.

Einzelfälle sagen Sie vielleicht – doch ich könnte Ihnen noch viele Fälle schildern, über die mir in den letzten sechs Jahren berichtet worden ist.
Viele Eltern, selbst Betroffene und Therapeuten, Lehrer und Rechtsanwälte haben von ähnlichen Fällen und den Auswirkungen berichtet. Dennoch scheint es in unserem Lande mit dem Grundrecht der freien Meinungsäußerung nicht weit her zu sein, denn ich habe bei meinem Bemühen aufzuklären, Missstände aufzuzeigen und auch objektive Fakten, wie zum Beispiel die rechtliche Problematik der Behandlung mit Amphetaminen zu schildern, leidvolle Erfahrungen machen müssen.
Zugehörigkeit zu Sekten, zur Church of Scientology, wurde mir unterstellt. Arztkollegen meiner Lebensgefährtin, die als niedergelassene Ärztin stolz über Erfolge bei der Behandlung von Hyperkinetikern mit alternativen Behandlungsansätzen berichten konnte, versuchten ihr durch die Verbreitung von Gerüchten Schwierigkeiten im privaten und therapeutischen Bereich zu machen. Mir selbst wurden von Kollegen ebenfalls massive Schwierigkeiten bereitet, um mich mundtot zu machen.

Ist es wirklich so verwerflich, wenn sich Menschen Gedanken machen, ob es nicht andere Möglichkeiten gibt, hyperkinetischen Kindern ohne gefährliche Drogen zu helfen?
Ist es so tragisch, wenn Aufklärung über gesetzliche Problemkreise betrieben wird, die im Zusammenhang mit der Behandlung mit Medikamenten entstehen könnten, die dem Betäubungsmittelgesetz unterliegen?
Oder wird jemandem weh getan, wenn sich einer wie ich mit einem in Zukunft sicherlich auch kriminologisch, möglicherweise interessanten Thema auseinandersetzt, um über seinen üblichen Tätigkeitsbereich hinaus, präventive Strategien zu entwickeln oder anzuregen? Wenn er dazu seine Freizeit benutzt?

Ich glaube nicht, zumal amerikanische Erkenntnisse über die „Killerkids" der letzten Jahre einen möglichen, traumatischen Zusammenhang zwischen der Entstehung von Verbrechen und der Verabreichung von amphetaminhaltigen Medikamenten nicht ausschließen.

Sind wir hier nicht aufgefordert zu handeln? Verlangen unsere Schwüre bei der Ergreifung unserer Berufe als Polizist oder Arzt nicht eine gehörige Portion Zivilcourage, wenn wir mögliche Gefahren für die Bevölkerung erkennen?
Oder sind tatsächlich Profitgier und Obrigkeitsgläubigkeit vorherrschendes Gebot?

Ich bin nicht bereit, mir in einigen Jahren den Vorwurf machen zu müssen, dass ich die möglichen Gefahren erkannt und nicht gehandelt habe. Ich möchte aufklären – objektiv und korrekt. Sollte sich herausstellen, dass die Schilderungen juristischer Fakten falsch sind und die Einnahme von Amphetaminen für 3- bis 4-Jährige aber auch für ältere Jugendliche ein völlig ungefährliches Tun darstellt und dem Nutzen unserer Jugend dienen, habe ich mich getäuscht. Doch nachdenken ist erlaubt – und – haben nicht Ärzte vor Jahrzehnten CONTERGAN und HEROIN auch als Segen für die Menschheit angepriesen?

Die CONTERGAN-Geschädigten warten zum Teil heute noch auf Entschädigung!

Ich weiß noch nicht sicher, ob sich mein Verdacht bestätigt und METHYLPHENIDAT tatsächlich Gefahren mit sich bringt, die nicht mehr zu tolerieren sind. Doch die Anzeichen sollten uns warnen.
Es spricht einiges dafür und solange nicht feststeht, wo die Ursachen für hyperkinetische Verhaltensstörungen liegen, welche Vor- und Nachteile die Medikamente bringen, die METHYLPHENIDAT enthalten – solange werde ich aufklären, den Zeigefinger zur Vorsicht erheben und kritisch nachfragen.

Greifen wir es an – es nützt unseren Kindern, unserer Zukunft und uns.

Kapitel I

RITALIN® im Straßenverkehr

METHYLPHENIDAT – Sucht oder Heilmittel?

Todesfälle und Suizid

Die Killerkid-Problematik

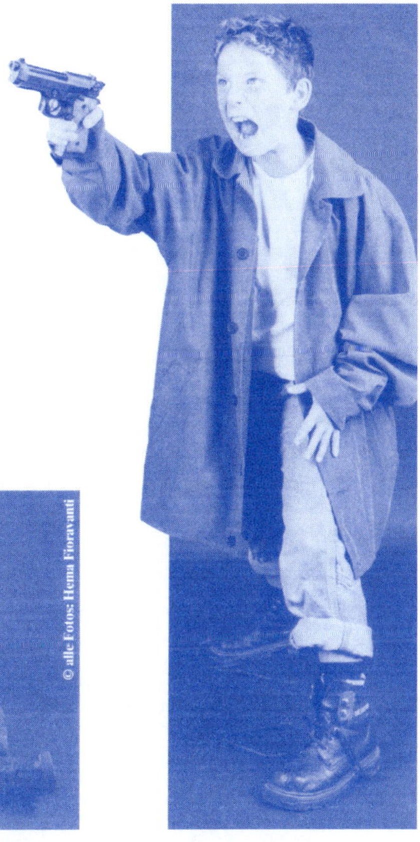

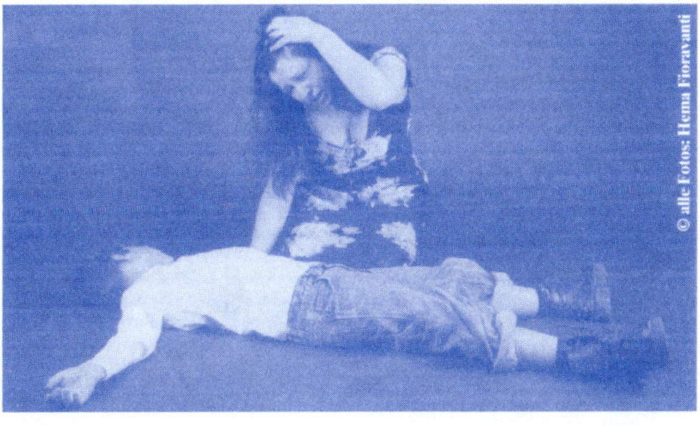

RITALIN® im Straßenverkehr

Im ersten Kapitel über die Problemfelder einer längeren Behandlung von ADS- / und ADHS-Kindern mit METHYLPHENIDAT möchte ich einen Bereich behandeln, der jeden von uns in irgendeiner Weise berührt und uns häufig Schweißperlen auf die Stirn treibt, wenn wir mal wieder in einem Stau stecken und es doch so eilig haben. Es geht um die Teilnahme am Straßenverkehr.
Oder denken Sie an die Sorgen, die Sie sich schon gemacht haben, wenn Ihr Kind alleine mit dem Fahrrad unterwegs war. Was da so alles passieren könnte! Aber glücklicherweise machen wir uns meistens unnötig Sorgen und unsere Kleinen kommen unversehrt nach Hause. Und wenn doch etwas passiert?

Fest steht, dass wir alle täglich verkehrsbedingt vielen Gefahren ausgesetzt sind und alle schon einmal gespürt haben, wie eng die Gesetzgebung, die die Sicherheit und Leichtigkeit des Straßenverkehrs gewährleisten soll, tatsächlich ausgelegt werden kann. Oft genug haben wir uns schon über „Knöllchen" wegen falschen Parkens, zu wenig Abstand oder zu hoher Geschwindigkeit geärgert. Alles nicht so schlimm werden Sie sagen – aber wie sieht es aus, wenn man im Bereich des Straßenverkehrs tatsächlich gegen Bestimmungen verstößt, die den Tatbestand eines sogenannten Vergehens erfüllen und wir dadurch den Führerschein verlieren, die Versicherung den Schaden wegen grober Fahrlässigkeit nicht bezahlt oder gar eine Gefängnisstrafe droht?

Beispiel gefällig?

Waren Sie schon mal bei einer Party, bei der Sie ein „Gläschen" mehr getrunken haben? Ich denke schon, außer Sie gehören zu den absoluten Alkoholgegnern. Sicherlich hatten Sie auch Ihr Auto dabei. Na, Hand auf's Herz – sind Sie gefahren?

Ich hoffe doch nicht! Ihnen war sicher bewusst, dass Sie große Probleme bekommen können, wenn Sie von einer Polizeistreife kontrolliert werden. Und wenn Sie einen Unfall verursacht hätten? Haben Sie die Folgen für Ihr Privatleben, Ihre berufliche Situation und die Gefahr für andere Verkehrsteilnehmer bedacht?

Wenn Sie unter Alkoholeinfluss gefahren sind, keine Kontrolle über sich ergehen lassen mussten und – vor allem kein Verkehrsunfall passiert ist, seien Sie froh. Es hätte auch böse ausgehen können.

Sicher fragen Sie sich, was ich mit meiner Einleitung erreichen will? Nun, Ihnen war nach einem Glas Wein, Bier oder einer leckeren Bowle ganz klar, dass Sie nicht Autofahren dürfen. Auch die hitzigen Diskussionen über das Radfahren unter Alkoholeinfluss sind sicherlich nicht unbemerkt an Ihnen vorbeigegangen.

Bei einer bestimmten Blutalkoholkonzentration wird es strafrechtlich bedenklich, wenn Sie Ihr Fahrrad, Auto oder ein Motorrad selbst lenken. Die zulässigen Promille-Höchstgrenzen schwanken je nach Art der Verkehrsbeteiligung, und selbst als Beifahrer können Sie unter Umständen strafrechtlich zur Verantwortung gezogen werden, wenn Sie die Person, die die zulässige Promille-Höchstgrenze überschreitet und dadurch gegen eine bestehende Rechtsnorm verstößt, nicht am Fahren, also an der Begehung der Straftat gehindert haben.
Das typische Beispiel für die strafrechtliche Verantwortung scheinbar Unbeteiligter ist der Gastwirt, der einen sichtbar Betrunkenen, von dem er weiß, dass er mit dem Auto zur Wirtschaft gekommen ist, nicht daran hindert, mit diesem Auto den Rückweg anzutreten.
Aber auch die Ehefrau, die ihrem Ehemann gestattet, sie betrunken nach Hause zu fahren, kann mit strafrechtlichen Konsequenzen und dem Entzug der Fahrerlaubnis rechnen, wenn sie selbst einen Führerschein hat. Juristisch bezeichnet man die Person, die eine Verpflichtung hat, denjenigen, der beabsichtigt Strafbares zu tun, daran zu hindern, als Garanten – er ist wie der Gastwirt dem Betrunkenen gegenüber in der *Garantenstellung.* Wenn er seiner Pflicht nicht nachkommt, ist er unter Umständen selbst strafbar.
Hier ist sicher immer eine individuelle Prüfung des Einzelfalles erforderlich, aber ich gehe davon aus, dass nicht nur Juristen diese Zeilen lesen und habe deshalb versucht, die Problematik anhand eines primitiven Beispieles zu erläutern.

Was viele Mitbürger nicht wissen, ist die Tatsache, dass es nicht nur verboten ist, unter Alkoholeinfluss zu fahren, sondern auch unter Medikamenten und Drogeneinfluss.
Weitergehend unbeachtet bleibt oft, dass auch Unfälle im Arbeitsleben unter Einfluss von Alkohol, Medikamenten oder Drogen im Einzelfall zum Erlöschen eines Unfallversicherungsschutzes führen können.

All diese Handlungen und Verbote sind gesetzlich vor allem im Strafgesetzbuch und im Straßenverkehrsgesetz geregelt.

Die §§ 316, 315 c StGB (Strafgesetzbuch) sind hier die wichtigsten Strafbestimmungen, wenn es um die Beurteilung des Fehlverhaltens eines Autofahrers unter Alkoholeinfluss oder anderer berauschender Mittel geht. Halt – nicht nur Autofahrer, also Fahrer von Kraftfahrzeugen sind in dieser Strafbestimmung angesprochen. Es ist die Rede von Fahrzeugführern.
Das heißt, dass auch die Fahrradfahrer, Fahrer von Handwägen usw. erfasst sind.

Gesetzestext § 316 StGB

Wer im Verkehr ein Fahrzeug führt, obwohl er infolge ...... oder anderer berauschender Mittel nicht in der Lage ist das Fahrzeug sicher zu führen, wird mit Freiheitsstrafe bis zu einem Jahr oder mit Geldstrafe bestraft, wenn die Tat nicht in § 315a oder § 315c mit Strafe bedroht ist.
Nach Absatz I wird auch bestraft, wer die Tat fahrlässig begeht.

Gesetzestext § 315 c StGB

Wer im Straßenverkehr ein Fahrzeug führt, obwohl er
a) infolge des Genusses alkoholischer Getränke oder anderer berauschender Mittel oder
b) infolge geistiger oder körperlicher Mängel nicht in der Lage ist, das Fahrzeug sicher zu führen .....
und dadurch Leib oder Leben eines anderen oder fremde Sachen von bedeutendem Wert gefährdet, wird mit Freiheitsstrafe bis zu 5 Jahren oder mit Geldstrafe bestraft.

Anders verhält es sich beim ordnungswidrigen Tatbestand des § 24a StVG (Straßenverkehrsgesetz). In dieser Bestimmung ist klar festgelegt, welche Stoffe der Führer von Kraftfahrzeugen nicht eingenommen haben darf, wenn er ein Kraftfahrzeug - und in dieser Bestimmung ist im Gegensatz zu den Strafbestimmungen des Strafgesetzbuches nur das Kraftfahrzeug erfasst - führen will.
METHYLPHENIDAT ist in dieser Aufstellung nicht enthalten, so dass eine Ordnungswidrigkeit unter METHYLPHENIDAT in RITALIN® oder MEDIKINET® nicht erfüllt sein kann und sie nicht zur Verantwortung gezogen werden können.

Hier ist allerdings die Einschränkung zu machen, dass im Zuständigkeitsbereich verschiedener Landgerichtsbezirke die Verantwortlichen zunächst einmal prüfen, ob nicht die Strafbestimmungen der §§ 316, 315c StGB erfüllt sind, bevor sie eine Verkehrsordnungswidrigkeit anzeigen und ahnden.
In diesen Bezirken werden die kontrollierenden Beamten, sofern sie festgestellt haben, dass METHYLPHENIDAT oder Amphetamine eingenommen worden sind, bevor der Lenker eines Autos oder Motorra-

des seine Fahrt begann, eine Strafanzeige wegen Verdachtes eines Verstoßes gegen § 316 StGB an die Staatsanwaltschaft schicken. Der Verdacht einer Ordnungswidrigkeit, die einen mehrwöchigen Führerscheinentzug zur Folge haben könnte, bleibt zunächst praktisch unbeachtet.

Bis zur Einstellung des Strafverfahrens oder einer Anklageerhebung mit anschließender Gerichtsverhandlung hat der Beschuldigte, so nennt man im Strafverfahren den Verdächtigen bis zur Anklageerhebung oder Einstellung, viele Nachteile zu ertragen, da der Führerschein erst einmal sichergestellt bzw. beschlagnahmt wird.

Nach dem „Jahrbuch Sucht 2002", der „Deutschen Hauptstelle gegen die Suchtgefahren e.V." sind die Verkehrsunfälle mit Personenschaden unter dem Einfluss „anderer berauschender Mittel" seit 1991 permanent gestiegen. Woran mag es liegen, dass ein Anstieg dieser Straftaten registriert wird?

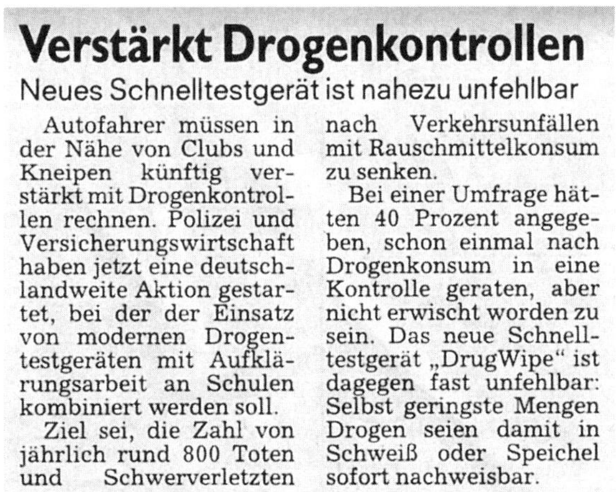

Verstärkt Drogenkontrollen

Neues Schnelltestgerät ist nahezu unfehlbar

Autofahrer müssen in der Nähe von Clubs und Kneipen künftig verstärkt mit Drogenkontrollen rechnen. Polizei und Versicherungswirtschaft haben jetzt eine deutschlandweite Aktion gestartet, bei der der Einsatz von modernen Drogentestgeräten mit Aufklärungsarbeit an Schulen kombiniert werden soll.

Ziel sei, die Zahl von jährlich rund 800 Toten und Schwerverletzten nach Verkehrsunfällen mit Rauschmittelkonsum zu senken.

Bei einer Umfrage hätten 40 Prozent angegeben, schon einmal nach Drogenkonsum in eine Kontrolle geraten, aber nicht erwischt worden zu sein. Das neue Schnelltestgerät „DrugWipe" ist dagegen fast unfehlbar: Selbst geringste Mengen Drogen seien damit in Schweiß oder Speichel sofort nachweisbar.

In den zurückliegenden Jahren waren „Alkoholsünder", durch die typische Alkoholfahne leicht zu erkennen und wurden zur Blutprobe gebracht. Fahrer, die unter Drogen- oder Arzneimitteleinfluss standen, waren ungleich schwerer zu erkennen und die kontrollierenden Polizeibeamten waren auf das Auffinden von Rauschgiftutensilien oder typische Verhaltensmuster, wie entsprechende Pupillenreaktionen angewiesen.
Aber es fehlten aussagekräftige Tests, wie sie bei Verdacht des Alkoholeinflusses mit „Alkotest-Röhrchen", Alcomat usw. zur Verfügung standen, um den Anfangsverdacht zu bekräftigen und letztlich eine Blutentnahme anzuordnen.

Doch die Innenminister der Länder haben auf diese Situation reagiert und Schulungen für Polizeibeamte eingeführt, die diese in die Lage versetzen, Personen, die unter Drogen- und Medikamenteneinfluss Fahrzeuge lenkten, zu erkennen und somit die Dunkelziffer bei Drogenfahrten zu reduzieren. Außerdem kommen immer mehr zuverlässige Tests auf den Markt, die die kontrollierenden Polizeibeamten in die Lage versetzen, durch Drogenschnelltests für Urin, Speichel und Schweiß Drogensünder zu erkennen und dann die nötigen Maßnahmen zur Überführung des Täters zu ermöglichen.

Forschungsprojekte auf europäischer Ebene, wie das Forschungsprojekt ROSITA (roadside testing assessment) zielen darauf ab, die Aussagekraft von Drogenschnelltests zu überprüfen und sie baldmöglichst den Polizisten auf der Straße zur Verfügung zu stellen.

Mittlerweile sind bereits die verschiedensten zuverlässigen Test über das Versuchsstadium hinaus im täglichen Gebrauch unserer Polizeibeamtinnen und Beamten. *PRO-O-MED* Drogentest, *Drug-Wipe*-Test und Testmethoden der Pupillenreaktion führen nahezu täglich zur Überführung von Verkehrsteilnehmern, die unter Drogen- oder Medikamenteneinfluss Fahrzeuge führen und nach einem positiven Testergebnis massive Probleme bewältigen müssen.

Die geschilderten Testmöglichkeiten, auf die nicht detailliert eingegangen werden braucht, sind geeignet gewesen, das bestehende Dunkelfeld aufzuhellen und statistisch gesehen, eine Steigerung der Unfälle mit Personenschäden unter Einfluss „anderer berauschender Mittel" zu dokumentieren. Vielleicht sind schon vor Jahren ähnlich viele Unfälle unter dem Einfluss *anderer berauschender Mittel* – wie der Gesetzestext der §§ 316, 315 c StGB Medikamente und Drogen umschreibt – passiert, aber es fehlten die Testmöglichkeiten, die weitergehende Maßnahmen, wie Blutentnahme, Entnahme einer Urinprobe oder die Entnahme und Untersuchung einer Haarprobe gestatteten. Das ist jetzt anders.

Doch nicht nur die Zahlen der nachgewiesenen Verkehrsunfälle unter Drogen- und Medikamenteneinfluss stieg – auch die Anzahl folgenloser Drogenfahrten dokumentiert das „Jahrbuch Sucht 2002" mit steigender Tendenz.

Was bedeutet dies für die Eltern, Therapeuten und die Kinder und Jugendlichen, die unter RITALIN® oder allgemein unter amphetaminhaltigen Präparaten am öffentlichen Straßenverkehr teilnehmen?

Verantwortlichkeit von ADS- / ADHS-Kindern unter METHYLPHENIDAT

RITALIN®, MEDIKINET® und amphetaminhaltige Medikamente sind im deutschen Betäubungsmittelgesetz in der Anlage III aufgeführt und fallen nach einer Ausführung der Strafrechtswissenschaftler Dreher/Dröhnle, gemäß ihrem Kommentar zum Strafgesetzbuch unter den Begriff *andere berauschende Mittel.* Hier sind sich die Juristen einig.

Wichtig ist für Sie zu wissen, dass ein Kind unter 14 Jahren, also als sogenannter *STRAFUNMÜNDIGER* nicht zur strafrechtlichen Verantwortung gezogen werden kann, egal ob er unter METHYLPHENIDAT ein Fahrrad, einen Tretroller oder sonst ein Fahrzeug benutzt und damit am öffentlichen Straßenverkehr teilnimmt.

Im Einzelfall kann sich – juristisch gesehen – das Problem der „Garantenstellung“ für den verordneten Therapeuten oder die Eltern ergeben, die dem Kind die METHYLPHENIDAT-haltigen Pillen gaben, ehe es mit dem Fahrrad zur Schule fuhr, oder auch den Lehrer, der den Anweisungen der Eltern folgend, dem Kind zur bestimmten Zeit die Tablette verabreichte und es 1½ Stunden später mit dem Fahrrad nach Hause fahren ließ. Wie dies zu bewerten ist, wird an einer anderen Stelle dieses Buches zu erörtern sein.
Hier empfahl CORDULA NEUHAUS in ihrem Buch „Das hyperaktive Kind“, dass die Lehrer sich um die oft nötige Einnahme der Pillen kümmern könnten, weil diese häufig zu einer Zeit erfolgen müsste, in der das Kind in der Schule ist.

(Beachten Sie zu diesem Punkt im Anhang das Schreiben des Amtschefs des Bayerischen Staatsministeriums für Unterricht und Kultus vom März 2003.)

Bei einer Halbwertzeit, also der Zeit, in der sich die Wirkstoffe des Medikamentes im Organismus abgebaut haben, von ca. acht Stunden (laut Hersteller NOVARTIS bei RITALIN®) sind im Falle eines Nachweises des Wirkstoffes METHYLPHENIDAT, Amphetamin oder der Abbauprodukte im Blut oder Urin die Voraussetzungen für ein strafrechtlich relevantes Verhalten gegeben und die Polizei und die Staatsanwaltschaft sind verpflichtet, alle zur Erforschung des Sachverhaltes nötigen Maßnahmen zu treffen.

Sie sind dazu aufgrund des Strafverfolgungszwanges in Deutschland verpflichtet, der im § 163 StPO (Strafprozessordnung) verankert ist. Das heißt, wenn festgestellt worden ist, dass der Führer eines Fahrzeuges Stoffe im Körper hat, die z.B. unter das Betäubungsmittelgesetz fallen, muss der kontrollierende Polizeibeamte tätig werden. Ob dann der Tatbestand einer Ordnungswidrigkeit nach § 24 StVG vorliegt und der Ertappte dann, weil das Medikament vom Arzt verordnet worden ist, ungeschoren davonkommt oder ob gar der Tatbestand einer Strafbestimmung nach dem Strafgesetzbuch erfüllt ist, wird am Einzelfall und an den Verfolgungspraktiken des jeweiligen Landgerichtbezirkes zu prüfen sein.

Den Jugendlichen, also den 15-jährigen, der unter RITALIN®-Einfluss mit dem Mofa fährt oder den 16-jährigen, der seinen Mitschülern stolz den neuen Roller zeigt, mit dem er nun den Schulweg zurücklegt, obwohl er täglich RITALIN®, MEDIKINET® oder andere amphetaminhaltige Medikamente einnimmt, erfassen die §§ 316, 315 c StGB auf jeden Fall. Ob der Verstoß geahndet wird, ist eine andere Sache.

Gut, solange kein Unfall passiert oder ein besonders findiger Polizeibeamter durch Zufall auf die Kombination „Teilnahme am Straßenverkehr" unter dem Einfluss von Medikamenten, die unter den mehrfach zitierten Begriff *„andere berauschende Mittel"* fallen, stößt, wird es kein Problem geben.

Doch was auf den Jugendlichen zukommen kann, möchte ich Ihnen anhand eines Beispieles schildern:

Sven ist 15 Jahre, hyperaktiv und nimmt Pillen mit dem Wirkstoff METHYLPHENIDAT ein. In die Schule fuhr er mit dem Fahrrad.
Am Morgen, vor dem Weg zur Schule, nahm er zwei Tabletten ein und setzte sich dann auf sein Fahrrad, um den vier Kilometer langen Weg zur Schule zurückzulegen.

Da Sven besonders unruhig war, riet der behandelnde Arzt die Gabe des Medikamentes, dem Beipackzettel entsprechend, vor den Mahlzeiten. Weil er die Einnahme der Tabletten immer wieder vergaß, erinnerte der Klassenlehrer - in Absprache mit den Eltern von Sven - den Schüler an die nötige Einnahme seiner Pillen.
Auch hier lief alles vorbildlich, da der Schüler seine Pillen pünktlich gegen 12.00 Uhr erhielt.

Sven hatte um 13.00 Uhr Schulschluss.
Da er nach dem Mittagessen ins Freibad wollte, beeilte er sich auf dem Nachhauseweg und überfuhr an einer vielbefahrenen Kreuzung eine rote Fahrrad- und Fußgängerampel.
Er wurde von einem Auto erfasst und schwer verletzt.

Nahezu zeitgleich trafen Notarzt und Polizei ein. Der Verletzte war unbekannt, weshalb ein Beamter die Schultasche des Schülers nach Hinweisen auf seine Identität durchsuchte und dabei auch einen Streifen mit den Tabletten fand.
Da sich der Schüler nach der ersten ärztlichen Untersuchung in Lebensgefahr befand, informierte man von Seiten der Polizei den zuständigen Staatsanwalt. Dieser ordnete sowohl bei dem Autofahrer als auch bei dem Schüler wegen der aufgefundenen Tabletten eine Blutentnahme und in der Folgezeit eine Blutuntersuchung an, durch die auch wesentliche Faktoren zur Beurteilung der Schuldfrage gewonnen werden sollten.

Beim Fahrer des Autos konnten weder Alkohol noch Medikamentenrückstände festgestellt werden.
Bei dem Fahrradfahrer wurden Abbauprodukte des Wirkstoffes METHYLPHENIDAT nachgewiesen.

Für den Juristen stellt sich nun die Frage, ob der Einfluss des Medikamentes unfallursächlich war, oder nicht.
Ich werde die Entscheidung nicht treffen können. doch Sie können sich vorstellen, dass die Eltern, der Lehrer und die beteiligten Juristen jede menge Probleme zu meistern haben, um eine Verurteilung des Minderjährigen zu vermeiden oder ein mildes Urteil zu erreichen.

Doch nicht nur die strafrechtliche Seite muss beachtet werden.

Auch haftungsrechtliche Fragen stellen sich. Wer zahlt den Schaden am Fahrzeug, wer die Arztkosten? Ist die Versicherung bei einem Unfallverursacher unter Medikamenteneinfluss bereit, den Schaden zu bezahlen?
Alle diese Fragen können jedoch nur im Einzelfall von dem entsprechenden Richter oder Staatsanwalt beantwortet werden.

Wenn Sie nun davon ausgehen, dass die Polizei in unserem Lande in den zurückliegenden Jahren so gut wie nie Kontrollen durchgeführt

hat, um Verkehrsteilnehmer ausfindig zu machen, die ihre Fahrzeuge unter Medikamenten- oder Drogeneinfluss – im Fall methylphenidathaltiger Präparate sind beide Begriffe anzuwenden – führten, hätten Sie bis vor kurzem sicherlich Recht gehabt, wenn Sie behaupten, Ihnen wäre kein Fall bekannt, in dem Auto- oder Fahrradfahrer rechtliche Probleme bekommen hätten, weil sie unter dem Einfluss von Medikamenten gefahren sind.
Doch der intensive Anstieg des Konsums illegaler Betäubungsmittel, insbesondere bei Heranwachsenden und Jugendlichen, erforderte ein Handeln der Strafverfolgungsbehörden.
Zu rapid war auch der Anstieg von festgestellten Fahrten mit Fahrzeugen unter dem Einfluss *anderer berauschender Mittel* und Verletzten und Toden.

Bisher war für die Polizei die auftragsgemäße Bekämpfung dieser der sogenannten Verkehrsstraftaten auch problematisch, weil es keinerlei typische Verhaltensmuster wie bei Betrunkenen gibt.
Hinzu kommt, dass bei einer Kontrolle keinerlei Rückschlüsse auf eine bestimmte Wirkstoffkonzentration der eingenommenen Medikamente möglich war. Bei Drogen gab es keine vergleichbaren Messwerte, die man mit den Promillegrenzen beim Alkoholkonsum vergleichen kann.
Deshalb arbeiteten die verschiedensten Firmen in den letzten Jahren massiv an der Entwicklung von „Schnelltest-Verfahren", um z.B. über den immunologischen Nachweis von Antikörpern, die auf eine Zielsubstanz (z.B. Kokain) geprägt sind, den entsprechenden Beweis führen zu können, dass der Kontrollierte unter Medikamenten- oder Drogeneinfluss am Straßenverkehr teilgenommen hat.

Diese Tests sind über Blut, Speichel, Urin, Schweiß, Haare und Nägel möglich, wobei sich hier die Nachweisbarkeit von den unterschiedlichen Untersuchungsmaterialien – man spricht von analytischen Zeitfenstern – auch zeitlich verschieden gestaltet.
Pro-O-Med Urintest, Rambold-Verfahren, Drug Wipe-Test usw. sind Tests, die bei den Polizeidienststellen in Bayern, aber auch den anderen Bundesländern im Gebrauch sind und zum Teil auch von den Gerichten ohne gerichtsmedizinische Untersuchung anerkannt werden.

Fest steht somit, dass unabhängig vom Vorliegen eines strafrechtlichen Fehlverhaltens, das im Rahmen einer Verkehrsunfallaufnahme zu würdigen ist, speziell die Polizeien der Länder immer häufiger auf

Testverfahren zurückgreifen, um im Rahmen einer routinemäßigen Verkehrskontrolle „Verkehrssünder", die unter dem Einfluss „anderer berauschender Mittel" am Straßenverkehr teilnehmen, ausfindig zu machen und zur Anzeige zu bringen.
Dies kann im Einzelfall auch Ihrem Kind passieren.

Zur Garantenstellung:

Sollte sich im Einzelfall der Nachweis führen lassen, dass Sie als Elternteil, als Pädagoge oder Betreuer am Fehlverhalten des Unfallverursachers oder des Kontrollierten mitverantwortlich sind, wird zumindest rechtstheoretisch ihre Garantenstellung zum Tragen kommen. Das heißt, dass auch Sie zur Rechenschaft gezogen werden können, weil Sie dem Jugendlichen die Pillen gegeben haben

Garant ist nach Dreher/Dröhnle die Person, zu deren Obliegenheitspflichten der Schutz eines bestimmten Rechtsgutes gehört, für dessen Bestand und Sicherheit sie zu sorgen hat. So fallen die Schutzpflichten innerhalb familienrechtlicher oder anderer Lebens- und Gefahrengemeinschaften unter dieses Begriff.

Fazit:

Zusammenfassend muss festgehalten werden, dass die Kontrollhäufigkeit der Strafverfolgungsbehörden aufgrund der festgestellten Dunkelziffer beim Führen von Fahrzeugen unter dem Einfluss von Drogen und Medikamenten, aber auch durch die Zunahme schwerer Unfälle, stark zunimmt.

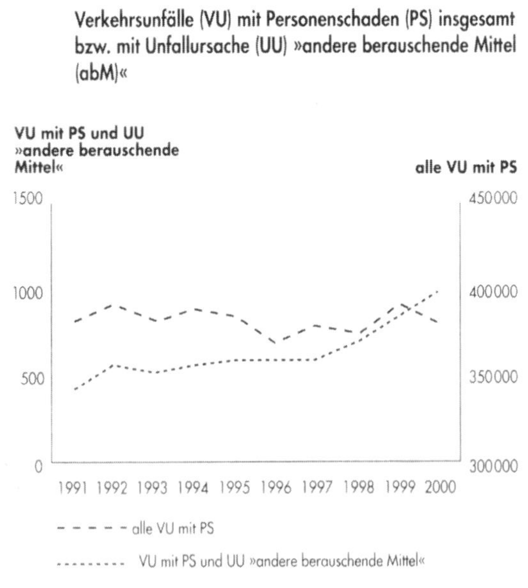

Auszug aus dem Jahrbuch der Hauptstelle für Suchtgefahren e.V. aus dem Jahr 2002

Von den Gerichten anerkannte Schnelltests – zum Teil gerichtsverwertbar – sind im Gebrauch und helfen den kontrollierenden Polizeibeamten, entsprechende Sünder sicher und schnell ausfindig zu machen.
Als Betroffene sollte für Sie auch dieser Punkt in die Überlegungen einer METHYLPHENIDAT-Behandlung einbezogen werden, was zur Folge hat, dass Sie, sofern therapeutisch machbar, auf alternative Therapiemöglichkeiten zurückgreifen sollten.

Nachdem der Konsument, im Fall von Jugendlichen und Kindern unter Umständen die Eltern für die Konsequenzen haften, können sich in juristisch zu behandelnden Fällen (z.B. schweren Verkehrs- oder Arbeitsunfällen) – die Gottlob derzeit noch nicht häufig die Gerichte beschäftigten – für Eltern, Therapeuten, die ihrer Aufklärungspflicht nicht in ausreichendem Masse nachgekommen sind und auch für Straf- oder Zivilrechtsanwälte eine Menge Sorgen, Probleme und Arbeit entstehen, um ein Gericht zu überzeugen, dass der Einfluss von METHYLPHENIDAT nicht unfallverursachend war.

Die Möglichkeit besteht, dass ein 18-Jähriger, der jahrelang Amphetamine oder METHYLPHENIDAT nahm, bei der Erteilung einer Fahrerlaubnis Probleme bekommen und zur medizin-technischen Untersuchung eingeladen werden kann, wenn bekannt ist, dass er regelmäßig Medikamente einnehmen muss, die unter das Betäubungsmittelgesetz fallen.

METHYLPHENIDAT - Sucht oder Heilmittel?

In der heutigen Zeit kommt die moderne Gesellschaft kaum noch ohne Nikotin, Alkohol und Drogen, wie Haschisch, Marihuana, Kokain und Amphetamin aus.
In der Bevölkerung ist eine permanente Diskussion über die Freigabe von Drogen oder die Liberalisierung der Drogenpolitik im Gange. Einerseits fasziniert viele Jugendliche und Erwachsene die „Drogenszene", andererseits setzen der Staat, die Krankenkassen und die karitativen Einrichtungen jährlich Millionen ein, um die ständig steigenden Zahlen der Konsumenten wieder gesellschafts- und arbeitsfähig zu machen – häufig ohne den gewünschten Erfolg.

Dabei sind sich die Menschen, die in irgendeiner Weise mit den Problemen von Süchtigen betraut sind, sehr wohl bewusst, wie hoffnungslos in vielen Fällen ihre Bemühungen sind, und zum Teil „getürkte" Meldungen über die Erfolge einer Therapie sichern den Einrichtungen staatliche Gelder zu, ohne die die Arbeit der therapeutischen Einrichtung gar nicht möglich wäre.
Aber ohne diese Arbeit sähe es in vielen Bereichen der Drogentherapie noch düsterer aus. Ein Teufelskreis wenn meine Vermutung richtig ist und in ein paar Jahren noch eine neue Gruppe Süchtiger hinzukommt – nämlich die der METHYLPHENIDAT-Süchtigen. Verkraftet das unsere Gesellschaft, wenn tatsächlich auch noch Tausende süchtige ADS-Kinder therapeutisch betreut werden müssten?
Ich bezweifle es.

Deshalb muss man sich aufgrund der wirtschaftlichen bzw. finanziellen Situation in den Mitgliedsländern der Europäischen Union (= EU) die Frage stellen, wie die Sicherung der Renten in ein paar Jahren gewährleistet bleiben soll, wenn bereits heute, bedingt durch den Geburtenrückgang und die steigende Zahl von Arbeitslosen, immer weniger Geld in die Rentenkassen fließt – Beitragszahlungen in die gesetzlichen Krankenkassen rückläufig sein werden – man denke nur an HARTZ IV – und die Kosten für die Gesundheitsvorsorge und auch die Versorgung von Kranken in utopische Höhen steigen.
Hat das etwas mit unserem Problem der ADS-Kinder zu tun?

Ich meine wohl! Denn kein Staat, keine Gesellschaft kann es sich leisten, bewusst und unter dem Deckmantel der notwendigen ärztlichen Versorgung, unseren Kindern – unserer Zukunft – jahrelang ein Medikament einzuflößen, das ein erhebliches Suchtrisiko in sich birgt oder zumindest die Möglichkeit beinhaltet, dass eine nicht zu tolerierende Anzahl von Jugendlichen nicht mehr ohne METHYLPHENIDAT auskommt. Viele Ärzte behaupten, dass RITALIN® und MEDIKINET® nicht süchtig machen können und widersprechen damit dem Inhalt des Beipackzettels, z.B. von NOVARTIS für RITALIN®.
Doch entscheidend sind für mich die Berichte von Eltern, die die Situation ihres Kindes nach Absetzen des Medikamentes schilderten.

Richtig ist, dass das im illegalen Straßenhandel „vertickte" (= verkaufte) Amphetamin meist eine andere chemische Molekularstruktur aufweist. Aber jeder halbwegs mit den Grundzügen der Chemie vertraute Zeitgenosse weiß, dass Amphetamine dem Betäubungsmittelgesetz unterliegen, weil der Umgang mit ihnen nicht ungefährlich ist, weil Konsumenten auch Gefahr laufen, süchtig zu werden.
Der Gesetzgeber hat dies erkannt und auch METHYLPHENIDAT unter das Betäubungsmittelgesetz gestellt und das nicht nur in Deutschland. Doch wenn man sich mit der Wirkungsweise von Amphetamin und METHYLPHENIDAT befasst, erkennt man die Parallelen.

Die Abgabe von Amphetaminen durch einen über 21-jährigen an unter 18-jährige wird sogar besonders hart geahndet. Nicht ohne Grund.

Doch im Fall der Behandlung hyperkinetischer Kinder und Jugendlicher dürfen Ärzte, die grundsätzlich über 21 Jahre alt sind, millionenfach Betäubungsmittel verordnen, von denen bereits in Fachmitteilungen der amerikanischen Drogenbehörde DEA (Drug Enforcement Administration) seitenlange Abhandlungen über Missbrauchsrisiken nachzulesen sind. Doch unsere Ärzte sind in Ausübung ihres Berufes vom Betäubungsmittelgesetz ausgenommen (§ 6 BtmG) und verabreichen die entsprechenden Medikamente in der Hoffnung, den Kranken oder Hilfesuchenden heilen zu können.
Klar, der Arzt hat einen Rechtfertigungsgrund zur Seite, denn er verordnet, um zu helfen und vor allem zu heilen, und dadurch hat er auch die rechtlichen Möglichkeiten, legal Medikamente wie RITALIN® oder MEDIKINET®, Amphetaminsaft und ähnliche Arzneien zu verordnen. Die Frage, ob diese Medikamente wirklich heilen oder nur ruhigstellen, wollen wir in diesem Kapitel offen lassen.

Amphetamine

Speed, Crystal, Glass

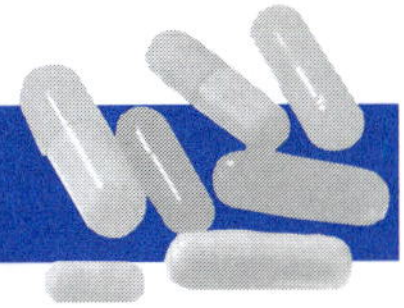

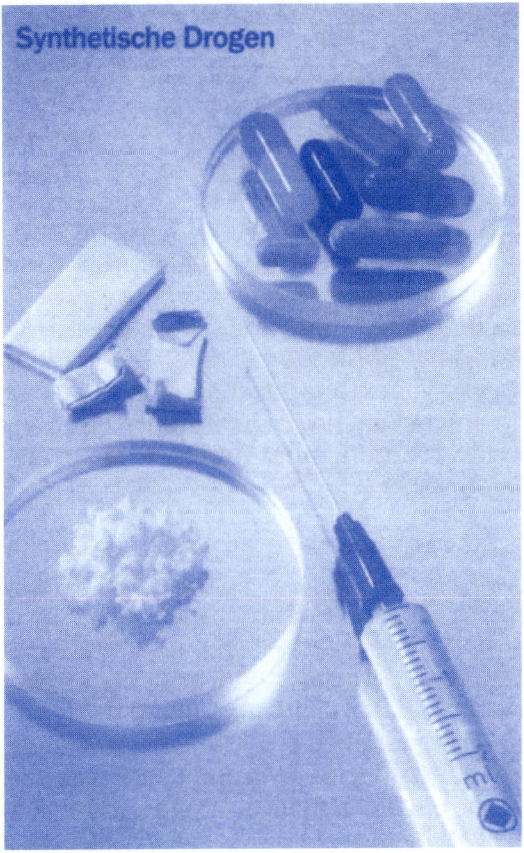

Aussehen:

Handelsübliche Formen sind weißes Pulver, Kristalle, Tabletten und Kapseln. Synthetisch hergestelltes Aufputschmittel. Die Herstellung erfolgt meist in Privatlabors unter Vermischung verschiedenster Grundstoffe.

Geschichte:

Erstmalig 1887 hergestellt; ab 1930 als Arzneimittel gegen Erkältungs-Infektionen verwendet; im ersten und zweiten Weltkrieg als Aufputschmittel für Soldaten eingesetzt; bis heute Verwendung als Appetitzügler und bei der Behandlung hyperaktiver Kinder

Konsumform:

- oral in Tabletten- oder Kapselform (»Bömbchen«)
- intranasal (»line« ziehen)
- intravenös

Wirkung:

Die Leistungsfähigkeit nimmt subjektiv zu, kein Schlafbedürfnis, es herrscht Appetitmangel bzw. Hungergefühl sind nicht vorhanden, die Denktätigkeit wird beschleunigt, die Bereitschaft zur Extrovertiertheit gefördert. Die Droge suggeriert die Möglichkeit die natürliche Leistungsgrenze des Körpers zu überschreiten, die totale Kontrolle über den eigenen Körper und die Steigerung des Bewegungsdranges.

Doch die Antwort auf die Frage, ob METHYLPHENIDAT heilt oder nur ruhigstellt, ändert nichts daran, dass Ärzte in großer Menge Kindern ein Betäubungsmittel verabreichen. Nach Aussagen vieler Betroffener heilt es allerdings nicht, sondern stellt nur ruhig und birgt nebenbei noch die Gefahr in sich, die kleinen Patienten von einem Medikament abhängig zu machen. Alternative Therapieansätze, die weniger fragwürdig sind und mehr Heilung erzielen würden, werden nicht in Erwägung gezogen.

Vielen Medizinern ist meiner Meinung nach nicht bewusst, dass sie mit der realistischen Beurteilung des Suchtpotentiales eines Betäubungsmittels wie RITALIN® total überfordert oder zumindest unerfahren sind.

Fragen Sie doch mal Ihren behandelnden Arzt konkret über seine Erfahrungen mit Drogensüchtigen. Fragen Sie ihn, wie viele Patienten er mit METHYLPHENIDAT behandelt hat und über welchen Zeitraum er Erfahrungen gesammelt hat.
Fragen Sie ihn, wie das verordnete METHYLPHENIDAT-enthaltende Medikament heilt und lassen Sie sich die Wirkungsweise erklären.

Sollten Sie feststellen, dass er Ihnen überzeugend eine Theorie über die Unbedenklichkeit des Medikamentes, seine gute Heilwirkung und die Entstehung des ADS mit oder ohne Hyperaktivität verkauft, sollten Sie ihm die Produktbeschreibung RITALIN® der Herstellerfirma NOVARTIS vorlegen, in der unter der Rubrik *Warnhinweise* ganz klar steht, dass bei RITALIN® das Risiko einer psychischen Abhängigkeit besteht. Versucht er Ihnen eine wachsweiche Erläuterung zu geben, fragen Sie weiter. Das ist weder verboten, noch untergräbt es die Souveränität eines guten Arztes.

Fragen Sie Ihren Arzt dann, wieso der Besitz und die Abgabe von Amphetamin unter das Betäubungsmittelgesetz gestellt sind, wenn der verwandte Stoff METHYLPHENIDAT kein Suchtpotential birgt, und warum z.B. die amerikanische Drogenbehörde DEA verschiedene, jedermann zugängliche Berichte über den Hauptwirkstoff vieler Medikamente für hyperaktive Kinder veröffentlicht und vor dem Missbrauch warnt, wenn der Stoff so unbedenklich ist. Fragen Sie weiterhin was passiert, wenn Sie nach Übertritt einer europäischen Grenze von den dortigen Zollbeamten mit Fertigarzneimitteln wie RITALIN® oder MEDIKINET® kontrolliert werden.

Ich glaube kaum, dass Ihnen ein pflichtbewusster, nachdenklicher Arzt - die zum Glück in der Überzahl sind - die Ungefährlichkeit einreden wird und Ihnen erzählt, dass Sie gefahrlos, mit METHYLPHENIDAT im Koffer, ins Ausland reisen dürfen.

Fazit:

METHYLPHENIDAT, das als Hauptwirkstoff der unterschiedlichsten Fertigarzneimittel im Sinne des Arzneimittelgesetzes und des Betäubungsmittelgesetzes ärztlich verordnet werden kann, ist ein Betäubungsmittel, dass den genauen Vorgaben des Betäubungsmittelgesetz unterliegt, was den Umgang, die Lagerung und den Handel anbelangt.

Verstöße gegen die Bestimmungen des Betäubungsmittelgesetzes werden erfahrungsgemäß mit empfindlichen Strafen geahndet und können z.B. auch zum Entzug der Fahrerlaubnis (umgangssprachlich des Führerscheines) führen.

Erfahrungsberichte von Eltern und Therapeuten lassen den Schluss zu, dass sich viele Konsumenten an die anfangs verabreichte Dosis schnell gewöhnen und zur Erreichung der gewünschten therapeutischen Wirkung häufig eine Erhöhung der Dosis oder die Beigabe anderer, teilweise ebenfalls nicht unbedenklicher Medikamente erforderlich wird.

RITALIN® und MEDIKINET® werden nach Veröffentlichungen amerikanischer Drogenbehörden gerne als Ersatzdroge verwendet und auch an deutschen Schulen gibt es erste Hinweise auf einen Missbrauch dieser Medikamente. Auch in der Swingerszene oder im Bereich des Leistungssports erfreuen sich die Pillen zur Leistungssteigerung immer wieder besonderer Beliebtheit. Dies wäre aus kriminalistischer Sicht nicht der Fall, wenn der Stoff nicht die gleiche oder eine ähnliche berauschende Wirkung hätte, wie die illegalen Drogen Amphetamin und Metamphetamin, was natürlich auch Rückschlüsse auf das Suchtpotential zulässt.

Viele Jugendliche glauben in der häufig praktizierten leichtfertigen Verordnung von RITALIN® die Chance zu erkennen, ohne strafrechtliche Konsequenzen befürchten zu müssen, an ein Amphetamin gelangen zu können – was nur der Vollständigkeit halber angemerkt werden soll.

* * *

Bei den häufig sehr kontrovers geführten Diskussionen über das Für und Wider einer Behandlung mit METHYLPHENIDAT werden immer wieder Argumente angeführt, die die Frage aufwerfen, ob METHYLPHENIDAT nun süchtig machen kann oder nicht. Für viele Eltern ist die Beantwortung dieser Frage ein wichtiges Kriterium für ihre Entscheidung, ob sie ihrem Kind Medikamente mit METHYLPHENIDAT geben oder nicht.
Um Sie auf diesen Problemkreis einzustimmen, möchte ich einen Auszug aus einem Fachbuch für Kriminalisten zitieren, den der Verfasser HANS SCHADEWALDT im Jahr 1972 in einem Buch mit dem Titel „Grundlagen der Kriminalistik" zur Geschichte des Rauschmittelproblems verfasst hat und der, wenn auch bereits über 30 Jahre alt, auch heute noch Gültigkeit hat und auch zum Thema METHYLPHENIDAT zum Nachdenken anregen sollte.

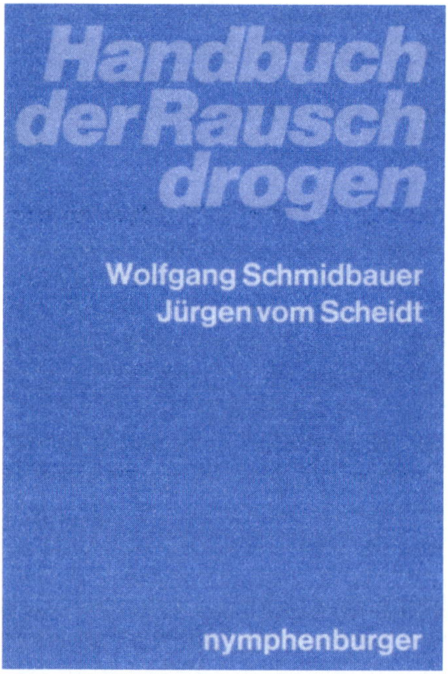

H. SCHADEWALDT schreibt, dass *keine gesellschaftliche Entwicklung plötzlich und akausal über die Menschheit hereinbricht. Keine Epidemie, kein Krieg, keine Katastrophe (von manchen Naturkatastrophen abgesehen) entwickelt sich ohne warnende Vorzeichen. Selbst schicksalhafte Abläufe sind frühzeitig erkennbar und weitestgehend steuerbar, so sollte man optimistisch meinen. Jedoch stehen menschliche Dummheit, Trägheit des Geistes, bornierte Vorurteile, ideologische Verblendungen, permanente Fehlorientierung, boshaft falsche Informationen und viele andere Faktoren und Einflüsse in der Realität des Alltags diesem Optimismus entgegen.*
Das Dahinleben großer Teile der Bevölkerung ohne Geschichtsbewusstsein gehört genauso wie das ungeprüfte vorbehaltlose Übernehmen früherer Erfahrungen in eine veränderte Situation zu den kausalen Größen, die einen Geschehensablauf zum Nachteil der Gesellschaft beeinflussen können.
Der Optimismus des Rationalisten wird immer herb enttäuscht.

An einer anderen Stelle seines Artikel geht SCHADEWALDT auf die von ihm 1972 festgestellte Tatsache ein, dass zum Suchtproblem überraschenderweise mehr Journalisten und Schriftsteller Stellung bezogen haben, als die dafür Verantwortlichen – Ärzte, Pharmakologen, Psychiater – und er stellt dazu die Frage, ob dies nicht eine gefährliche Verlagerung der Diskussion über wichtige gesundheitliche Fragen auf eine Gruppe von Intellektuellen darstellt, die nicht die nötige Fachkompetenz haben.
Über 30 Jahre alt sind die Ausführungen des Verfassers – doch haben sie nicht noch immer Gültigkeit?

Ich denke, dass diese Worte eine gute Brücke zum Thema Drogensucht schlagen können.

Haben wir heute beim Problemfeld ADHS und Verhaltensauffälligkeiten nicht ein ähnliches Problem, wenn auch mit anderen Vorzeichen? Kann man nicht schon heute die Vorzeichen einer Entwicklung erkennen, die von Fachleuten produziert, im gesundheitlichen Chaos vieler heute verhaltensgestörter Jugendlicher enden kann? Wird heute nicht oft sehr voreilig die Wunderwaffe METHYLPHENIDAT hochgelobt, obwohl die Wirkweise nicht eindeutig feststeht und auch der Verdacht nicht vollends ausgeräumt ist, dass METHYLPHENIDAT in einer nicht zu tolerierenden Anzahl von Fällen in die Sucht führen könnte?

Doch in einem Punkt können wir die Thesen und Prognosen von SCHADEWALDT nicht auf das Problem hyperkinetischer Kinder übertragen. Nämlich auf die Tatsache, dass heute offensichtlich viele fachkundige Therapeuten die Gefahren einer Behandlung mit METHYLPHENIDAT unterschätzen und nicht Unkundige über das Thema schreiben, sondern normalerweise Fachleute, die aber eine kontroverse Meinung gegenüber der schulmedizinischen Auffassung vertreten.

Kann dieses Mittel in die Sucht führen? Und wenn ja, warum?

Um dieser Frage nachzugehen, möchte ich zunächst einmal erläutern, was METHYLPHENIDAT eigentlich ist und worin – objektiv gesehen – die Problematik einer Langzeittherapie liegt.

Bei METHYLPHENIDAT handelt es sich um eine Droge im Sinne des deutschen und amerikanischen Drogengesetzes, die sich durch eine aufputschende bzw. (scheinbar) leistungssteigernde Wirkung auszeichnet. Sicher muss bei der Verwendung des Wortes bedacht werden, dass der Nachteil des Drogenbegriffes vor allem in seiner Unbestimmtheit liegt, wobei jedoch auch andere Worte, wie Betäubungsmittel, Rauschmittel, Rauschgift oder abhängigkeitsbildende bzw. suchtbildende Substanzen nicht griffig genug sind, um den jeweils gemeinten Inhalt und die Wirkungsweise der Substanz wiederzugeben.

Die Wirkungsweise ist der des Amphetamin bzw. Kokain ähnlich und zeichnet sich durch eine(n)

- *subjektive Steigerung der Leistungsfähigkeit*
- *Reduzierung des Schlafbedürfnisses*
- *Appetitmangel bzw. vermindertes Hungergefühl*
- *Beschleunigung der Denkfähigkeit und eine*
- *erhöhte Bereitschaft der Extrovertiertheit*

aus und die Möglichkeit des Überschreitens der natürlichen körperlichen Leistungsgrenze sowie der Steigerung des Bewegungsdrangs aus.

Bei hyperkinetischen Menschen ist jedoch eine paradoxe Reaktion zu beobachten, deren Grund noch nicht eindeutig erforscht ist, das heißt statt „aufgedreht" und „unruhig" werden die Kinder auf dieses Medikament konzentrierter, ruhiger und umgänglicher. Andererseits haben mir viele Eltern erzählt, dass die Kinder vor der Gabe der Medikamente fröhlich und aufgeweckt wirkten, nachher wie Zombies auf ihren Stühlen saßen und das Strahlen in ihrem Blick verschwunden war.

Aus diesem Grund ist der Umgang genau gesetzlich reglementiert. Das heißt, dass ein Arzt METHYLPHENIDAT nur verordnen kann, wenn er eine besondere Genehmigung zur Verordnung von Betäubungsmitteln besitzt. Das gilt auch für Amphetaminsäfte, CAPTAGON® und ähnliche Fertigarzneien. In der Regel haben unsere Ärzte jedoch die Genehmigung zur Verordnung von Arzneien mit Betäubungsmitteln.

Sofern Medikamente unter den Bedingungen der Betäubungsmittel-Verschreibungsverordnung – kurz BtM-VV – mit einem eigenes dafür bestimmten Rezept erlangt werden, ist die Verschreibung zumindest rechtlich unbedenklich.

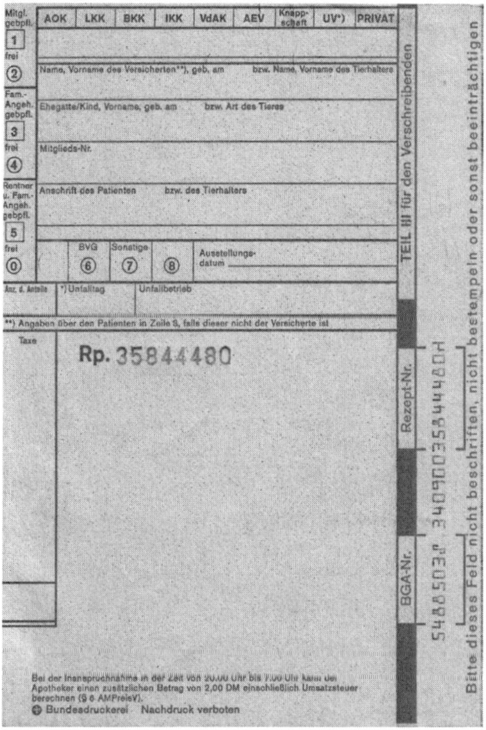

Mitgl. gebpfl. | AOK | LKK | BKK | IKK | VdAK | AEV | Knappschaft | UV*) | PRIVAT

1 frei ② Name, Vorname des Versicherten**), geb. am bzw. Name, Vorname des Tierhalters

Fam.-Angeh. gebpfl. 3 Ehegatte/Kind, Vorname, geb. am bzw. Art des Tieres

frei ④ Mitglieds-Nr.

Rentner u. Fam.-Angeh. gebpfl. 5 Anschrift des Patienten bzw. des Tierhalters

frei ⓪ BVG ⑥ Sonstige ⑦ ⑧ Ausstellungsdatum

Anz. d. Anteile | *) Unfalltag | Unfallbetrieb

**) Angaben über den Patienten in Zeile 3, falls dieser nicht der Versicherte ist

Taxe

Rp. 35844480

TEIL III für den Verschreibenden

Rezept-Nr.

BGA-Nr.

Bitte dieses Feld nicht beschriften, nicht bestempeln oder sonst beeinträchtigen

Bei der Inanspruchnahme in der Zeit von 20.00 Uhr bis 7.00 Uhr kann der Apotheker einen zusätzlichen Betrag von 2,00 DM einschließlich Umsatzsteuer berechnen (§ 6 AMPreisV).

Bundesdruckerei Nachdruck verboten

Als problematisch hat sich jedoch die Tatsache erwiesen, dass Ärzte ihre Patienten oder deren Eltern nicht genügend über die Hintergründe der Behandlung und des verwendeten Medikamentes aufgeklärt hatten. Diese Eltern erzählten mir immer wieder, dass sie eigentlich nicht so richtig wussten, was ihrem Kind verschrieben worden ist.

Der Fehler vieler Eltern war in der Vergangenheit, dass sie ein für sie ungewöhnliches Rezept erhalten hatten, in der Apotheke ein Medikament abholten, das eine positive Verhaltensveränderung ihres Kindes bewirken sollte und sie dann aber den Beipackzettel nicht oder nur oberflächlich gelesen haben.

Die Verordnung von METHYLPHENIDAT muss durch einen dreifachen Rezeptvordruck erfolgen. Der Arzt sollte Sie normalerweise darüber informieren, dass er ein Betäubungsmittel verschrieben hat, wenngleich Sie selbst die Verantwortung dafür übernehmen müssen, dass Sie die ordnungsgemäße Anwendung des Präparats, die Nebenwirkungen und die sonstigen Hinweise aus dem Beipackzettel gelesen haben. Hier liegt vieles im Argen.

Diese gesetzliche Vorgabe kommt nicht von ungefähr. Der Umgang und die Verordnung von METHYLPHENIDAT, verarbeitet in Fertigarzneimittel, sollen genau überwacht werden, da der Gesetzgeber weiß, welche negative Folgen der ungehinderte Gebrauch dieses Stoffes für die Volksgesundheit darstellen kann, vor allem weil das Missbrauchsrisiko sehr hoch eingeschätzt werden muss.
Amphetamine wirken grundsätzlich stimulierend auf das Gehirn – in zweiter Linie auf die Organe. Da das Hirn bekannterweise die Schaltzentrale unseres Körpers ist, wirken sich Unregelmäßigkeiten oder

Störungen in dieser Körperregion besonders auf unser Denken und Handeln, aber auch auf die Koordination der Bewegungen aus. Ihre Bekanntheit verdanken die „Amphetamine" – umgangssprachlich auch oft „Speed" oder Metamphetamin (Jargon = Crystal) genannt – ihrer militärischen Anwendung in den vergangenen Weltkriegen, als sie als „Weckmittel" an die Soldaten, z.B. Piloten für Langstreckenflüge zur Verfügung gestellt wurden.

In den letzten 20 Jahren fanden Amphetamine auch immer häufiger Konsumenten in den Reihen vieler Jugendlichen, speziell Ende der 90er Jahre in Form von EXSTASY oder XTC, um bei den TECHNO-Tanzveranstaltungen die entsprechende Ausdauer zu bekommen.

Nachdem immer wieder junge Leute an den Folgen dieser, zunächst als sehr harmlos eingestuften illegalen Droge gestorben sind, was letztendlich oft auf die Erschöpfung und einen extrem hohen Flüssigkeitsverlust zurückzuführen war, verlor die Droge etwas an Beliebtheit.

Hier bietet RITALIN® eine vorzügliche Möglichkeit, – scheinbar – legal Betäubungsmittel mit der Wirkungsweise von Amphetamin oder Kokain zu besitzen, die man im Falle einer Polizeikontrolle als ärztlich verordnetes und notwendiges Mittel vorstellen kann, in der Hoffnung, der kontrollierende Beamte glaubt die Geschichte und lässt den Kontrollierten ohne weitere Fragen oder Maßnahmen weiterziehen.

Dies ist aber keine unbestätigte These, die ich entwickelt habe, sondern die Erkenntnis, die ich aus Gesprächen mit amerikanischen Polizeipsychologen und Kollegen gewinnen konnte. Außerdem ging eine entsprechende Mitteilung bereits im Jahr 2002 durch die Verbreitung polizeiinterner Publikationen an alle Polizeidienststellen, wurde aber meiner Meinung nach nur sehr oberflächlich wahrgenommen, weil noch keine statistisch fassbaren Ermittlungserkenntnisse vorlagen.

Doch Amphetamin ist speziell in dem Landstrich, in dem ich Dienst leiste, sehr verbreitet und ich kenne keine Gegend Deutschlands, in der diese Droge in ähnlicher Häufigkeit gehandelt wird. Deshalb möchte ich, vor allem wegen der Ähnlichkeit in der Wirkungsweise, diese aufputschende Droge ein wenig erklären.

Historie:

Amphetamin (= Benzedrin, Elastonon) wurde zuerst 1887 von dem Chemiker Edeleanu synthetisiert. Er interessierte sich aber nicht für die pharmakologischen und psychoaktiven Eigenschaften des Stoffes.

1910 entdeckten dann die beiden englischen Physiologen Barger und Dale, dass Amphetamin dem Hormon Adrenalin chemisch sehr ähnlich ist, das in den Nebennieren gebildet wird, ein Gegenspieler des Insulins ist und auf fast alle Organe des Körpers wirkt.
Als jedoch Amphetamin als Adrenalin-Ersatz therapeutische Verwendung finden sollte, schlug der Versuch fehl.
Amphetamin zeigte nur eine geringe „periphere" Wirkung, das heißt. der Effekt auf die Körperorgane war gering. Die zentrale Wirkung auf das Gehirn wurde erst später, mehr oder weniger durch Zufall, festgestellt.

In den dreißiger Jahren begannen dann eine Reihe psychologischer Studien, in denen die seelische Leistungsfähigkeit unter Amphetamin-Einfluss getestet wurde. Das Ergebnis ist im „Handbuch der Rauschdrogen" so dargestellt, dass sich die Spitzenleistungen nicht deutlich erhöhten, Ermüdungserscheinungen und Schläfrigkeit aber sehr effektiv bekämpft werden konnten und dadurch höhere Dauerleistungen gestatteten.

Die ersten Fälle von Amphetamin-Missbrauch konnten dann bereits 1937 an der Universität von Minnesota festgestellt werden.
Erste Warnungen folgten, da Amphetamin und verwandte Stoffe wie die Peitsche auf ein müdes Pferd wirkten und die körperlichen Reserven bis zum Zusammenbruch ausschöpften.

Die Suchtgefahr wird bereits in dem zitierten „Handbuch der Rauschdrogen" aus dem Jahr 1971 erwähnt.
Dort findet der interessierte Leser auch den Hinweis, dass durch Veränderung des einfachen Methamphetamin-Gerüst zu einem zweiten Ring PRELUTIN, ein „Appetitzügler" mit euphorischer Wirkung entsteht, der bei anfälligen Menschen zur Sucht führen kann.

Schmidbauer und Scheidt kommen in ihren Ausführungen zu dem Schluss, dass die Suchtgefahr bei einem weiteren „Appetitzügler" nämlich AVICOL geringer zu sein scheint, bei METHYLPHENIDAT

(RITALIN®) jedoch wieder vorsichtiger Umgang angesagt ist, weil METHYLPHENIDAT in seinem Wirkungsbild dem Amphetamin wieder mehr gleicht. Die Suchtgefahr ist dadurch deutlich größer.
Hierzu kann man auch in einer mir vorliegenden Informationsschrift der Firma NOVARTIS Pharma für Ärzte und Apotheker zu RITALIN® nachlesen:

Warnhinweise:

Beeinträchtigung des Reaktionsvermögens, insbesondere wenn zusätzlich Alkohol getrunken wird.

Vorsicht psychische Abhängigkeit

Die jüngste Geschichte der Amphetamine, ihrer Derivate und Verwandten berichtet uns über den Missbrauch im Sport (Doping) und von strategischer Bedeutung im zweiten Weltkrieg, um Piloten vieler Nationen im Einsatz auf den langen Flugstrecken wach zu halten und das gefährliche Einschlafen am Steuerknüppel zu verhindern.
Doch hier sei mir die Frage erlaubt, ob Sie gerne mit 700 km/h in einem Flugzeug sitzen würden, das von einem unter Drogen oder starken Medikamenten stehenden Piloten gesteuert würde.

* * *

In neuster Zeit machen Berichte, beispielsweise der *Hauptstelle für Suchtgefahren e.V.* in Hamm, von sich reden. Dem Jahresbericht 2002 zufolge ist der Missbrauch synthetischer Drogen (gemessen an den Sicherstellungen) von 1990 mit 85 Kilogramm auf 360 Kilogramm 1999 gestiegen.
Im Jahr 2000 war ein Rückgang auf 271 Kilogramm zu verzeichnen. Die Ergebnisse von Dunkelfeldanalysen sind hier natürlich nicht berücksichtigt.

Bei *Exstasy,* der Disco-Droge der heutigen Jugend, die in unterschiedlichstem chemischen „Design" auf den Markt drängt und teilweise sehr gefährliche molekulare Verbindungen enthält, ist allein von 1998 bis 2000 eine fast vierfache Steigerung zu verzeichnen. Die Straßenbegriffe *„Smilie"*, *„Kamel"* oder *„Mitsubishi"* täuschen über die Gefährlichkeit dieser Droge hinweg.

Dass der Besitz von XTC strafbar ist, wissen die Jugendlichen, weshalb immer mehr dazu übergehen, auf dubiosen Wegen Medikamente mit ähnlicher Wirkung auf (halb)legalem Weg zu erhalten und zu konsumieren.
Erst Anfang Oktober 2004 erfuhr ich von einem Fall, bei dem ein 17-jähriger Jugendlicher durch Vorspiegelung falscher Tatsachen von seinem Arzt extrem viele METHYLPHENIDAT haltige Medikamente verordnet bekam. Diese Medikamente verarbeitete der Jugendliche zu feinem Pulver, füllte sie in Tablettenhülsen, die man in jeder Apotheke kaufen kann und verkaufte das Pulver als „Speed" für teueres Geld an Amphetaminkonsumenten.
Verwunderlich war, dass die verwendeten Vortests zur Klassifizierung des sichergestellten Pulvers derart schnell und intensiv reagierten, dass man vor Erstellung eines verbindlich gerichtsverwertbaren Wirkstoffgutachtens davon ausgehen musste, hochprozentiges Metamphetamin sichergestellt zu haben.

Doch wir sprechen derzeit nur über illegale Drogen und über die Sicherstellung dieser Stoffe. Unser Thema ist RITALIN® und ähnliche Medikamente mit METHYLPHENIDAT.
Aber ich denke, dass Sie als aufmerksamer Leser längst erkannt haben, dass hier ein Zusammenhang gegeben ist, der im Hinblick auf die Betrachtung der Suchtproblematik und des Medikamentenmissbrauches von METHYLPHENIDAT nicht unterschätzt werden darf.

Die Verordnungen von RITALIN® und MEDIKINET® nahmen gleichzeitig gigantisch zu.

Über die Gründe zu spekulieren ist müßig, da hier viele kriminologisch wichtige Faktoren, wie Dunkelfeld-, Hellfeldanalysen, in Zusammenhang mit veränderten Konsumgewohnheiten der illegalen Drogenszene, kriminalistische Fahndungsschwerpunkte usw. die Zahlen sowie die Prognosen über den illegalen Gebrauch von Amphetamin beeinflussen können. Bei Fertigarzneimitteln sind Hypothesen über die Zunahme der Verordnung noch schwieriger, da hier auch noch das Verhalten der Eltern, der Pädagogen, die Einstellung des jeweils behandelnden Arztes, die kassenärztlichen Abrechnungsmöglichkeiten und viele andere Faktoren berücksichtigt werden müssen.
Doch fest steht, dass die Verordnungszahlen in den letzten Jahren immens stiegen. Teilweise nahmen sie in einem Jahr um nahezu 100 Prozent zu.

Interessant und für weitere Untersuchungen, die die wissenschaftliche Nachvollziehbarkeit ermöglichen, wichtig, ist dabei die Feststellung, dass auch die EXSTASY-Sicherstellungen von 1990 mit 10.331 Stück auf 1,634 Millionen Stück im Jahre 2000 anstiegen.

Verordnungsmenge und Kosten von Methylphenidat

	Verordnung		Tagesdosen		Umsatz		Verordnungs-rang*2
	in Tsd.	Veränderung in Prozent	in Mio.	Veränderung in Prozent	in Mio. DM	Veränderung in Prozent	Nr.
1990	48,8	– 16,3	0,3*1		0,5	– 1,1	2 230
1991*1	62,8	+ 28,7	0,4	+ 28,7	0,7	+ 37,3	1 978
1992	92,0	+ 46,5	0,6	+ 46,5	1,1	+ 58,4	1 563
1993	145,1	+ 43,9	1,0	+ 43,9	1,7	+ 39,2	1 376
1994	184,6	+ 27,3	1,2	+ 27,3	2,2	+ 26,2	1 140
1995	188,3	+ 2,0	1,3	+ 2,0	2,4	+ 11,2	1 181
1996	445,3	+ 136,5	3,0	+ 136,5	6,3	+ 158,3	505
1997	586,0	+ 31,6	3,9	+ 31,6	9,1	+ 43,7	293
1998	447,4	– 23,6*3	4,7	+ 21,5	12,6	+ 38,8	404
1999	695,1	+ 55,4	8,4	+ 77,4	25,1	+ 99,4	213

*1, BRD gesamt ab 1991; Arzneiverordnungs-Report verschiedene Jahrgänge
*2, Verordnungsrang für Ritalin in Bezug auf die nach Verordnung führenden Präparate
*3, Die 1998 etwas geringere Verordnungszahl bei gestiegener Anzahl an DDD ist auf einen höheren Anteil an verordneten N2-Packungen zurückzuführen

Dass die RITALIN®- und MEDIKINET®-Verschreibungen in diesem Zeitraum immens gestiegen sind und nach einigen Veröffentlichungen der Zeitschrift RAUM & ZEIT, MUSEON usw. im Jahr 2002 auf 8,4 Millionen Tagesdosen stiegen, lässt deshalb viele Spekulationen zu.

Für mich ist dies ein Indiz für die in Deutschland auffällige Praxis bei jeder kleinen Gesundheitsstörung Tabletten einzunehmen. Dies ist umso mehr zu beanstanden, als gerade Kinder speziell bis zum sechsten Lebensjahr die Verhaltensmuster der Eltern aufnehmen und gerne nachahmen. Auf diese ungesunde Unsitte hat der Gesundheitswissenschaftler Klaus Hurrelmann im Rahmen einer wissenschaftlichen Studie bereits 1996 hingewiesen.

Doch wo liegen die Gründe für die Annahme, dass eine langjährige Einnahme von METHYLPHENIDAT – insbesondere durch Kinder und Jugendliche, deren Immunsystem und Hirnfunktionen noch nicht komplett entwickelt sind – zur Sucht führen kann? Wie kann man an die Beantwortung dieser Frage herangehen, wenn eine gewisse wissenschaftliche Qualität zu Grunde gelegt werden soll?

Akzeptable Forschungsergebnisse über die Wirkungsweise von METHYLPHENIDAT liegen bisher nicht vor, was selbst die Herstellerfirma von RITALIN®, NOVARTIS, im Beipackzettel bzw. der Ärzte- und Apothekerinformation bestätigt.

Ich bin überzeugt, dass die Dopamin-Mangeltherorie nicht haltbar ist, da dies sonst sicherlich im Beipackzettel vermerkt worden wäre. Zunächst ist klar festzustellen, dass nicht jeder, der METHYLPHENIDAT in Form von RITALIN® oder MEDIKINET® einnimmt, süchtig wird. Gefährdet ist jedoch derjenige, der gewisse persönliche Voraussetzungen erfüllt, die mittlerweile relativ gut erforscht sind.

Süchtig wird nur, wer dazu dispositioniert ist. Ein Kriterium, das die Aussage vieler Ärzte untermauert, die behaupten, RITALIN® und MEDIKINET® können keine Sucht fördern, ist diese Feststellung nicht. Ich behaupte sogar, es ist eine gefährliche Lüge, da sich entgegen der Behauptungen einiger Befürworter der medikamentösen Therapie bei hyperkinetischen Verhaltensstörungen viele Ärzte nicht die Mühe machen, die gefährlichen Persönlichkeitsprofile des Patienten abzuprüfen und die Medikamenten-Unverträglichkeit zu testen. Dennoch werden Unmengen gefährlicher Medikamente verordnet.

Doch ich kann aus eigener Erfahrung bestätigen, dass auch nicht jeder, der sich auf der Straße Amphetamin oder Kokain kauft, nach mehrmaligem Konsum süchtig ist. Aber – die Gefahr ist groß und viele, die ein paar Mal probiert haben, fanden Gefallen an dem Rauscherlebnis und konsumierten immer wieder, bis sie abhängig waren und in vielen Fällen der soziale und körperlich, geistige Verfall begann.
In über 20 Jahren Berufserfahrung musste ich mir viele Schicksale von Drogenkonsumenten anhören.

Nicht allein der Konsum und das damit unweigerlich in den meisten Fällen erlebte Rauscherlebnis alleine schaffen die Voraussetzungen für eine beginnende Sucht, sondern es sind, nach kriminologischen Kriterien, die verschiedensten nachfolgend aufgelisteten Faktoren zu prüfen, um beurteilen zu können, ob eine Person „gefährdet" ist oder nicht.

* * *

Kriminologische Grafik – Drogenmissbrauch und Drogensucht

Drei Themenbereiche müssen aus kriminologischer Sicht bearbeitet werden, um eine einigermaßen zutreffende Prognose stellen zu können, ob eine Person gefährdet ist, die Droge zum Missbrauch geeignet ist oder gar in die Abhängigkeit führen kann und ob das soziale Milieu in dem sich die betreffende Person aufhält, Drogenmissbrauch oder Abhängigkeit begünstigen können.

Bei einer kriminologischen Betrachtungsweise können die **Droge** selbst, die **Persönlichkeit** des Benutzers und das **soziale Milieu** die Voraussetzungen für einen Drogenmissbrauch oder eine Drogenabhängigkeit schaffen.

Nicht ohne Grund warnt auch die Drogenbeauftragte der Bundesregierung, Frau Caspars-Merck, vor dem unkontrollierten Gebrauch von METHYLPHENIDAT und der Amtschef des Bayerischen Staatsministeriums für Unterricht und Kultus brachte im März 2003 ein Schreiben an alle Regierungen, Gymnasien und Realschulen in Umlauf, das sich sehr kritisch mit dem unkontrollierten Gebrauch von Medikamenten für hyperkinetische Kinder befasst.

Ein Gesetzesentwurf, der die Verordnung von METHYLPHENIDAT an unter Sechsjährige verbietet, ist in Vorbereitung. Ein kluges Vorhaben, wo ich erst anlässlich einer Konferenz von Ernährungsberatern von Fällen erfuhr, in denen vier Monate alte Babys mit der Droge behandelt worden sein sollen. Ob sie dies ohne gesundheitliche oder psychische Probleme überstehen? Ob sie nicht süchtig werden?

Doch bevor wir die Prüfkriterien für die Entstehung einer Sucht oder Abhängigkeit prüfen, müssen wir definieren, was man unter **Drogenabhängigkeit** versteht.

Generell kann man die Abhängigkeit von Suchtmitteln mit zentralnervöser Wirkung so beschreiben, dass die betroffene Person Verhaltensweisen den Vorrang einräumt, die sie früher abgelehnt hat und eine starke Konzentrationsminderung zeigt. Das Handeln ist entweder auf die Beschaffung der nötigen Droge gerichtet oder ist von der Suche nach einem Mittel bestimmt, das die Schmerzen (Entzugserscheinungen) lindern oder beseitigen kann.

Das Wort Sucht kommt nicht, wie man glauben könnte vom Wortstamm „suchen“, sondern von „siech“ (siechen = krank sein). Im Mittelalter kannte man, bis in das 18. Jahrhundert hinein, auch die Begriffe *Wassersucht, Schwindsucht usw.*
Sucht ist ein schleichender Prozess, ein *Dahinsiechen.* Niemand wird von heute auf morgen süchtig oder abhängig. Abhängigkeit und Sucht entwickeln sich nach und nach.

Der Beginn scheint meist harmlos. Die subjektiv als positiv empfundenen Wirkungen der Droge oder des Medikaments werden genutzt und für viele bleibt der Konsum lange Zeit harmlos.
Die Droge, im Fall hyperkinetischer Kinder das betäubungsmittelhaltige Medikament, durchdringt die **Blut-Hirn-Schranke** – das ist eine Membrane, die die Blutgefäße im Zentralen Nervensystem gewöhnlicherweise vor gefährlichen Stoffen schützt – und verändert im Gehirn dessen Kommunikationssystem grundlegend. Diese Veränderung wirkt sich auf die Wahrnehmung, das Gedächtnis, die Stimmung und das Verhalten aus.

Mit andauerndem Konsum vermindert sich jedoch die Wirkung. Man bezeichnet diesen Prozess auch als Toleranz (= Gewöhnung). Die Folge ist eine Zunahme der Toleranz und es werden immer größere Mengen gebraucht, um die gleiche Wirkung zu erzielen. Kontrolliert man die Medikamenteneinnahme sehr genau, kann man die Zunahme der Toleranz zwar hinauszögern, vermindern kann man sie nach meinen Erfahrungen nicht.

Gleichzeitig mit der Zunahme der Toleranz gewöhnt sich der Körper an die Substanz und es kommt in vielen Fällen zu einer psychischen Abhängigkeit, teilweise weil das ständige Vorhandensein des Medikaments zu einer Erschöpfung der Neurotransmitter führt.
Tragisch ist dabei, dass alle die geschilderten Prozesse in eine Sucht führen können. Der Körper reagiert dann, wenn er die „geliebte“ Substanz verlangt und nicht bekommt, mit Schweißausbrüchen, Übelkeit, Darm- und Magenbeschwerden usw.

Sucht oder Abhängigkeit unterscheidet man in zwei Arten

- **Körperliche Abhängigkeit** ist gekennzeichnet durch eine Dosissteigerung und ein Auftreten von Entzugserscheinungen, wie Schmerzen, Zittern usw.

- **Psychische Abhängigkeit** zeigt sich in einem übermächtigen oder unwiderstehlichen Verlangen, eine bestimmte Substanz wieder einnehmen zu können.

Die andere Unterteilung des Begriffes Sucht bezieht sich auf eine

- **substanzgebundene Form, wie eben Medikamentensucht und**

- **verhaltensgebundene Sucht, wie Magersucht, Kaufsucht oder Sexsucht**

Im „Therapeutischen Wörterbuch" wird Drogenabhängigkeit – speziell im Fall von Amphetaminen – als eine verschieden ausgeprägte Abhängigkeit dargestellt, mit der sich eine deutliche Toleranzsteigerung, die einer Alkohol- oder Medikamentenabhängigkeit gleicht, ergeben kann.
Die Versuche, eine passende Definition zu zimmern, die allgemeine Gültigkeit hat, ist schwer.

Als Folge eines Amphetamin-Entzuges werden, wie auch im Beipackzettel der Firma NOVARTIS für das Medikament RITALIN® , Nebenwirkungen, wie starke Depressionen und schizophrenieähnliche Psychosen, aber auch Aggressionen beschrieben.
Amerikanischen Veröffentlichungen zufolge ist die Wirkung von METHYLPHENIDAT der des Kokains vergleichbar.

In der Produktbeschreibung zu RITALIN®/- SR/- LA von NOVARTIS PHARMA Schweiz kann man nachlesen:

Die Ätiologie des hyperaktiven Syndroms ist nicht bekannt und es gibt keinen diagnostischen Test. Für eine korrekte Diagnose sind medizinische, neuropsychologische, pädagogische und soziale Umstände zu beachten.

An einer anderen Stelle kann man nachlesen:

Chronischer Missbrauch von Rivalin ... kann zu einer ausgeprägten Gewöhnung und psychischen Abhängigkeit mit abnormen Verhaltensweisen unterschiedlichen Ausmaßes führen. Wird das Medikament abgesetzt, ist eine sorgfältige Überwachung erforderlich, da es zu Demaskierung von Depressionen oder von Effekten chronischer Überaktivität kommen kann. Gewisse Patienten müssen daher möglicherweise während längerer Zeit beobachtet werden.

Novartis bringt diese Hinweise sicherlich nicht an, weil dieses Medikament so unproblematisch ist und in Bezug auf die Entstehung eines Suchtverhaltens so unbedenklich.

METHYLPHENIDAT - Sucht oder Heilmittel?

Befürworter einer METHYLPHENIDAT-Therapie gehen zwar davon aus, dass Amphetamine bei hyperkinetischen Kindern eine so genannte „paradoxe" Reaktion auslösen und die Droge dann nicht als Weckamin wirkt, aber die gewünschte beruhigende Wirkung einleiten. Bei hyperkinetischen Verhaltensstörungen ist die These von der paradoxen Wirkung für meine Begriffe sehr fragwürdig, wie auch NOVARTIS im Beipackzettel für RITALIN® klar herausstellt.

Aber selbst wenn die These stimmen würde, beeinflusst das METHYL-PHENIDAT die Übermittlungsvorgänge der Synapsen im Gehirn entscheidend und Erkenntnisse über die Auswirkungen einer Langzeittherapie sind sehr dürftig.
Doch wie verhält es sich mit der Frage, ob Amphetamine aus dem illegalen (Straßen-)Handel ein anderes Suchtpotiential entwickeln können, als Amphetamine und deren Derivate (Abkömmlinge) in handelsüblichen Fertigarzneimitteln, wie RITALIN® oder MEDIKINET®?

Aufgrund der Erkenntnisse amerikanischer Kriminologen ist davon auszugehen, dass keine großen Unterschiede vorliegen, da sonst Amphetamin- und Kokainsüchtige nicht so begeistert auf die Medikamente für Hyperkinetiker zurückgreifen würden und die amerikanischen Drogenbehörden METHYLPHENIDAT nicht als ein besonders für den Missbrauch geeignetes Präparat unter die amerikanischen Drogengesetze stellen würden. METHYLPHENIDAT ist in den USA als so genanntes Schedule II Präparat besonders gefährlich eingestuft.

Zur Klärung all dieser Fragen gut geeignet erscheint mir ein Schaubild aus dem Buch „Kriminologie" von Hans-Dieter Schwind, in dem die drei wesentlichsten Voraussetzungen für das Entstehen von Drogensucht oder -abhängigkeit bzw. Drogenmissbrauch veranschaulicht werden.
Diese Graphik habe ich meiner Arbeit zur Frage „Drogensucht durch METHYLPHENIDAT" zugrunde gelegt, um deutlich zu machen, welche Faktoren im Rahmen einer Langzeittherapie zu prüfen sind, um die Frage nach einer Sucht- oder Missbrauchsgefahr beantworten zu können.
Ich betreibe hier keine kriminologische Arbeit im wissenschaftlichen Sinn. Dennoch halte ich diese Grafik für bestens geeignet, meinen Lesern anschaulich und mit einem gewissen wissenschaftlichen Hintergrund die Kriterien zu erläutern, die die Entstehung oder Förderung einer Sucht oder Abhängigkeit von METHYLPHENIDAT begünstigen könnten.

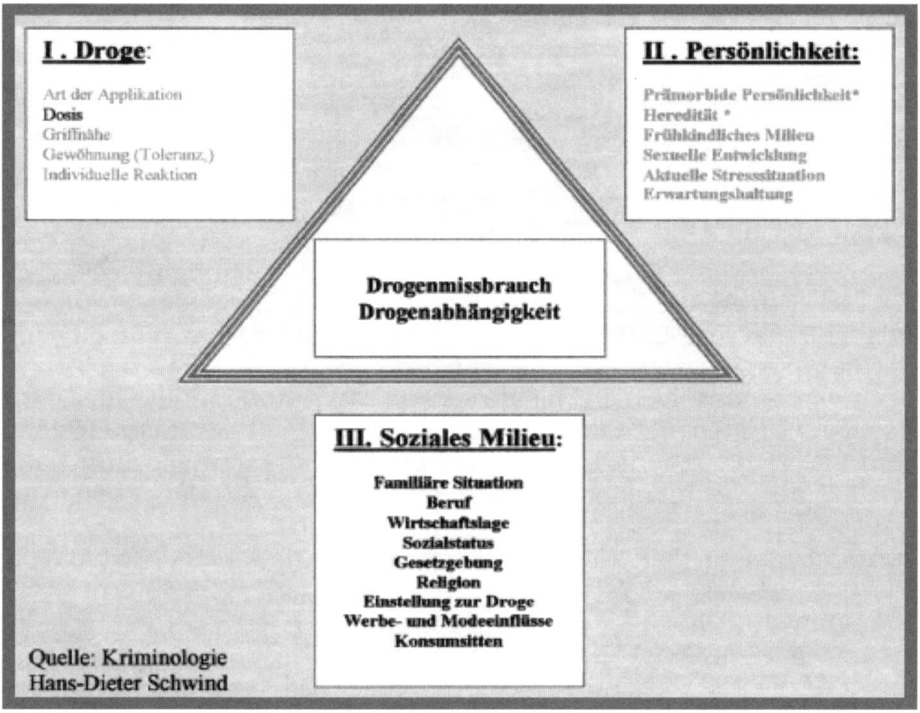

1. Die Droge

Unter dem Wort **Droge** versteht man pflanzlich und synthetisch hergestellte Wirkstoffe, die über das Zentralnervensystem auf die Reaktionen und Funktionen des Körpers einwirken.
(Definition des Jugend Brockhaus)

Deshalb fallen im allgemeinen Sprachgebrauch viele Heilpflanzen ebenso unter diesen Begriff, wie die klassischen Drogen Haschisch, LSD, Heroin, Kokain und Amphetamin. Abgesehen davon, dass viele Mediziner, Pharmakologen, Apotheker und in Heil- und Pflegeberufen tätigen Menschen das Wort Droge als Fachbegriff verwenden, gebraucht der Großteil der Bevölkerung das Wort „Droge" mit negativer Auslegung.

Dadurch bedingt sind in Europa gesetzliche Bestimmungen, die den Umgang mit Drogen, die aufgrund ihres Suchtpotientials einer besonderen Überwachung bedürfen, die unterschiedlichsten Begriffe.

Von *„Suchtgift-Gesetz“* bis *„Betäubungsmittelgesetz“* sind die verschiedensten Kürzel für die gesetzlichen Bestimmungen gebräuchlich und fast alle sind nicht wirklich befriedigend.

Der Begriff *Droge* beinhaltet also umgangssprachlich sowohl Heilmittel als auch gefährliche Stoffe, deren Umgang in Deutschland und allen europäischen Staaten gesetzlich besonders geregelt sind.
Ein Hauptgrund für die gesetzliche Regelung des Umgangs der, in den verschiedensten Drogengesetzen aufgelisteten Stoffe liegt im enthaltenen Suchtpotiential und dem möglichen und sehr kostspieligen Schaden für Volksgesundheit und natürlich jedem einzelnen.

Klingt sehr theoretisch! Doch wenn ich meine persönlichen Erfahrung mit Drogensüchtigen betrachte, kann ich nur feststellen, dass viele, die sich aus Neugier oder Spaß zum ersten Drogenkonsum entschlossen haben und, um es im Jargon zu sagen *„hängenblieben“* - dass zahlreiche für die Krankenkassen und ihre Mitglieder kostspielige Therapien in vielen Fällen nicht den gewünschten Erfolg brachten und die „Patienten“ immer wieder Therapieeinrichtungen aufsuchten, wenn sie nach monatelangem Warten endlich die ersehnte „Kostenzusage“ erhalten hatten.
Eingezahlt in die Töpfe der Krankenversicherer haben diese „Patienten“, also die Konsumenten illegaler Drogen, in einer Vielzahl von Fällen nicht einen Cent - oder - sie leben häufig von der Sozialhilfe. Ohne auf dieses Thema an dieser Stelle detaillierter einzugehen, wird jedem Leser klar, dass jeder Staat darauf bedacht sein muss, gesetzliche Regelungen zu treffen um Medikamentensucht und -abhängigkeit zu unterbinden oder zu minimieren.

Sollten sich nämlich die ernstzunehmenden Thesen bestätigen, dass die Erkrankung **Parkinson** eine Langzeitfolge von METHYLPHENIDAT sein könnte, ist sofortiges Handeln unabdingbar.
(Siehe ARZNEITELEGRAMM 2002 / Jg. 33 Nr. 1)

ARZNEITELEGRAMM Nr. 8/2000 - Auszüge:

Berichte über den zunehmenden Missbrauch von Methylphenidat unter Schülern sind ernst zu nehmen. Zwar scheint eine Suchtentwicklung bei korrekter Dosierung auch bei Daueranwendung kein vorrangiges Problem zu sein. Doch wird unter Schülern schwunghafter Handel mit „Vitamin R“ beschrieben. Vor allem in Kreisen, in denen Ecstasy beliebt ist, soll auch Methylphenidat bevorzugt konsumiert werden.

METHYLPHENIDAT - Sucht oder Heilmittel?

ARZNEITELEGRAMM Nr. 1/2002- Auszüge:

...Von missbräuchlicher Verordnung (von Methylphenidat) ohne den Sachverstand, der für die Diagnose und Therapie von Kindern erforderlich ist, ist auszugehen.
Die breite und zum Teil unkritische Verwendung steht in auffälligem Kontrast dazu, wie wenig über die ***Auswirkungen auf die Gehirnentwicklung*** *und die langfristigen Folgen bei Einnahme im Kindesalter bekannt sind.*
....Systematische Langzeitstudien mit Methylphenidat beim Menschen, die den Verdacht auf schwere Spätschäden wie PARKINSON entkräften könnten, gibt es nicht. Eine wirksame Verschreibungsbeschränkung ist daher dringend geboten.

Genau aus diesem Grund verbindet man, juristisch gesehen, die Bekämpfung des Drogenhandels mit dem sogenannten Weltrechtsprinzip, das heißt dass grundsätzlich überall auf der Welt der unbefugte Vertrieb von Drogen gesetzlich verboten ist. Geregelt ist dies in Deutschland im § 6 StGB (Strafgesetzbuch).
Hier sieht die Praxis allerdings etwas anders aus, weil jeder Staat aufgrund seiner Souveränität die Möglichkeit hat, unterschiedliche Stoffe als Drogen oder Betäubungsmittel im Sinne der regional geltenden Bestimmungen zu definieren.
Außerdem ist jeweils für den Einzelfall abzuklären, ob eine bestimmte, rechtlich erfasste Handlung, die nach dem deutschen Betäubungsmittelgesetz strafbar wäre, auch nach dem Recht des anderen Landes strafbar ist, da dies Voraussetzung für eine tatsächliche Ahndung ist.
In Deutschland sind die Stoffe, die gesetzlich unter das Betäubungsmittelgesetz fallen, in drei Anlagen erfasst, wobei METHYLPHENIDAT, wie bereits beschrieben, in der Anlage III aufgeführt ist.
Daran ist nach meiner Auffassung auch klar abzuleiten, dass im Fall von METHYLPHENIDAT eine Betrachtung des Problems einer Langzeittherapie durchaus mit den Erfahrungen im Umgang mit Süchtigen des illegaler Drogenszene verglichen werden kann.

Dass bei 20 Prozent der Kinder METHYLPHENIDAT nicht wirkt und dann die Dosis erhöht werden muss oder auch Medikamente wie PROZAC oder FLUCTIN beigegeben werden müssen, können nur besonders interessierte Eltern feststellen, die sich zum Beispiel auf der Internetseite www.psychologie-online.ch informieren oder von einem Arzt informiert werden, der wirklich objektiv über RITALIN® oder MEDIKINET® informieren will.
Jedem aufmerksamen Leser wird auch auffallen, dass in Zusammenhang mit dem Suchtbegriff immer wieder von Toleranzsteigerung gesprochen und geschrieben wird.

Für mich ist dies eindeutig ein Zeichen dafür, dass in vielen Fällen schnell eine Gewöhnung an das jeweilige Medikament gegen hyperkinetische Verhaltensstörungen erreicht wird und dadurch – ähnlich der Gewöhnung an illegale Drogen – eine Steigerung der Dosis notwendig wird, um die gleiche Wirkung zu erreichen wie zu Anfang der Einnahme des Medikaments.
Bis vor wenigen Monaten ging man in Fachkreisen davon aus, dass im Hirn von hyperkinetischen Menschen ein Dopaminmangel vorliegt, was aber nach den neuesten wissenschaftlichen Erkenntnissen offensichtlich nicht mehr haltbar ist.
(Siehe dazu die Ausführungen von Prof. Dr. Hüther *„Neues vom Zappelphilipp" / Sammelsurium)*

Hier sei nur angemerkt, dass die *paradoxe Wirkung* nur dann eine paradoxe Wirkung von Amphetaminen ist, wenn man als Ursache der Entstehung von hyperkinetischen Verhaltensmustern die Dopaminmangel-Theorie zugrunde legt. Dies kann aber aus meinem Verständnis heraus schon deshalb nicht zutreffend sein, weil METHYLPHENIDAT sowohl bei hyperaktiven Kindern und bei den sogenannten „Träumern" eingesetzt wird und in gleicher Weise wirkt.

Tatsache ist, dass hyperkinetische Kinder, die RITALIN® oder MEDIKINET® einnehmen, Drogen verordnet bekommen. Sie nehmen ein Medikament ein, dessen Wirkungsweise noch nicht eindeutig feststeht und das außerdem hinsichtlich der Langzeitwirkung, aus meiner Sicht, noch nicht ausreichend erforscht ist.

***

Ein weiteres Prüf-Kriterium, das bei der Frage, ob METHYLPHENIDAT die Neigung zum Drogenmissbrauch oder gar der Drogenabhängigkeit fördern kann, beachtet werden muss, ist die Art der Applikation.
Man stelle sich vor, dass ein Kind daran gewöhnt wird, ein Problem auf die Art und Weise zu lösen, dass man in Sekundenschnelle eine Tablette einnimmt und man hat alle Schwierigkeiten – scheinbar – im Griff.
Außerdem konnte ich immer wieder feststellen, dass Eltern und Pädagogen den betroffenen Kindern die Einnahme der Pille schmackhaft machten, indem sie ihnen vorbeteten, dass sie doch schon groß sind und dies zeigen sollen, indem sie bei der Einnahme der Pillen kein Theater machen.

Welches Kind möchte denn nicht schon erwachsen sein oder zumindest als Erwachsener behandelt werden?
Klar nehmen die Kinder dann in den meisten Fällen die verschriebene Pille und stellen oft genug fest, dass zumindest kurzfristig ein Zustand eintritt, der ihnen eine Besserung ihres Zustandes vorgaukelt. Die einfache Art der Problemlösung wird natürlich durch das Kind internalisiert und es wird schneller bereit sein, bei anderen Problemen diese medikamentös anzugehen.

Ich möchte in diesem Zusammenhang auf die wissenschaftliche Arbeit des Bielefelder Gesundheitswissenschaftlers KLAUS HURRELMANN hinweisen, der zwischen 1986 und 1996 eine Zunahme um das Zehnfache feststellte, was die Konsumgewohnheiten von Anregungsmitteln bei 13- bis 15-jährigen Jugendlichen betrifft.

Die Gründe liegen aus meiner Sicht neben der einfachen Art der Einnahme, im Gegensatz zu Injektionsspritzen, in der Griffnähe von methylphenidathaltigen Fertigmedikamenten, die natürlich speziell bei Amphetaminen bekannterweise zu einer gewissen Gewöhnung (Toleranz) führen, was im Übrigen auch RITALIN®-Befürworter in Internetveröffentlichungen bestätigen.

Eines der wichtigsten Kriterien im Hinblick auf die Voraussetzung für eine Drogenabhängigkeit ist jedoch die individuelle Reaktion eines Methylphenidat-Konsumenten auf dieses Medikament – diese Droge.

Wie ich bereits berichtet habe, werden nach statistischen Erhebungen ca. 8,4 Millionen Tagesdosen RITALIN® verordnet und sicher auch eingenommen.

Von dieser Menge Psychopharmaka behauptete Dr. Skodzki im Rahmen eines Fernsehberichtes in der Sendung TAFF, die der Fernsehsender PRO 7 am 13. Mai 2002 ausstrahlte, dass es sich bei RITALIN® um das Medikament handelt, von dem man am meisten weiß und das am besten bei ADS einsetzbar ist.

Verwunderlich ist nur, dass diesem Arzt unbekannt war, was ich als Außenstehender bei einer Nachfrage von einem Apotheker erfahren konnte. Mir wurde nämlich ohne Probleme eine Zusammenstellung über die Wirkungsweise und die Nebenwirkungen zur Verfügung gestellt, die ich persönlich in Händen habe und die von der Firma NOVARTIS stammt.

Darin ist nämlich dem interessierten Arzt oder Apotheker einiges Wissenswertes zusammengefasst.

So ist z.B. unter der Rubrik HINWEISE zu lesen:

Das Arzneimittel ist nicht in allen Fällen einer hyperkinetischen Verhaltensstörung indiziert und seine Anwendung sollte nur auf der Grundlage einer vollständigen Anamnese und Exploration des Kindes in Betracht gezogen werden.

Natürlich wird Ihnen nun mancher Arzt erzählen, dass gerade in dem von ihnen präsentierten Fall dennoch die Verordnung von RITALIN® angezeigt ist.

Ohne die Kompetenz des Arzt anzweifeln zu wollen, sollten Sie dann überlegen, ob dieser Arzt im Rahmen seiner Anamnese (= Krankengeschichte) und seiner Diagnose die nachfolgenden Krankheitsbilder abgeklärt hat:

- Endogene Depressionen
- Angsterkrankungen
- Magersucht
- Gilles-de-la-tourette-Syndrom
- Erkrankungen mit schizophrener Symptomatik
- Mittelschwerer und schwerer Bluthochdruck
- Arterielle Verschlusskrankheit
- Schilddrüsenüberfunktion
- Erhöhter Augeninnendruck u.a.

Dies sind nämlich die Krankheitsbilder, bei denen RITALIN® nach Herstellerangaben nicht gegeben werden darf. Man spricht von einer Kontraindikation.

Auch bei Kindern unter sechs Jahren soll Methylphenidat nicht gegeben werden.

Als Warnhinweis kann man nachlesen, dass das Reaktionsvermögen, insbesondere bei zusätzlichem Alkoholgenuss – was bei Kindern und Jugendlichen im Normalfall nicht gegeben sein dürfte – beeinträchtigt wird.
Zusätzlich heißt es „Vorsicht psychische Abhängigkeit".

In einem Arbeitspapier, das in Apotheken im Umlauf ist, kann man über die stoffgruppenspezifische Pharmakologie nachlesen, welche Kriterien ausgetestet sind und welche Informationen für den Arzt und Apotheker wichtig sind, wenn er das Mittel verordnet oder abgibt.

Folgende Punkte sind in dieser wichtigen Informationsschrift abgehandelt:

HINWEISE/VORSICHTSMASSNAHMEN BEI ANWENDUNG

GELEGENTLICHE UNERWÜNSCHTE WIRKUNGEN

SELTENE UNERWÜNSCHTE WIRKUNGEN

UNERWÜNSCHTE WIRKUNGEN OHNE ANGABE DER HÄUFIGKEIT

REBOUND-EFFEKT

ERGÄNZUNGEN ZUM REAKTIONSVERMÖGEN

ERGÄNZUNGEN ZUM ABHÄNGIGKEITSRISIKO

SYMPTOME BEI ÜBERDOSIERUNG

Alle diese Informationen stehen einem Arzt oder Apotheker zur Verfügung und ich frage mich deshalb, welche Gründe es haben kann, wenn ein ausgebildeter, seit Jahren praktizierender Arzt behauptet, ein Medikament wie RITALIN® ist gut erforscht, nahezu ohne Nebenwirkungen und gut beherrschbar.

Sollten da unter Umständen finanzielle Interessen die dominante Rolle bei der Behandlung spielen?
Könnte es sein, dass der eine oder andere Mediziner auf der Gehaltsliste eines Pharmaunternehmens steht und z.B. in der Beipackzettelkommission *sein medizinisches Wissen* mit einbringt, wie mir dies ein Befürworter der RITALIN®-Therapie zu verstehen gab?

Die praktischen Erfahrungen eines Mediziners sind sicherlich für ein Pharmaunternehmen äußerst wichtig und die vielen Wochenend-Fortbildungen für Ärzte – teilweise von der Pharmaindustrie finanziert – sind grundsätzlich ein Forum, bei dem der Erfahrungsaustausch der

Mediziner untereinander ganz zum Nutzen der Patienten getrieben wird. Ich weiß dies aus eigener Erfahrung, da ich selbst an einigen dieser Veranstaltungen teilnehmen konnte.

Doch schwierig wird es dann auf der rein therapeutischen Ebene zu bleiben und zu versuchen, das Wohl des Patienten auch mit milderen Mitteln wieder herzustellen, **wenn** monatlich ein Scheck eines Pharmakonzerns eingehen würde, der z.B. ein Präparat wie RITALIN® oder MEDIKINET® herstellt.
Bei Beamten würde in so einem Fall der Tatbestand der *Bestechlichkeit* geprüft. Sicherlich ist dies nur eine Hypothese ohne jeglichen Realitätsbezug – oder nicht?

Doch was ich besonders zum Ausdruck bringen möchte, ist meine Überlegung, dass Ärzte - die direkt oder indirekt für einen Pharmakonzern tätig sind - als Multiplikatoren bei allen möglichen therapeutischen Fortbildungsveranstaltungen ein zu einseitig gefärbtes Bild in Richtung einer Behandlung mit RITALIN® zeichnen und dadurch viele Kollegen vom Versuch abhalten, alternative Therapien durchzuführen. Dies könnte zur Folge haben, dass - wie bereits beschrieben - in einer nicht zu tolerierenden Anzahl von Fällen voreilig METHYLPHENIDAT-haltige Präparate verordnet werden.

Dabei bin ich aber noch nicht auf die individuelle Verträglichkeit von Medikamenten von den Menschen ganz allgemein eingegangen.
Jeder Mensch reagiert sehr unterschiedlich auf eine Medizin.

Diese Tatsache versucht derzeit Prof. Dr. Joachim BAUER von der Universität Freiburg zu beweisen, nachdem jährlich tausende von Menschen sterben.

Auch bei RITALIN® und MEDIKINET® sind entsprechende Fälle bekannt. So berichtete ARTE bereits am 27.09.2000 vom Tod eines 14-jährigen Buben. Ein behandelnder Arzt ging an die Presse.

***

Unter dem Titel **„Tödliche Risiken durch Arzneimittel"** veröffentlichte Prof. Dr. Joachim Bauer in RAUM&ZEIT (Heft 124 Juli/August 2003) einen Artikel über die individuelle Medikamenten-Verträglichkeit, die in vielen Fällen von der Schulmedizin ignoriert wird.

In dieser sehr informativen Abhandlung wird u.a. der Fall eines Buben, der seit seinem 5. Lebensjahr RITALIN® erhielt, geschildert.

*Der Junge hatte auf das Medikament sogenannte **Tics** entwickelt, die auch im Beipackzettel als mögliche Nebenwirkung von RITALIN® beschrieben sind. Diese **Tics** (= unwillkürliche Zuckungen) wurden zusätzlich mit dem Medikament CLONIDIN behandelt.*
Im 6. Lebensjahr fiel der Bub weiterhin auf und man verordnete ihm daraufhin das Antidepressivum FLUOXETIN, das in den USA unter dem Handelsnamen PROZAC® und in Deutschland unter dem Namen FLUCTIN® im Handel ist.
Kurz darauf klagte der Junge über Übelkeit und Durchfall und die Medikamente wurden vorübergehend abgesetzt.
Kurze Zeit später wurde die Behandlung jedoch fortgeführt – allerdings mit niedriger Dosis.
Im 8. Lebensjahr wurde die Dosis gesteigert.
Zehn Monate lang klagte der Knabe über schwere Magen-Darm-Beschwerden und war zeitweise verwirrt.
Mit schweren Krampfanfällen und Herzstillstand lieferte man ihn schließlich ins Krankenhaus ein.
Jede Hilfe kam zu spät.

Dieser Fall war kein Einzelfall. Der Junge hatte eine stark verminderte Medikamenten-Verträglichkeit. Niemand hatte diesen Punkt berücksichtigt – niemand verfolgte konsequent die Abklärung der Ursachen für die Probleme des Jungen – niemand half ihm mit seinen Schmerzen.

Prof. Dr. Joachim Bauer schreibt, dass die Fähigkeit eines Patienten, ob er ein Medikament verträgt oder nicht, zum großen Teil davon abhängt, wie groß seine Entgiftungsfähigkeit ist. Bei über 30 Prozent der Bevölkerung ist diese Fähigkeit zu stark oder zu schwach ausgeprägt und die Schulmedizin beachtet diesen Punkt nahezu nicht.
Dabei sind bei vielen Menschen die körpereigenen Entgiftungs-Enzyme (Fachbezeichnung P450-Enzyme) vermindert tätig.

Mit dem Problem beschäftigt sich auch die Fachliteratur. Im DEUTSCHEN ÄRZTEBLATT wird die Hauptursache der enorm großen Zahl von Medikamenten-Nebenwirkungen darauf zurückgeführt, dass der derzeitige Medizinbetrieb die individuelle Medikamenten-Verträglichkeit nicht berücksichtigt.

Und wie steht es nun mit Ihnen selbst – oder dem Kind, dem RITALIN® verordnet werden soll? Haben Sie abgeklärt, wie die Verträglichkeit Ihres Kindes auf RITALIN® oder MEDIKINET® einzustufen ist?

***

Als Schlussfolgerung bleibt zusammenfassend anzumerken, dass im Falle einer längeren Einnahme von RITALIN® oder anderen Amphetaminen der erste Bereich der aus kriminologischer Sicht in einen Drogenmissbrauch oder eine -abhängigkeit führen kann, nämlich die Droge METHYLPHENIDAT selbst, in zahlreichen Kriterien erfüllt ist, und zwar aus folgenden Gründen:

* ***Die Art der Applikation ist einfach und mit keinerlei großen Schwierigkeiten verbunden. Mit etwas Überredungskunst wird das Kind das Präparat einnehmen.***

* ***Das Präparat liegt immer in Griffnähe und Eltern und Pädagogen achten auf die Einnahme. Die Voraussetzungen, das Medikament leicht und ohne bürokratischen Aufwand zu erhalten, sind bestens.***

* ***Eine Gewöhnung des Konsumenten ist bei längerer Einnahme von Amphetaminen seit Jahren bekannt und die***

* ***individuelle Reaktion bei den meisten hyperkinetischen Kindern nicht ausgetestet, so dass auch eine Suchtneigung nicht beurteilt werden kann.***

2. Persönlichkeit

Wenn Sie heute jemanden fragen, wie er den Begriff Persönlichkeit definiert oder was er persönlich darunter versteht, werden sie feststellen, dass kaum jemand diesen Begriff erklären kann. Jeder verwendet dieses Wort immer wieder, aber es ist auch sehr schwierig, die Persönlichkeit eines Menschen zu definieren.

Da wir bei unserer Frage aber eine brauchbare Erklärung benötigen, um abzuklären, welche Rolle die Persönlichkeit in Bezug auf die Förderung oder Entwicklung eines Suchtverhaltens nach der länger andauernden Einnahme von METHYLPHENIDAT spielt, habe ich in einem psychologischen Standardwerk – nämlich in ZIMBARDO's Buch Psychologie – nachgelesen.

Nach ZIMBARDO bezieht sich die **Persönlichkeit** auf die einzigartigen psychologischen Merkmale eines Individum, die eine Vielzahl von charakteristischen konsistenten Verhaltensmustern in verschiedenen Situationen und zu verschiedenen Zeitpunkten beeinflussen.

Das klingt alles sehr theoretisch. Doch stellen Sie sich vor, dass, um bei unserem Problem der Hyperaktivität und der Langzeittherapie mit METHYLPHENIDAT zu bleiben, ein Kind bei Stress den Rückzug bevorzugt, während das andere aggressiv wird. Stellen Sie sich weiter vor, dass das eine Kind, das mit Stress reagiert, alle Spielsachen an die Wand wirft, während sich das andere die Haare rauft und ein drittes sich mit verzerrtem Gesicht und Schaum vor dem Mund in eine Ecke zurückzieht. Jedes Kind reagiert seiner Persönlichkeit entsprechend unterschiedlich.
Jedes dieser Kinder entwickelt aufgrund seiner persönlichen Fähigkeiten und erlernten Verhaltensmuster eigene Strategien, um zum Beispiel mit Stress umzugehen.

Dabei spielen natürlich auch andere Faktoren eine Rolle. Kinder, die gelernt haben bei Problemen mit ihrem Verhalten eine Pille einzunehmen, werden, wenn diese Pillen vorhanden oder leicht zu bekommen sind, meist dann nach einer regulierenden Pille greifen, wenn das Problem auftaucht und es tatsächlich oder in der Vorstellung des Kindes gelöst werden muss. Andere Strategien werden als unbrauchbar, anstrengend oder überholt angesehen.

Hier spielt dann die Droge selbst, die Griffnähe und die Persönlichkeit des Kindes eine Rolle. Ist die verwendete Droge dazu geeignet in eine psychische Abhängigkeit zu führen, wie dies bei RITALIN® und MEDIKINET® der Fall sein kann, ist die Gefahr eines Missbrauchs oder eine Abhängigkeit akuter. Wenn eine labile Persönlichkeit, evtl. aufgrund einer hohen Erwartungshaltung der Eltern – die das Kind natürlich spürt –, mit der Griffnähe des Medikamentes, also der leichten Verfügbarkeit und der unproblematischen Art der Einnahme, ineinander greifen, wird dem Kind vermittelt, dass die Lösung seines persönlichen Problems durch die Einnahme einer Pille gelöst werden kann.

Die einzelnen Faktoren sind kaum zu trennen. Natürlich formen, bilden und entwickeln auch genetische Voraussetzungen, die familiäre Situation, die aktuelle Stresssituation und die sexuelle Entwicklung die Persönlichkeit. Es ist ein Wechselspiel der einzelnen Faktoren. Letztendlich spielt auch der Zeitfaktor eine Rolle.

In den von mir persönlich miterlebten Fällen, die nicht repräsentativ sind - haben die Kinder oft über Jahre - ohne Unterbrechung - RITALIN® erhalten. In den Beipackzetteln waren bis vor kurzem entsprechende Einnahmepausen empfohlen worden. In einer polizeilichen Informationsschrift war im Jahr 2002 sogar zu lesen, dass RITALIN® nur 30 Tage lang verabreicht werden darf. Das ist nicht ganz richtig, jedoch sind Grenzen bei der Menge der Verordnung festgelegt, an die man sich halten sollte, wenn man sich schon für eine Therapie mit Medikamenten entschieden hat.

Die tägliche Situation bei der Behandlung von ADS- und ADHS-Kindern stellt sich jedoch anders dar. Das Medikament wird von vielen Medizinern ohne Hemmungen verordnet und die Kinder schlucken, schlucken, schlucken - meist in dem Bewusstsein, dass der Arzt wissen muss, was gut und heilsam ist. Einige davon wollten dann im Alter von ca. 13 bis 14 Jahren das Medikament aus den verschiedensten Gründen nicht mehr einnehmen und es kam zu familiären Problemen wegen dieser Ablehnung. Die Persönlichkeit der Jugendlichen hatte sich entwickelt, sie machten sich selbstständig Gedanken über ihr weiteres Leben oder sie wollten sich im Rahmen des Erwachsenwerden gegen eingeführte Rituale, wie die tägliche Einnahme von Medikamenten wehren, um zu zeigen, dass sie selbst eine eigene Meinung entwikkelt haben und ihr Leben, ihre Probleme alleine meistern wollen.

Die Jugendlichen fühlten sich „fremdgesteuert", litten unter Appetitlosigkeit, hatten oft keine Lebenslust mehr, waren deprimiert und fielen ganz schnell in ihre alten Verhaltensmuster zurück. Dies wird natürlich von den RITALIN®-Befürwortern bestritten und es liegt klar auf der Hand, dass das Verhalten der betroffenen Kinder sehr individuell betrachtet werden muss und auch die Reaktion auf verabreichte Medikamente unterschiedlich ist. Doch in einer, aus meiner Sicht nicht mehr zu tolerierenden Anzahl von Fällen, waren die im Beipackzettel beschriebenen Nebenwirkungen feststellbar und die Kinder reagierten negativ auf METHYLPHENIDAT. Von Tics, Schlafstörungen, Appetitlosigkeit, depressiven Phasen und Aggressivität berichteten viele.

Die Folge war häufig, dass sich diese Kinder nach Absetzen des ungeliebten Medikamentes einen neuen Lebenskreis suchten, in dem sie anerkannt waren und dieser neue Lebens- oder Freundeskreis bot den Suchenden in einigen Fällen die Möglichkeit, andere Drogen zu probieren. Oft suchten die Jugendlichen auch andere Mittel zur Ruhigstellung, weil sie ohne METHYLPHENIDAT die entschiedlichsten Probleme, ähnlich denen eines Amphetaminsüchtigen zu bewältigen hatten. Oft fehlte ihnen die Kraft, eine Leidenszeit ohne Medikamente zu überstehen.
Hier ist die Persönlichkeit des Betroffenen auch wieder entscheidend – ob er stabil ist und sich gegen den Reiz, Probleme durch die Einnahme von Drogen oder Medikamenten zu lösen oder andere Möglichkeiten der Problemlösung zu suchen und die Geduld aufzubringen sie zu finden, wehren kann.

Dabei war dann durch mich selbst feststellbar, dass mancher Jugendliche z.B. mit dem Haschischrauchen begann und erzählte, dass er sich nach dem Konsum dieser Droge „scheinbar" besser fühlte. Der Jugendliche hatte eine neue „Brücke" gefunden, die ihn über den Fluss seiner Probleme gehen ließ. Eine trügerische Alternative.
Die kommenden Probleme, beispielsweise durch drohende Strafanzeigen, nahm der Jugendliche zwar zunächst in Kauf, aber es zeigte sich in den von mir recherchierten Fällen, dass diese neuen Schwierigkeiten kaum geeignet waren, den Jugendlichen von „den" Drogen und Medikamenten wegzubringen, sondern eher die Voraussetzung dafür waren, dass er neue, oft lebensgefährliche, aber zum Teil straffreie Wege suchte, um sich durch die Einnahme von „irgendwelchen" Stoffen wieder in eine lebenswertere Welt zu tragen.
Dabei wurden mir, wie bereits im Fall „TOM" beschrieben, Fälle der Einnahme von „Geschirrspüler-Tabletten", Versuche mit Engelstrompeten-Aufgüssen oder Versuche mit Fliegenpilzen bekannt, die im Regelfall auf der Intensivstation des örtlichen Krankenhauses endeten.

Für meine Begriffe müssen wir hier mit entsprechender Vorsicht von einem immensen Suchtpotential ausgehen und die Forschung forcieren, um nicht letztendlich in einem Chaos zu enden.

Die Jugendlichen besitzen im Regelfall noch nicht die erforderliche ausgeprägte Persönlichkeit, ihre Situation richtig einzuschätzen und entsprechend zu handeln.

Im gleichen Atemzug muss jedoch überlegt werden, ob ADS- und ADHS-Kinder überhaupt in der Lage sind, ihre Persönlichkeit so auszuprägen, dass sie in der Lage sind, die täglichen Probleme zu regeln. Helfen ihnen Betäubungsmittel bei der Entwicklung einer eigenen Persönlichkeit? Ich denke nicht. Denn Drogen und Medikamente durchdringen die als Schutzschild aufgebaute BLUT-HIRN-Schranke und manipulieren das Verhalten, die Stimmung und das Denken des Konsumenten durch eine massive Beeinflussung der Übermittlungsvorgänge an den Synapsen.

Für Laien sei erklärt, dass, absolut vereinfacht ausgedrückt, die Weiterleitung bzw. der Austausch von Informationen des Gehirns über den Synaptischen Spalt erfolgen. Kommt es an dieser Stelle des Gehirns zu Störungen, weil zu viele oder zu wenige Botenstoffe zur Informationsübermittlung vorhanden sind, merkt man dies z.B. an Verhaltensveränderungen.

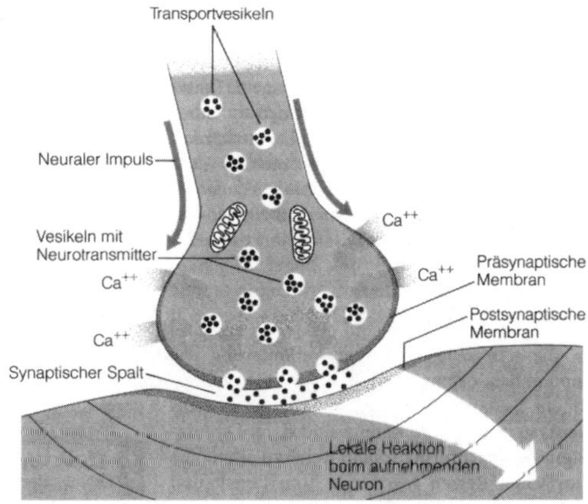

Eine weitere Frage ist aus meiner Sicht ebenfalls sehr entscheidend, nämlich, wie verhält es sich mit dem Suchtverhalten von Patienten, die aufgrund einer voreiligen Diagnose als ADS-Patienten „abgestempelt" sind, deren Verhaltensauffälligkeiten aber ganz andere Ursachen haben? Kann sich hier überhaupt die Persönlichkeit entwickeln, die nötig ist, um sich gegen die Gefahren eines Medikamentenmissbrauchs oder eine Abhängigkeit wehren zu können?

Ich denke an Menschen, deren Verhaltensstörung durch eine Schwermetallvergiftung, durch Lebensmittelallergien usw. hervorgerufen wurde.
Sie glauben nicht, dass Fehldiagnosen häufig gestellt werden? Ist in diesen Fällen das Suchtrisiko nicht höher?

Nun, ich denke, dass hier die gewonnenen Erfahrungen aus der Praxis niedergelassener Ärzte, die erfolgreich mit alternativen Therapien arbeiten, aus Vorträgen und die Informationen, die wir in diesem Zusammenhang erhielten, für sich sprechen.

METHYLPHENIDAT - Sucht oder Heilmittel?

Es ist keine Seltenheit, dass mir Eltern mitgeteilt haben, dass ihre Kinder nach dem Ausfüllen eines 18 Fragen umfassenden Briefbogens als hyperaktiv eingestuft und mit RITALIN® behandelt wurden. Die Anamnese dauerte oft keine 15 Minuten oder wurde mit dem Hinweis abgeschlossen, dass die Lehrerin das Kind doch wohl gut kennt und schon beurteilen kann, ob es sich hyperaktiv verhält oder nur sehr lebhaft ist.
Untersuchungen, die nach Schwermetallbelastungen, belastenden Nahrungsmitteln, Impfschäden oder sonstigen Ursachen der Verhaltensauffälligkeit „fahndeten", wurden in vielen Fällen nicht durchgeführt.
Kennen Sie einen Arzt, der die Fähigkeit hat eine hyperkinetische Verhaltensstörung in wenigen Minuten und ohne psychologische Untersuchung festzustellen?

Dazu ist zu sagen, dass „echte" Fälle von ADS/ADHD verschwindend klein sind. Laut Prof. Dr. Friedrich, Vorstand der „Universitätsklinik für Neuropsychiatrie des Kindes- und Jugendalters" in Wien sind von ca. 2000 vorgebrachten Fällen nicht einmal 20 Kinder (als nur 1 %!) auf ADS/ADHD zu behandeln! Diese Diagnose wird aber nicht in 15 Min. gemacht, sondern nach eingehender und stationärer Beobachtung.
Novartis kann einfach nicht behaupten, dass alternative Methoden nicht zielführend sind, wenn in 1980 von 2000 Fällen die Diagnose gar nicht stimmt. In solchen Fällen Ritalin zu geben ist ein Verbrechen am wachsenden Gehirn des Kindes. Kaffee, Alkohol und Zigaretten sollen, wegen der stimulierenden Wirkung, werdende Mütter und Kinder nicht nehmen, aber kokainähnliche Substanzen sollen erlaubt und hilfreich sein?

Ausschnitt aus einem Leserbreif von Hans Ludwig, A-7100 Neusiedl in der Zeitschrift RAUM&ZEIT Nr. 114 / 2003.

Der Fragebogen, der häufig von Ärzten verwendet wird, zeichnet sich durch Fragen aus, deren entsprechende Beantwortung aus einem Großteil der Bevölkerung ADS-Patienten in den unterschiedlichsten Mustern machen würde.

Die Abklärung dieser Fragen ist wichtig, darf aber meiner Meinung nach nicht der einzige Maßstab sein, der angelegt wird, um eine hyperkinetische Störung zu diagnostizieren.

Ein hoher Prozentsatz an Fehldiagnosen ist sehr wahrscheinlich und die Aussagen verschiedener namhafter Wissenschaftler zu diesem Thema deuten ebenfalls daraufhin. Auf die Persönlichkeit des Betroffenen wurde kaum eingegangen.

Doch wenn diese Kinder und Jugendlichen Amphetamine verordnet bekommen, obwohl sie nicht hyperaktiv sind, wäre das Suchtproblem noch akuter, da diese Kinder ohne therapeutische Notwendigkeit regelmäßig betäubungsmittelhaltige Medikamente einnehmen würden.

Die Dopaminmangeltheorie kippt momentan - Fachleute wie Dr. KREMER oder Prof. HÜTHER haben mit ihren Forschungen neue Denkmodelle entwickelt, die für die Zukunft hoffen lassen.
Deshalb ist die Abklärung der Frage so wichtig, wie ADS entsteht und wie sich die neurologischen Abläufe bei den festgestellten Verhaltensauffälligkeiten darstellen. Hier greifen die Fragen nach Drogenabhängigkeit und Entstehung von Verhaltensstörungen ineinander. Stellt sich nämlich heraus, dass Amphetamine bei ADS-Kindern nicht paradox wirken, und die Dopaminmangeltheorie falsch ist, hätten wir über Jahre hinweg viele tausende Kinder - therapeutisch verantwortungslos - mit Betäubungsmitteln bombardiert und den Weg für eine Generation von Süchtigen geebnet.

Aber viele Mediziner bezeichnen RITALIN® als unbedenklich oder als die einzige Lösung mit dem Problem der Verhaltensauffälligkeiten umzugehen. Viele Eltern wollen sogar, dass ihr problematisches Kind medikamentös ruhiggestellt wird.
Die Therapie ist einfach und führt scheinbar schnell zu einem spürbaren Erfolg - an evtuelle Langzeitschäden wird oft genug nicht gedacht. Desinteresse, Unwissenheit und der Drang nach Wohlstand, der oft nur durch extrem lange Arbeitszeiten erreichbar scheint, stehen im Vordergrund. Bei der Realisierung der Wunsch-Lebensziele steht ein hyperaktives Kind häufig im Wege. Das Angebot des Arztes, ein *gut verträgliches, gut ausgeforschtes Medikament mit toller Wirkung* zu erhalten, das die Krankenkasse zahlt und das alle Probleme scheinbar beseitigt, ist deshalb sehr willkommen.

Entschuldigung - sicher gehen die meisten Eltern verantwortungsvoll und besorgt mit dem Problem *hyperaktives Kind* um, doch Sie können mir glauben, dass die von mir zynisch beschriebenen *Wohlstandseltern* leider nicht so selten anzutreffen sind. Manche Eltern glauben fast alles - auch die Unbedenklichkeit METHYLPHENIDAT-haltiger Medizin.

Ich kann es mir deshalb nicht verkneifen, in diesem Zusammenhang noch einmal die CONTERGAN-Problematik der 50er und 60er Jahre anzuschneiden.

Doch letztlich hat der Patient selbst die Verantwortung für das, was er aus Ärzte- oder Apothekerhand erhält und einnimmt. Die Schuld des Therapeuten ist juristisch schwer fassbar. Kunstfehler, die den Arzt in die Haftung nehmen könnten, sind erstens schwer beweisbar und die Einschätzung, ob ein Kunstfehler vorliegt oder nicht, orientiert sich an der, zur Behandlungszeit vorherrschenden „schulmedizinischen" Lehrmeinung. Die Meinung alternativer Therapeuten wird meistens nur belächelt, aber nicht akzeptiert.
Die Verantwortung für die Behandlung geht deshalb, entsprechend unserem Bürgerlichen Gesetzbuch (BGB), nur dann auf den behandelnden Arzt über, wenn er z.B. aufgrund einer schweren, lebensgefährlichen Verletzung des Patienten und einer vorliegenden Bewusstlosigkeit keine Zeit hat, die Entscheidung des Verletzten oder seiner Verwandten einzuholen.
Er fällt dann unter den Begriff der *„Geschäftsführung ohne Auftrag"* und ist in einem stärkeren Maß für sein Handeln oder Unterlassen am Verletzten oder besser Bewusstlosen verantwortlich zu machen.
Sie haben vielleicht schon einmal davon gehört, dass das Klinikpersonal vor einer Operation das schriftliche Einverständnis des Patienten benötigt oder, sofern dieser nicht in der Lage ist, seiner nächsten Angehörigen. Warum wohl?

Weil der Patient – juristisch gesehen – für sich selbst verantwortlich ist und der Arzt der fachkundige Berater sein muss, der dem Patienten durch sein Fachwissen das Für und Wider einer Behandlung oder eines Medikamentes erläutern muss, um dessen Entscheidung zu ermöglichen.
Rechtlich gesehen ist der mündige Patient gefragt. Er ist *persönlich* verantwortlich. Dass hier natürlich speziell im Fall von ADS-Kindern vom behandelnden Arzt ein sehr breites Spektrum von medizinischem bzw. therapeutischem Wissen, das auch alternative Möglichkeiten zu RITALIN® einschließt, erforderlich ist, liegt auf der Hand. Auch das Vertrauensverhältnis zwischen Arzt und Patient hängt meiner Meinung nach von einer umfassenden Aufklärung des Arztes durch den Patienten oder seiner Eltern und der Information des Arztes über das Für und Wider einer RITALIN®-Behandlung ab.

Deshalb darf es aus meiner Sicht nicht sein, dass Ärzte, wie dies sogar in Fernsehbeiträgen geschehen ist, Eltern mit Strafanzeigen drohen und Vorwürfe machen, wenn sie ihr Kind nicht mit RITALIN® behandeln lassen.

Verängstigung der Patienten und ihrer Eltern ist ein schlechter Ratgeber und fördert mit Sicherheit nicht das Vertrauensverhältnis des Patienten zum Arzt.

Vielmehr sollte vom Arzt der Hinweis kommen, dass

- rechtliche Probleme (je nach Alter des Patienten) auftreten können und vor allem
- noch nicht klar feststeht, wie ADS entstanden sein könnte,
- das RITALIN® oder MEDIKINET® ein Betäubungsmittel ist und die
- Sucht- bzw. Missbrauchsproblematik zumindest im Raum steht.

Und hier mangelt es – momentan – noch überall.

3. Soziales Milieu

Bei der Betrachtung der kriminologischen Aspekte einer möglichen Entstehung von Drogenmissbrauch und -abhängigkeit spielen die Kriterien

- ***Familiäre Situation***
- ***Beruf / Ausbildung***
- ***Wirtschaftslage***
- ***Sozialstatus***
- ***Gesetzgebung***
- ***Religion***
- ***Einstellung zu Drogen***
- ***Werbe- und Modeeinflüsse***
- ***Konsumsitten***

eine zentrale Rolle, wobei hier im Hinblick auf eine Beurteilung der hyperkinetischen Kinder, die METHYLPHENIDAT einnehmen, eine wesentlich differenziertere Betrachtung erforderlich ist, als dies bei illegalen Drogen nötig wäre. In Bezug auf das Verhalten sind viele Parallelen erkennbar.

Gedanken zur familiären Situation

Kinder mit hyperkinetischen Verhaltenmustern sind in allen Bevölkerungsschichten festzustellen. Genaue statistische Untersuchungen sind

hinsichtlich der Sozialstruktur der betroffenen Familien nicht vorhanden, aber eine – sicherlich nicht repräsentative – Feststellung meinerseits lässt vermuten, dass alle Gruppen betroffen sind.
Buben sind allerdings häufiger betroffen als Mädchen.

Doch in welcher Form kann sich ein langjähriger Konsum von METHYLPHENIDAT im Bereich des sozialen Milieus auf das Drogenverhalten des betroffenen Jugendlichen auswirken? Oder besser muss die Frage lauten, begünstigt das soziale Milieu, in dem sich das hyperkinetische Kind bewegt, die Entscheidung für eine Therapie mit Betäubungsmitteln, die unter Umständen in eine Sucht führen können oder den Missbrauch begünstigen?

Hier kann sich der berufliche Werdegang, die Ausbildung der Eltern und der Sozialstatus entscheidend auf den psychischen Druck dem betroffenen „Patienten" gegenüber auswirken. Die Erwartungshaltung der Eltern, Großeltern und Lehrer des Betroffenen können eine Rolle spielen oder auch die finanzielle Situation innerhalb der Familie. Stellen Sie sich nur vor, das Kind zeigt eine massive Verhaltensstörung, die die ganze Familie belastet. Für eine alternative Therapie ist kein Geld vorhanden, da die gesetzlichen Krankenkassen viele dieser Therapien kostentechnisch nicht übernehmen und somit der „Patient" selbst oder dessen Eltern für die Behandlungskosten aufkommen müssen.
Liegt es da nicht auf der Hand, dass sich viele Betroffene für eine METHYLPHENIDAT-Therapie entscheiden, weil die von den gesetzlichen Kassen bezahlt wird?

Ganz nebenbei sei angemerkt, dass ein Arzt für die Betreuung eines hyperkinetischen Kindes nahezu so viel verdient, wie durch die Behandlung eines Krebspatienten; und diese Tatsache ist nicht so unbedeutend, wenn man die Budgetierung der Arztkosten und die dadurch oft sinkenden Einnahmen der Arztpraxen bedenkt.

Mehrfach sind mir Fälle bekannt geworden, in denen Eltern – beide Akademiker – große Hoffnungen in die Ausbildung ihres Kindes gesetzt haben und dann feststellen mussten, dass die anvisierten Ziele aufgrund der Verhaltensauffälligkeit des Kindes scheinbar nicht zu realisieren sind. Welche Schande für karriereorientierte Eltern, die heute sehr häufig anzutreffen sind. Was werden die Großeltern des Kindes sagen, was die Nachbarn und Freunde, wenn das Kind nicht den Übertritt ins Gymnasium schaffen kann, weil es bereits in der Grundschule permanent auffällt, unkonzentriert ist, schlechte Noten schreibt?

Das Angebot, mit der Einnahme eines Medikaments, das höchste aller Ziele (nach derzeitiger Feststellung die Erreichung des Abiturs) doch wieder als Streif am Horizont zu sehen, lässt die oft vorhandenen Bedenken gegen die Einnahme von Betäubungsmittel verschwinden, zu mal der (Fachmann) *Arzt* das Medikament – in vielen Fällen als die angeblich einzig mögliche Lösung – verschrieben hat. Man ist freigesprochen, denn immer noch nehmen viele Eltern an, dass durch die ärztliche Verordnung eines Medikamentes die Verantwortlichkeit auf den verschreibenden Arzt übergeht.

Doch weit gefehlt! Der Arzt ist *nur* ein Fachmann, dessen Rat der Patient oder dessen Eltern einholen. Die Verantwortung bleibt, von ärztlichen Kunstfehlern abgesehen, bei den Eltern. Sollte die Therapie nämlich fehlschlagen, müssen sie ihr Kind weiterbetreuen und sich mit seinen Problemen auseinander setzen. Der Arzt kann auch dann nur beraten.

Nun steht ein verhaltensauffälliges Kind häufig selbst unter einem enormen psychischen Druck und möchte auch so sein wie die anderen Kinder, weniger Probleme haben und/oder sich trotz des eigenen, auffälligen Verhaltens geliebt und anerkannt fühlen. Es spürt auch, dass die Eltern unter Stress stehen, und möchte etwas zur Entspannung der Situation tun, vor allem wenn es schon etwas älter ist. Die Eltern möchten oft mehr Verständnis für das Verhalten des Kindes aufbringen, sind aber durch die berufliche und familiäre Struktur oft nicht in der Lage dazu, gehen aber dennoch immer wieder an ihre psychischen und physischen Grenzen. Sie möchten meist alles tun, um ihrem Kind zu helfen.

Dies ist aber in vielen Fällen von den Eltern und den Kindern nicht zu leisten. Zu groß sind meist die Alltagsbelastungen, zu groß der eigene Erwartungsdruck und die Angst ein Kind großzuziehen, das „versagt". Die Hoffnung schwindet, wenn die höchsten Schulabschlüsse, bestbezahlten Jobs, oder vom Status her gesehen, höchsten Berufsausbildungen nicht absolvieret werden können. Emotionen, Vernunft, Erwartungen usw. konkurrieren miteinander und fordern eine Lösung. Unserem Zeitgeist entsprechend muss sie schnell und effektiv erzielt werden.

Da das Kind merkt, dass die Eltern überfordert sind, ist es aufgrund einer *Urliebe* zu den Eltern allzu oft gern bereit, jede Medizin einzunehmen, die ihm die Chance gibt, geliebt und anerkannt zu sein. Hier lasse ich mich auch bei meinen Vorträgen auf keinerlei Diskussion ein, da ich sowohl durch meinen Beruf als Kriminalbeamter als auch durch die Feststellungen in einer Arztpraxis immer wieder erfahren habe, dass ich hier richtig liege.

Die Kinder, die nach den Erfahrungen von Frau Dr. Römer (Wala Hauschka) oft aufgrund einer „überintellektualisierten" Erziehung schon zu satt für weitere Bildung und deshalb desinteressiert und revolutionär vielen Bildungsbestrebungen der Erwachsenenwelt gegenüber eingestellt sind, werden durch die Einnahme von RITALIN® angelernt, ihre Wünsche durch die Einnahme von Amphetaminen oder deren Derivate zu lösen.

Ein gefährlicher Weg, denn oft genug konnte ich bisher feststellen, dass diese Kinder ab einem gewissen Alter – meinen Feststellungen zufolge meist mit Beginn der Pubertät – nicht mehr gewillt waren RITALIN® einzunehmen. Oft genug wurde mir erzählt, dass sich die Kinder fremdgesteuert fühlten.

Und genau hier ist aus meiner Sicht der entscheidende Verknüpfungspunkt zur Sucht, denn oft genug stellen Eltern und Kinder dann fest, dass nach Absetzen des Medikaments eine Entzugsproblematik auftritt, die zwar von vielen Ärzten verleugnet wird – der Ärzteinformation zu RITALIN® jedoch unter der Rubrik *gelegentliche unerwünschte Wirkungen* zu entnehmen ist.

Das Beispiel TOM:

Der Bub war 17 Jahre als ich ihn wieder einmal zu Gesicht bekam. Er war bereits mehrfach durch „kleinere" Straftaten wie Sachbeschädigungen und Beleidigungen aufgefallen und musste wegen seiner Verhaltensauffälligkeiten mehrfach die Schulen wechseln.
Die langjährige RITALIN®-Einnahme lehnte er ab, weil er sich „fremdgesteuert" und „wie ein Zombie" fühlte.
Zunächst hatte das Präparat, mit neun Jahren erstmals gegeben, positive Wirkungen gezeigt. Der Knabe war in der Schule umgänglich, konnte sich konzentrieren und alle waren zufrieden.

Doch nach Auskunft der Mutter verschlimmerte sich der Zustand des Jungen bereits nach ca. vier Wochen und sein Verhalten in der Schule wurde unerträglich.
Angriffe gegen die Mutter folgten – ein Fernseher flog aus dem zweiten Stock durch das geschlossene Fenster auf die Straße. Die alleinerziehende Mutter hatte jegliche Macht verloren – wusste nicht mehr wie es weitergehen soll.
Nach Absetzen des Medikamentes fühlte sich Tom nicht besser. Er erzählte mir, dass er den Eindruck gehabt hatte unbedingt etwas einnehmen zu müssen, was ihn beruhigt.
Er schluckte die Geschirrspüler-Taps seiner Mutter und landete auf der Intensivstation des örtlichen Krankenhauses. Er kochte Stechapfel-Fruchtstände aus, trank den Sud – landete erneut im Krankenhaus. Fliegenpilz-Aufgüsse und ähnliche Experimente folgten, ehe er durch einen Freund an Haschisch kam.

Diese illegale Droge verschaffte ihm die entsprechende Ruhe – sagte er. Doch bereits nach mehreren Wochen wurde er erstmals wegen Verstoßes gegen das Betäubungsmittelgesetz zum Kriminalfall. Hinzu kam, dass er sich ab diesem Zeitpunkt zu einem phlegmatischen, desinteressierten Menschen entwickelte, der keinerlei Antrieb mehr hatte, die Schule abzuschließen oder eine Berufsausbildung zu beginnen.

Interessant ist in diesem Fall, dass dem Buben Haschisch, eine Droge mit beruhigender Wirkung, nach subjektiver Einschätzung, mehr Linderung brachte als das METHYLPHENIDAT, das aufgrund seiner angeblich paradoxen Wirkung bei hyperaktiven Kindern eine beruhigende Wirkung erzielen soll.

Ich gebe zu, ich bin kein Mediziner oder Pharmakologe – aber ich bin ein Mensch, der gelernt hat, empirische, also auf Erfahrung beruhende Feststellungen zu verarbeiten und daraus Schlüsse zu ziehen, und deshalb kann ich nur empfehlen, auf eine Therapie mit Betäubungsmitteln zu verzichten, solange es möglich ist, und auf Alternativen zurückzugreifen.

Im Falle der Behauptung, RITALIN® wirke aufgrund eines Dopaminmangels im Hirn paradox, muss ich an die zuständigen Wissenschaftler appellieren, dieser Frage mit aller Macht nachzugehen, da mittlerweile genügend Ergebnisse von namhaften Wissenschaftlern vorliegen, die die Richtigkeit der Dopaminmangel-Theorie anzweifeln lassen.

Prof. Hüther geht davon aus, dass sich bei Kindern unter dem Einfluss von METYLPHENIDAT weniger Dopamin produzierende Zellen verzweigen.

Ein andere Warte des sozialen Milieus auf das Konsumverhalten von Drogen möchte ich anhand dreier weiterer Beispiele schildern.

Die Mutter einer 15-jährigen, als ADS-Kind abgestempelten Tochter, bringt ihr Kind nach einer wahren Schulodyssee in einem Internat unter.Die verordneten RITALIN®-Pillen werden nach Absprache mit der Schule beim Schulpersonal hinterlegt und das Mädchen erhält täglich die erforderliche Portion Pillen.
Was die Mutter aufgrund ihrer eigenen Recherchen feststellen muss, ist die Tatsache, dass auch ihre Tochter mit Beginn der Pubertät strikt ablehnt RITALIN® einzunehmen.
Das Mädchen hatte auch schnell erkannt, dass andere Mitschüler von der angeblich tollen Wirkung der RITALIN®-Pillen gehört hatten und richtig „heiß" drauf waren, legal an Amphetamine zu kommen.
Das Mädchen verkaufte die Pillen.

Auch anhand dieses Beispieles lässt sich gut darstellen, wie sich das *soziale Milieu* - hier die Besonderheiten eines Alltags in einem Internat -, die *familiäre oder schulische Situation*, die Ausbildung, der *soziale Status* und die *Einstellung zu Drogen* selbst, auf die Frage nach den Voraussetzungen für die Entstehung eines Drogenmissbrauchs oder einer Drogensucht auswirken können.
Entsprechende Hinweise auf den Handel mit RITALIN® auf deutschen Schulhöfen gab es bereits im Jahr 2000 und 2001 im ARZNEITELEGRAMM, das regelmäßig deutschen Ärzten und Apothekern zugestellt wird.

Auch in Polizeikreisen wurden bereits 2002 Erkenntnisse amerikanischer Drogenfahnder publiziert, die über den Missbrauch von METHYLPHENIDAT an amerikanischen Schulen berichteten.
In Deutschland war das Problem zur damaligen Zeit noch unbekannt, und entsprechende Fälle, wie in den USA, waren polizeilich so gut wie nicht registriert.

Doch das hat sich geändert. Mittlerweile sind mir zuverlässige Informationen vorgelegt worden, die über Handelsfälle mit zerstampftem RITALIN®, das als Amphetamin mit gutem Gewinn am Schulhof verkauft worden ist, Auskunft gaben. Ebenso von Anzeigeerstattungen gegen Ärzte, die Patienten, im Wartezimmer sitzend, ohne Untersuchung als hyperkinetisch eingestuft und auf METHYLPHENIDAT eingestellt hatten und Ermittlungsverfahren gegen Herstellerfirmen von Medikamenten für hyperkinetische Kinder.

Polizei und Justiz wird langsam bewusst, welche strafrechtlichen Problemfelder sich durch die Langzeittherapie mit Medikamenten, die auch dem Betäubungsmittelgesetz unterliegen, herausbilden.

Doch nicht nur im rein medizinischen Bereich liegen Gefahren, die in einen Drogenmissbrauch führen können.

Bei einem Gespräch mit Fernfahrern bekam ich mit, dass man gerne damit prahlt, dass man die „beste Kondition“ hat und Fahrten im Fernverkehr locker ohne die erforderlichen Lenkpausen überstehen kann. Bei Nachfragen zeigte sich dann, dass einige der Fernfahrer leichten Zugang zu RITALIN® hatten und aufgrund einer laschen Verordnungspraktik immer wieder ohne Probleme an die Pillen gelangen konnten, die sie dann als Aufputschmittel bei ihren Fahrten eingenommen haben. Teilweise erhielt ich auch die Auskunft, dass RITALIN® zerkleinert und dann geschnupft ein „phantastisches“ Aphrodisiakum darstellt.

Der aufmerksame Leser stellt bei diesem Beispiel fest, dass die Griffnähe des RITALIN®, die beruflichen Anforderungen an die Fernfahrer, ihr sozialer Status innerhalb ihrer Berufssparte usw. ganz entscheidend dazu beitragen können, in eine Drogenproblematik zu fallen.

Ein ähnliches Beispiel betrifft ein junges Unternehmerpaar. Hier war der Mann und das Kind als hyperkinetisch diagnostiziert und beide erhielten RITALIN®.

Aufgrund der Erzählungen von Bekannten, RITALIN® würde stark aphrodisierent wirken, ließ man sich von den verschiedensten Ärzten das gewünschte Präparat verordnen und verwendete es bei den wöchentlichen privaten „Swinger Parties“, um auch die Dame des Hauses in einen erotisierten Gemütszustand zu versetzen.

Als sich ein gewisser Gewöhnungsprozess einstellte und das RITALIN® nicht mehr die gewünschte Wirkung erzielte, stieg man auf illegales Amphetamin, das man aus Holland einschmuggelte, um.

Sicherlich werden nun einige meiner Kritiker damit argumentieren, dass man immer wieder Einzelfälle aufzählen kann, in denen die Verordnung eines Medikamentes negative Auswirkungen zeigte, aber entscheidend ist, dass RITALIN® in vielen Fällen „geholfen" hat.

Das bezweifle ich. Denn ich höre von immer mehr Fällen, die trotz Medikamente keinerlei Linderung gebracht haben. Teilweise hat sich der Zustand der Betroffenen sogar verschlimmert.

Das entscheidende Kriterium für mich im Rahmen dieses Buches über die möglichen Problemfelder einer Langzeit-Behandlung mit Methylphenitat aufzuklären, liegt aber nicht in einem Angriff auf die Pharmaindustrie. Ich möchte nur auf die realistisch bestehenden Möglichkeiten hinweisen, die objektiv gesehen gegeben sind.

Die USA werden hierzulande immer wieder als Musterbeispiel angeführt. Deshalb nun die Schilderung eines 17-jährigen Austauschschülers, der in den USA die Praktik im Umgang mit RITALIN® erfahren hat.

Ich war im Jahr 2003 für einige Monate als Austauschschüler in einem amerikanischen Internat in der Nähe von New York.
Sport wurde dort fast als das wichtigste Fach behandelt und entsprechend war auch der Ernährungsplan und die Lebensführung.
Was mich auch beeindruckt hat, war die Tatsache, dass man Kopfwehmittel, Husten- und Erkältungsmedizin nur erhalten hat, wenn man in die am Campus eingerichtete Krankenstation gegangen ist und dort eine Untersuchung über sich ergehen hat lassen.

Umso erstaunter war ich, als ich feststellen musste, dass viele Schüler gezwungen wurden RITALIN® einzunehmen.
Hat ein Schüler das Medikament verweigert, gab es saftige Strafen.

Trotzdem gelang es immer wieder verschiedenen Schülern ihre Pillen nicht einzunehmen und sie zu „bunkern", um sie zu gegebener Zeit einem Mitschüler zu verkaufen.

Die amerikanischen Schüler an diesem Internat waren überhaupt total wild auf diese RITALIN®-Pillen und andere Drogen.

In einer Nacht hat dann ein 12-Jähriger Kokain an Mitschüler verkauft.

Da das Internat in den zurückliegenden Jahren massive Probleme mit dem Drogenkonsum der Schüler hatte, sind strikte Verhaltensmaßregeln ausgegeben worden. Jeder Schüler weiß, dass er, wenn er mit Drogen erwischt wird, sofort aus dieser Eliteschule entlassen wird.

Das hinderte aber acht Mitschüler des 12-Jährigen nicht daran, Kokain für 40 Dollar das Gramm zu kaufen und als Ersatz für RITALIN® in den Schränken zu bunkern. Die Sache war jedoch von Lehrern beobachtet worden und alle beteiligten Schüler mussten sofort die Heimreise antreten.

Nebenbei möchte ich nur erwähnen, dass ein Jahr in diesem Internat den Eltern ca. 40.000 Dollar kostet und die Schüler das sehr gut wissen. Es hat aber niemanden davon abgehalten, dennoch mit den Drogen zu experimentieren, weil einfach jeder Drogen nimmt und von der Schule her die Einnahme von RITALIN®, von dem jeder weiß, dass es sich um ein Amphetaminderivat handelt, so behandelt wird, wie wenn man täglich einen Vitamindrink einnimmt oder eine Cola trinkt.

Im übrigen waren auch meine deutschen Klassenkameraden im Gymnasium immer ganz wild darauf – legal – an Amphetamine zu gelangen. Es wurde oft versucht einen Arzt zu finden, der unter Vorspiegelung falscher Tatsachen RITALIN® verordnet. Dies gelang aber nur sehr selten. Deshalb wurde dann am Schulhof gelegentlich von den Jugendlichen RITALIN® an Mitschüler verkauft, die es völlig unkompliziert verschrieben bekommen hatten.

Dieses Beispiel zeigt deutlich, wie sich die Griffnähe eines Medikaments mit Betäubungsmitteln, die Persönlichkeit und das soziale Milieu, in dem sich die Schüler dieses Internats bewegen, auf das Verhalten und die Bereitschaft auswirken, freiwillig „nur zum Spaß" oder aus therapeutischer Notwendigkeit heraus, Drogen einzunehmen.
Ich kann es nicht beweisen, aber aufgrund meiner beruflichen Erfahrung mit Drogen gehe ich davon aus, dass das real existierende Drogenproblem an diesem Internat – im übrigen auch an vielen deutschen Internaten – seinen Ursprung in der Tatsache hat, dass große Menge METHYLPHENIDAT-haltiger Pillen an Schüler verordnet werden und deshalb auch bei den Schülern, die keine Medikamente einnehmen müssen, der Eindruck entsteht, dass diese Präparate nicht gefährlich sind und nur von manchen „uncoolen" Erwachsenen verboten werden, weil die eben „uncool" sind, um im Jargon zu schreiben.

Dieses Beispiel steht auch im Widerspruch zu den nachfolgenden Ausführungen des Dr. Oehler, die Sie im Internat nachlesen können. Dass er mit seiner Aussage dem Inhalt der Ärzteinformation der Herstellerfirmen widerspricht, möchte ich nur deshalb noch einmal wiederholen, weil man aus meiner Sicht häufig mehrfach darauf hinweisen muss, bis betroffene Eltern begreifen, welche Medizin sie ihrem Kind geben.

Bei einem Vortrag des Katholischen Landesbildungsweresk in Regen/ Bayern brüllte eine aufgebrachte Mutter auf die Bühne, dass sie gar nicht verstehe, was die ganze Aufregung mit METHYLPHENIDAT-haltigen Pillen soll, weil es doch genügend andere Mittel gibt. Sie führte weiter aus, dass ihr hyperaktiver Sohn Amphetaminsaft bekommt und sie deshalb auf METHYLPHENIDAT verzichten kann. Leider war das nicht der Beitrag einer einfältigen Mutter.
Oft genug habe ich bei Vorträgen solche und ähnliche Einwände gehört, die verdeutlichen, dass die Eltern oft nicht wissen, was bei der Behandlung ihres Kindes abläuft.

RITALIN® verursacht auf keinen Fall ein Suchtverhalten - berichten viele RITALIN®-Befürworter. An Beweisen fehlt es oder besser - unter der Internet Adresse www.dr-oehler.de kann man zur Frage „Macht RITALIN® süchtig?" nachlesen:

Die Frage kann mit einem klaren nein beantwortet werden. Es gibt weltweit keinen dokumentierten Fall, der nach ärztlichen Kriterien mit RITALIN® behandelt wurde und dann davon abhängig wurde. Generell ist dem Krankheitsbild der Konzentrations- und Aufmerksamkeitsstörung jedoch eine erhöhte Suchtgefährdung zu eigen. Neuere Ergebnisse sprechen dafür, dass unter einer fachärztlichen Behandlung unter Einsatz mit RITALIN® das Suchtpotential deutliche vermindert wird. *(Auszug aus www.dr-oehler.de)*

Diese Aussage halte ich für gefährlich und falsch, was sich durch meine persönlichen Beobachtungen und den Beobachtungen von Frau Dr. Vogl und vieler anderer Mediziner belegen lässt.

Was die Wissenschaftlichkeit der Aussagen anbelangt, möchte ich aber zu bedenken geben, dass die wissenschaftlichen Ergüsse nicht immer der Weisheit letzter Schluss sind. Vor Beginn jeder wissenschaftlichen Studie werden nämlich Kriterien festgelegt, mit deren Hilfe man die Aussagekraft einer Studie belegen will. Diese Kriterien legen Menschen fest, die sehr kompetent, unter Umständen aber betriebsblind sind und bereits in dieser Phase der Studie die Voraussetzungen für Fehlerquellen schaffen, die sich oft erst nach Abschluss der Studie zeigen.

Als Beispiele seien nur die Medikamente CONTERGAN und HEROIN genannt, die zunächst als heilbringende Medizin auf den Markt kamen und dann ihre verheerende Wirkung zeigten. Auch diese Medikamente hatten die verschiedensten Prüfungen überstanden und die Aussagen der damaligen Wissenschaftler priesen gute Medikamente an.

Noch heute sind Klagen schwerbeschädigter CONTERGAN-Opfer bei den Gerichten anhängig. Ob die Geschädigten jemals wenigstens eine angemessene finanzielle Entschädigung erhalten, bezweifle ich.
Oder nehmen wir die vielen Heroinsüchtigen, die von einer Therapie zur anderen taumeln, immer mit der Hoffnung, es endlich zu schaffen und von der Droge loszukommen.

Doch wer übernimmt die Verantwortung für solche folgenschwere Fehler wissenschaftlicher Arbeit? Im Regelfall der, der die Medizin eingenommen hat. Der Arzt ist hier raus, außer ihm sind ärztliche Kunstfehler zu beweisen.

Die Pharmaindustrie sichert sich ab und informiert den Patienten über Risiken und Nebenwirkungen, wie bei RITALIN®, MEDIKINET® und allen anderen Präparaten. Liest der Benutzer den Beipackzettel nicht, hat er unter Umständen große gesundheitliche Schäden zu erwarten.

Weiterhin spricht gegen diese Aussage „eine Abhängigkeit von METHYLPHENIDAT ist bei ordnungsgemäßer Anwendung auszuschließen" die Tatsache, dass METHYLPHENIDAT auch in den USA als anregendes Mittel der Kategorie II (entspringt einer formellen Einteilung von Suchtstoffen in den USA und wird vom US-Justizministerium herausgegeben) eingestuft ist und somit der Überwachung der amerikanischen Strafverfolgungsbehörden unterliegt, zu mal es pharmakologische Effekte erzielt, die denen von Kokain und Amphetamin ähnlich sind.

Hinzu kommt, dass auch von Seiten der deutschen Justiz und der Schulbehörden Maßnahmen gegen den unkritischen Umgang mit RITALIN® herausgegeben worden sind, was sicherlich nicht aufgrund der Ungefährlichkeit des Präparates erfolgt ist.
In Veröffentlichungen des US-Justizministeriums wird auf die drastische Zunahme von Missbräuchen hingewiesen. Wohl kaum, weil der Stoff in den Medikamenten und dem entsprechend liberalen Vertrieb dieser Stoffe so locker und unbedenklich zu sehen ist.

NOVARTIS gesteht im Beipackzettel ein, dass das Wirkungsprinzip noch nicht klar erforscht ist. Deshalb ist eine rein medizinisch orientierte Betrachtung des Problems der Behandlung hyperkinetischer Kinder gefährlich.
Solange ein Gesundheitssystem mit Alkohol- und Nikotinsucht, Sekten, Drogensucht und Arbeitslosigkeit an den finanziellen Abgrund getrieben ist, kann man sich nicht noch weitere Suchtprobleme, z.B. durch Medikamente für Hyperkinetiker, aufhalsen. Dabei möchte ich keinerlei Aussagen über die eigentlichen Ursachen der Entstehung der Suchtprobleme treffen, da ich der Meinung bin, dass die in unserem materiell ausgerichteten und sozialen Zwängen unterworfenen Gesellschaftssystem liegen. Und die im System begründeten Probleme im Rahmen dieses Buches abzuhandeln, ist generell nicht möglich und ein Versuch würde den Rahmen dieser Abhandlungen sprengen.

Es gibt im kriminologischen Bereich, der die soziologischen, psychologischen und technischen Bereiche des Problems mit zu behandeln versucht, genug Hinweise darauf, dass die ohnehin mehr zur Sucht neigenden HYPERKINETIKER dann ein reales Suchtproblem zu bekämpfen haben, wenn einige der geschilderten Kriterien zusammentreffen.

Wenn es keine therapeutischen Alternativen gäbe, wäre es zu diskutieren, ob man bei einer Schaden-Nutzenanalyse nicht doch auf RITALIN® und die ähnlichen Präparate zurückgreifen sollte.
Doch es gibt zahlreiche alternative, therapeutische Ansätze, die zum Erfolg führen. Man muss sie nur anwenden!

Bei der Betrachtung des beschriebenen kriminologischen Beurteilungsschemas, und hier insbesondere einer individuellen Bearbeitung der Punkte *Droge, Persönlichkeit* und *soziales Milieu* sollte jeder Leser für sich und die Betroffenen die persönliche Situation gegenüberstellen.

In vielen Fällen müsste sich dann ein „nein" gegen die Langzeitbehandlung mit METHYLPHENIDAT ergeben.

Was die Wissenschaftlichkeit und Zuverlässigkeit von ärztlichen Aussagen anbelangt, muss ich sagen, dass uns die medizinischen Erfahrungen und Forschungen der letzten hundert Jahre viel an Lebensqualität gebracht haben. Dies ist unbestritten. Auf Fehlerquellen der Wissenschaftlichkeit bin ich schon kurz eingegangen.
Aber ich denke, dass wir bei der Behandlung der Probleme unserer Hyperkinetiker noch mehr forschen müssen. Speziell die Therapeuten sollten erkennen, dass sich hier eine Verhaltensstörung präsentiert, die zwar nicht neu ist, wohl aber immer häufiger festgestellt wird und deshalb die Frage nach den Ursachen entscheidend ist.

Doch statt weiter nachzufragen und bis zur Klärung der unbeantworteten Fragen Alternativen anzuwenden und die ganze Kraft einzusetzen, um die Entstehung dieses Phänomens auszuforschen, werden „Glaubenskriege" geführt, die Medizin in ihrer Absolutheit in den Mittelpunkt der Betrachtung gestellt und von vielen Mediziners ein Unfehlbarkeitsanspruch erhoben.

Selbst vor Drohungen mit Sorgerechtsentzug, Anzeigen wegen Körperverletzungen u.ä. schrecken einige Mediziner nicht zurück, um eine METHYLPHENIDAT-Therapie durchzusetzen. Sogar das Fernsehen hat seinem Millionenpublikum bereits derartige Drohungen von Ärzten in die heimischen Wohnzimmer gesendet.

Dabei liegen speziell bei der Abarbeitung der Medikamenten-Abhängigkeitsproblematik viele Fakten auf der Hand, die im Verdacht stehen, Missbrauch und Sucht zu begünstigen, wenn der „Patient" über einen längeren Zeitraum mit diesem Medikament therapiert wird. Langzeiterfahrungen liegen, entgegen den Behauptungen von RITALIN®-Befürwortern, noch nicht in verbindlicher und aussagekräftiger Form vor. Dennoch werden Millionen von Kindern „benutzt", um diese Langzeiterfahrungen zu gewinnen. Doch was passiert, wenn die Kritiker Recht behalten und wir eine Generation von Schwerbeschädigten oder Süchtigen, Arbeitsunfähigen und Kranken produzieren?

Können wir uns das leisten? Wollen wir weiter zuschauen bis uns die Erfahrungen das erschütternde Bild Medikamenten-Geschädigter, ähnlich wie bei CONTERGAN vor Jahrzehnten, präsentieren?

4. Strafbarkeit

Wenn Sie nun alle die Gedanken gelesen haben, die ich mir unter zugrunde legen der kriminologischen Graphik von H. D. Schwind gemacht habe, stellen Sie sich sicher zusätzlich die Frage ob und in welcher Form im Bereich des Medikamentenmissbrauchs bzw. der Medikamentensucht eine Strafbarkeit gegeben sein könnte.

Um diese Frage zu klären, muss man sich zunächst fragen, welche Personen überhaupt Verantwortung bei der Feststellung einer Verhaltensstörung, der Verordnung von Medikamenten, der Gabe von verordneter Medizin und der Einnahme der Pillen eine strafrechtliche Rolle spielen können.

Ein **Kind**, also ein Mensch **unter 14 Jahren**, ist strafrechtlich nicht zur Verantwortung zu ziehen. Man spricht juristisch von einem *Strafunmündigen.*

Zivilrechtlich, also beispielsweise bei Schadensersatzforderungen sieht die Sache anders aus.
Hier kommt das Kind selbst, ersatzweise die Eltern als Schadensersatzpflichtige in Betracht. Sie können die Rechtslage sicherlich an Ihrer Privat-Haftpflichtversicherung sehen, die für fahrlässig verursachte Schäden Ihres Kindes aufkommt.
Wurde der Schaden *vorsätzlich*, also mit Wissen und Wollen verursacht oder *grob fahrlässig,* ist ein Rechtstreit mit dem Geschädigten oft nicht zu vermeiden.

Denken Sie an das Kapitel *RITALIN® & Straßenverkehr,* in dem ich bereits kurz auf diese Problematik eingegangen bin.

Verursacht ein Kind einen schweren Unfall und wird als Unfallverursacher unter dem Einfluss betäubungsmittelhaltiger Medikamente ermittelt, steht tatbestandsmäßig eine Straftat nach den §§ 316, 315 c Strafgesetzbuch im Raum.

Bei strafbarem Verhalten ist die private Haftpflichtversicherung im Regelfall nicht verpflichtet, Schadensersatz zu leisten. Hier kann es bei einer ungünstigen Situation zur Prüfung durch die Staatsanwaltschaft kommen, inwieweit die Garantenpflicht der Eltern, unter Umständen auch des verordnenden Arztes erfüllt ist.

Zu diesem Punkt kann man an dieser Stelle keine verbindliche Aussage treffen, da die Rechtsprechung in den zurückliegenden Jahren kaum mit der Problematik Hyperaktivität befasst war, abgesehen von Straftaten gegen das Betäubungsmittelgesetz. Hier muss die Rechtsprechung der nächsten Jahre abgewartet werden, bis gültige Aussagen über das Verhalten der Justiz getroffen werden können.

Jugendliche, also Personen zwischen dem 15. und 18. Lebensjahr sind strafrechtlich verantwortlich. Im Fall einer Verfehlung kommen jedoch Jugendgesetze zur Verwendung, die eine mildere Bestrafung ermöglichen.

Dennoch ist es für straffällige Jugendliche in der heutigen Zeit ungleich schwieriger, einen Ausbildungsplatz zu erhalten, einen Führerschein zu machen, vor allem wenn eine Straftat unter dem Einfluss von sogenannten *anderen berauschenden Mitteln,* wie RITALIN®, MEDIKINET® oder Amphetaminsaft bekannt und zur Anzeige gebracht worden ist. Dass Jugendstrafen in den meisten Fällen nicht in das Strafregister aufgenommen werden, kommt bei der Behandlung eines Führerscheinantrages (beispielsweise) nur bedingt zum Tragen, weil bei einer Anzeigeerstattung – zumindest in Bayern – die Kreisverwaltungsbehörden von dem strafbaren Verhalten mittels Anzeigenabdruck informiert werden.

Die Kreisverwaltungsbehörden können dann im Rahmen ihres Ermessensspielraumes bestimmte Tests verlangen, um zu überprüfen, ob der Jugendliche ohne den Einfluss von betäubungsmittelhaltigen Medikamenten lebt und deshalb im verkehrsrechtlichen Sinn geeignet ist, ein Kraftfahrzeug ordnungsgemäß zu führen oder nicht.

Verlangt der zukünftige Lehrherr jedoch ein polizeiliches Führungszeugnis, ist bei einem Jugendlichen im Regelfall kein Eintrag vorhanden.

Erwachsene, die dem Kind METHYLPHENIDAT geben, sind nicht strafbar, sofern dies im Rahmen einer ärztlichen Verordnung geschieht.

Werden die Medikamente jedoch für andere Zwecke verwendet – beispielsweise wie in den letzten Jahren mehrfach festgestellt worden ist, um als Autofahrer auf langen Reisen längere Zeit wach und konzentriert bleiben zu können oder im Swinger Club Freunden Pillen

weiterzugeben, um deren Leistungsfähigkeit zu erhöhen – müssen verschiedene Strafbestimmungen geprüft werden.
Hier kommen Handelfälle nach dem Betäubungsmittelgesetz oder dem Arzneimittelgesetz in Betracht, wobei ich hier nicht auf gesetzliche Konkurrenzen eingehen möchte.

Der verordnete **Arzt** kann nach einer gründlichen Diagnose nur strafrechtlich zur Verantwortung gezogen werden, wenn er gegen seine Garantenpflicht verstoßen hat. Dies kann im Einzelfall dann zu prüfen sein, wenn er seiner Aufklärungspflicht nicht oder nur unzureichend nachkam und deshalb eine Straftat begangen wurde oder ein Schaden entstanden ist und dem Arzt aufgrund seiner Pflichtverletzung eine Mitschuld nachgewiesen werden kann, was sich in der juristischen Praxis als außerordentlich schwierig erweisen wird.

Aus Hamburg wurden mir erste Fälle bekannt, in denen die Staatsanwaltschaft ermittelt hat.

Nachdem ich nun fast sieben Jahre damit beschäftigt war, Daten über ADS-Kinder und deren Behandlung zu sammeln, Informationen auszuwerten und dem Verdacht nachzugehen, dass die Behandlung mit RITALIN® zu kriminellem Verhalten führen könnte, erhielt ich im Juli 2003 von einem freien Mitarbeiter eines bekannten Fernsehsenders die Nachricht, dass bei der Staatsanwaltschaft Hamburg zwei Verfahren anhängig seien, die wegen Verdachts der Körperverletzung gegen einen bekannten Kinderarzt geführt werden.
(Aktenzeichen Staatsanwaltschaft Hamburg, 7200 Js 114/03 und 7200 Js 118/03)

Einzelheiten konnten von dem Medienvertreter zunächst leider nicht in Erfahrung gebracht werden.

Deshalb entschloss ich mich, mit den Anzeigeerstattern, die mir natürlich ebenfalls namentlich genannt worden waren, Kontakt aufzunehmen und ich erfuhr die zwei nachfolgenden Beispiele, die zeigen können, wie leichtfertig mit der Gesundheit unserer Kinder umgegangen wird.

Hierzu möchte ich zwei Beispiele schildern.

Fall 1

Frau S. schilderte mir bei einem Telefonat am 21.07.2003, dass sie mit ihrem „unbestritten" hyperaktiven Buben den besagten Arzt aufsuchte, gegen den ein Ermittlungsverfahren anhängig ist und nach wenigen Minuten bereits RITALIN® zur Behandlung des Kindes angeboten bekam.
Sie verweigerte zunächst die Einnahme des Psychopharmaka durch ihren Sohn erfolgreich, erhielt dann nach einem Jahr von dem behandelnden Arzt die Auskunft, dass es keine Alternativen zu RITALIN® gibt und der Junge erhielt im Alter von zehn Jahren morgens eine RITALIN® SR- und mittags eine RITALIN®-Tablette.

Weitergehende Diagnostikmöglichkeiten schöpfte der Arzt nach Auskunft der Mutter nicht aus, versuchte sie aber zur RITALIN®-Behandlung eines weiteren Kindes, eines jüngeren Mädchens zu überreden und mehr noch – als er im Wartezimmer das etwas gelangweilte dritte Kind der Hilfe suchenden Mutter mit den Beinen wackeln sah, gab der „fachkundige" Arzt zu verstehen, dass er dieses Kind doch auch gerne untersuchen möchte, da es wahrscheinlich auch hyperaktiv sei. Er redete kurz mit dem Kind und stellte fest, dass auch dieses Kind hyperaktiv sei und unbedingt RITALIN® einnehmen müsse.

Eine Aufklärung über die möglichen Risiken und Nebenwirkungen der RITALIN®-Behandlung unterließ der Arzt. Der Mutter wurde nach einer Fernsehsendung, die vom Tod eines 14-Jährigen in Amerika (nach der Behandlung mit METHYLPHENIDAT) bewusst, welches Risiko ihr Sohn einging, zumal er nicht einmal genau untersucht worden war, und zeigte den Arzt wegen Körperverletzung an. Den Fernsehbericht hatte er als Medien-Wichtigtuerei abgetan.

Nach Auskunft der Anzeigeerstatter und einer Staatsanwältin wird der Ausgang des Verfahrens erst in zwei bis drei Monaten klar sein, da noch verschiedene Gutachten einzuholen sind.

Fall 2

Ein zweiter Fall, den ich Ihnen schildern möchte, ereignete sich ebenfalls im norddeutschen Raum.

Eine Mutter war bei einem namhaften Mediziner zur Untersuchung ihres hyperaktiven Sohnes un erhielt nach einer relativ kurzen Anamnese RITALIN® verordnet.
Der Arzt übergab der Frau das nötige Betäubungsmittelrezept ohne jeglichen Hinweis.

Nachdem die Frau zu Hause festgestellt hatte, dass sie ihrem Sohn betäubungsmittelhaltige Medikamente geben soll und keinerlei Hinweis auf die Gefährlichkeit und Besonderheiten des verordneten Medikaments gegeben worden sind, zeigte sie den Arzt bei der Staatsanwaltschaft Hamburg an.

Das Verfahren wurde eingestellt.

Im September 2004 erhielt die Frau dann einen Brief der Ärztekammer, in dem ihr mitgeteilt worden ist, dass man sich von Seiten der Ärztekammer der Meinung der Staatsanwaltschaft anschließt und kein pflichtwidriges Verhalten des Arztes erkennen kann.

Ich bin der Meinung, dass dieses Beispiel sehr gut geeignet ist darzustellen, dass der Patient selbst die Verantwortung für die Gabe empfohlender Medikamente übernehmen muss und dem Arzt keinerlei Nachlässigkeiten zu unterstellen sind, wenn er seine Patienten nicht auf die Gefährlichkeit und Eigenschaften verschriebener Arzneien aufmerksam macht.

In diesem Zusammenhang ist es auch interessant, kurz auf einen Fall einzugehen, der in den Medien für Aufregung sorgte.

Ein 15-jähriger junger Mann hatte seine Großeltern ermordet. Er war hyperaktiv.

In der Hauptverhandlung wurde dies auch festgestellt, doch im Rahmen der Urteilsbegründung absolut unberücksichtigt gelassen.

Für mich unbegreiflich, da die Würdigung des subjektiven Tatbestandes einer Straftat und Strafmilderungs- oder Ausschlussgründe sehr wohl vom Gericht berücksichtigt werden sollen - in diesem Fall unterbleib es jedoch, auf die Hyperaktivität einzugehen.

Die Antwort auf diese Frage möchte ich jedem Leser selbst überlassen.

Ich glaube, dass diese Beispiele gut geeignet sind zu dokumentieren, wie oberflächlich Kinder mit Verhaltensstörungen untersucht und unter Betäubungsmittel gesetzt werden.

Derzeit ist nach meiner Beobachtung in den Reihen der Justiz noch nicht die nötige Sensibilität vorhanden, zu erkennen, welchen immensen und strafrechtlich relevanten Schaden oberflächliche Ärzte anrichten können. Die Gerichte und Staatsanwaltschaften trauen sich noch nicht an das Problem Hyperaktivität heran.

Doch immer häufiger wenden sich Eltern an die Polizei, erstatten Anzeigen gegen ihre eigenen Kinder und die behandelnden Ärzte.

Man muss kein Prophet sein, um die These aufzustellen, dass in den nächsten Jahren nicht nur das Anzeigenaufkommen bei der Polizei zunimmt, sondern auch die Gerichte gezwungen sein werden, sich intensiv mit der Thematik zu beschäftigen.

Was das Tun der **Herstellerfirmen** anbelangt, sind mir keine Fälle bekannt, in denen gegen Strafgesetze verstoßen worden ist, abgesehen von einem Fall, in dem offensichtlich eine Zulassung für ein METHYLPHENIDAT-haltiges Medikament nicht oder zu spät vorlag und das Präparat längst in den Apotheken verkauft worden ist.

Fazit:

Nach Abklärung der kriminologisch relevanten Kriterien für die Entstehung oder Begünstigung eines Medikamentenmissbrauchs oder einer Sucht durch METHYLPHENIDAT ist auch, in Anbetracht der Warnungen, vor einer möglichen, psychischen Abhängigkeit äußerste Vorsicht im Umgang mit betäubungsmittelhaltigen Medikamenten für hyperaktive Kinder, aber auch für Träumer angezeigt.

Aufgrund der Feststellung, dass in vielen Fällen des Verdachts einer hyperkinetischen Verhaltensstörung nicht die erforderlichen Untersuchungen durchgeführt werden, die die Möglichkeit eröffnen, eine zweifelsfreie Diagnose zu stellen, kann ich nur darauf hinweisen, dass Sie dafür sorgen, dass vor einer Diagnose und dem Beginn einer Therapie alle möglichen Untersuchungen durchgeführt werden.

Von der Einnahme betäubungsmittelhaltiger Medikamente, test halber, ist in jedem Fall abzuraten, da hier aus meiner Sicht die Möglichkeit des Missbrauchs und einer Medikamentensucht noch höher eingestuft werden muss.

Um dem hyperaktiven Kind nachhaltig zu helfen, sollte eine ausführliche Anamnese durchgeführt werden. Auf die Bereiche, die dabei überprüft werden sollen, werde ich im Kapitel Anamnese & Diagnose detaillierter eingehen.

Todesfälle und Suizid

Diese Frage generell mit ja oder nein zu beantworten wäre zu einfach und sicherlich wäre keinem Leser damit gedient. Außerdem wäre die Antwort in jedem Fall falsch.

Fest steht, dass auch im Beipackzettel zu RITALIN® Depressionen als mögliche Nebenwirkung aufgeführt sind, ebenso auch Aggressivität.

In einer Abhandlung wird in einem psychologischen Standardwerk, nämlich dem Buch *Psychologie (Zimbardo)* darauf hingewiesen, dass Selbstmord von Jugendlichen überwiegend dann zu beobachten ist, wenn bei dem Jugendlichen *Verhaltensstörungen* und *Drogenmissbrauch* zusammentreffen. Inwieweit ein ärztlich überwachtes Therapieprogramm mit METHYLPHENIDAT die Kriterien eines Drogenmissbrauchs erfüllt, der einen Suizid begünstigt, kann ich noch nicht erschöpfend beantworten. Die Wahrscheinlichkeit sehe ich jedoch.

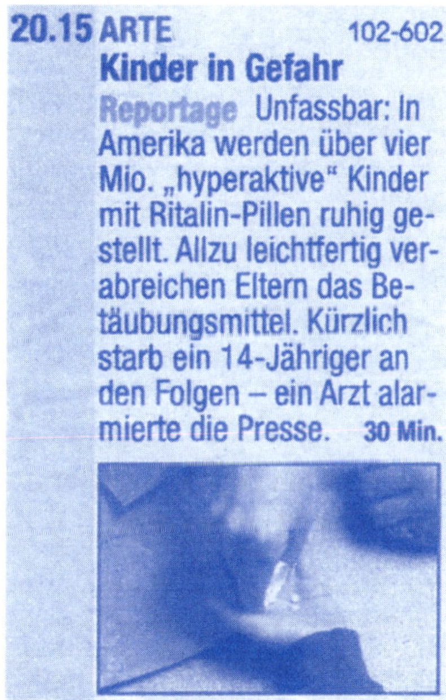
20.15 ARTE 102-602
Kinder in Gefahr
Reportage Unfassbar: In Amerika werden über vier Mio. „hyperaktive" Kinder mit Ritalin-Pillen ruhig gestellt. Allzu leichtfertig verabreichen Eltern das Betäubungsmittel. Kürzlich starb ein 14-Jähriger an den Folgen – ein Arzt alarmierte die Presse. 30 Min.

Fest steht, und dies habe ich auch im Zusammenhang mit der Fertigstellung eines Filmbeitrages für PRO 7 (TAFF 13.05.2002) festgestellt, dass der darin auftretende Jugendliche von schweren depressiven Phasen während der Einnahme von RITALIN® und von der Tatsache gesprochen hat, dass er teilweise nicht mehr leben wollte.
Seine leidvollen Erfahrungen mit seinen Ärzten und dem Medikament fasste er zusammen und berichtete einem Millionenpublikum, dass er für eine umfangreiche Forschung im Zusammenhang mit der Therapie mit RITALIN® plädiert, aber das Medikament nach Abschluss der Forschung und der Veröffentlichung des Ergebnisses sicherlich verboten würde.

Diese Aussage habe ich bei einer nicht zu tolerierenden Anzahl von Jugendlichen hören müssen, die unter METHYLPHENIDAT standen. Viele von ihnen litten unter Depressionen und hegten Selbstmordgedanken.

Ob dies nun tatsächlich aufgrund der Verhaltensstörung zu einer Suizidgefährdung, bedingt durch die Depressionen führen kann oder nicht, ist noch nicht ausreichend erforscht. Psychologische Erfahrung ist allerdings, dass das erwähnte Zusammentreffen von (aggressiven) Verhaltensstörungen und Drogen – ich gehe davon aus, dass auch bei betäubungsmittelhaltigen Medikamenten die gleiche Wirkung eintritt – zu dieser gefährlichen Verbindung führt, die Ursache für Selbstmordgedanken und im schlimmsten Fall auch für einen vollendeten Suizid sein kann.

Erworbene Aggression kann sich auch gegen die eigene Person richten. Nach der Aggressions-Frustrations-Hypothese, die aus der Psychologie bekannt ist, besteht durchaus die Möglichkeit, dass Aggression als Reaktion auf die oft festgestellte Frustration hyperkinetischer Kinder entsteht.

Das hyperaktive Kind ist in vielen Fällen überaus intelligent und weiß seine Situation sehr gut einzuschätzen. Die Funktion des Klassenkaspers in der Schule, ständige Ermahnungen, Lese- und Konzentrationsschwächen, die ständig kritisiert werden, alle diese Feststellungen können beim hyperkinetischen Kind Frustration fördern, die sich im Lauf der Jahre steigern kann.

Zu überdenken wäre aus meiner Sicht, ob nicht die häufig vorhandene Neigung zu Depressionen, die einseitige, oft mangelhafte Ernährung, die gleichzeitig mit der Verhaltensstörung feststellbar ist und die depressive Stimmungslagen fördern kann, in den verschiedenen Fällen auch die eintretende Phase der Pubertät, gemeinsam die Voraussetzungen für selbstmörderisches Verhalten begünstigen können.

Ich habe allerdings während meiner langen Jahre, die ich mit Drogenkonsumenten, und hier vor allem Amphetaminkonsumenten zu tun hatte, immer wieder feststellen müssen, dass speziell die Konsumenten von *Weckaminen* häufig ganz extreme Stimmungsschwankungen zeigten, und zwar auch dann, wenn sie vor der Entscheidung Amphetamin zu nehmen, keine festgestellten hyperkinetischen Verhaltensstörungen zeigten. Von „aufgekratztem" Verhalten bis zu Suizidgedanken konnte ich das ganze Spektrum menschlicher Stimmungslagen kennen lernen, wenn ich an die mir bekannten Amphetaminkonsumenten zurückdenke.

Dabei ist es natürlich so gewesen, dass nicht jeder Amphetaminkonsument, der in eine Depression gefallen ist, von Selbstmordgedanken geplagt wurde. Aber depressive Phasen unterschiedlicher Ausprägung konnte ich bei vielen feststellen.

Doch in den verschiedenen real erlebten Fällen sprachen die Amphetamin-Konsumenten davon, dass sie nicht mehr leben möchten und sie es für die beste Lösung halten, ihrem Leben ein Ende zu bereiten. Die gleichen Äußerungen hörte ich von Jugendlichen, die zeitweise RITALIN® eingenommen und sich dadurch zu Gegnern der Pille entwickelt hatten. Diese Jugendlichen erzählten, dass sie nach Einnahme der Pille die Lebensfreude verloren hatten.

Hier sei mir der Einwand gestattet, dass in vielen Bundesländern Deutschlands der illegale Konsum, Besitz und Handel von bzw. mit Amphetaminen nur eine untergeordnete Rolle bei den Konsumenten und den Statistikern der Polizeien spielt. Dadurch bedingt sind die Erfahrungen dort sehr beschränkt, was die Auswirkungen dieser Drogen nach Dauerkonsum anbelangt.
Im Norden Bayerns ist Amphetamin jedoch seit Jahren eine der am weitest verbreiteten Droge und die Erfahrungen der Konsumenten können natürlich von Drogenfahndern und Therapeuten mit einer hohen Aussagekraft weitergegeben werden.
Deshalb ist es mir auch möglich zu sagen, dass der Langzeitkonsum von Amphetaminen mit Sicherheit größte gesundheitliche Probleme mit schweren Depressionen, Wahnvorstellungen und Suizidgedanken fördern kann.

Die gleichen Verhaltensmuster, die ich von Konsumenten illegaler Drogen erlebte, zeigten sich immer wieder beim Kontakt mit ADS-Kindern, die längere Zeit RITALIN® eingenommen hatten. Massen von leeren Bonbon-Papierchen, Verpackungen von Schoko-Riegeln oder Berge von Gummibärchen waren immer wieder ein Indiz für wiederholten Amphetaminkonsum. Ich gehe davon aus, dass das Verlangen nach Schokolade beispielsweise mit der Notwendigkeit zusammen hängt, den Serotoninspiegel zu regulieren.

Todesfälle und Suizid

Auch mein erster, bewusst erlebter ADHS-Fall, ein damals ca. 19-jähriger Schreinerlehrling, kämpfte nach zehn Jahren permanenter RITALIN®-Einnahme mit schwersten Depressionen und war mehrere Jahre höchst suizidgefährdet. Nur der konsequenten Unterstützung seiner Mutter hatte er es zu verdanken, dass er nach mehrjähriger Therapie, ich würde fast sagen „Entzugstherapie", ohne RITALIN® und Depressionen leben konnte.

Dabei wäre neben einer psychologischen Behandlung vor allem das Ausschleichen der Medikamente wichtig gewesen und der Glaube der Eltern an ihren Sohn, absolut konsequentes Verhalten in Erziehungsfragen und die Chance auf eine Berufsausbildung sowie die Möglichkeit ohne die regelmäßige Einnahme von Betäubungsmitteln einen Führerschein machen zu dürfen.

Leider gibt es auch einen sehr prominenten Selbstmord-Fall, der im Jahr 1994 Schlagzeilen machte.

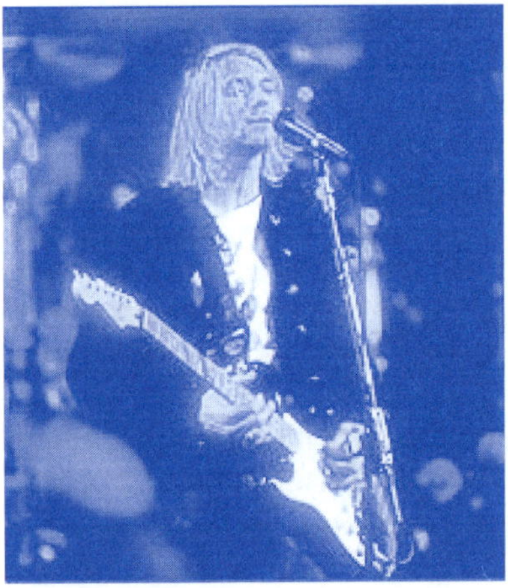

Chrunch-Ikone K. Cobain

Die Crunch-Ikone Kurt Cobain, Idol vieler Jugendlicher, wurde offensichtlich Opfer seiner Depressionen. Als Ursache des oft depressiven Musikers wurde den Medien die bestehende Hyperaktivität und die Einnahme von verschiedensten Psychopharmaka, darunter auch RITALIN®, mitgeteilt. Darüber hinaus soll Cobain auch andere Drogen eingenommen haben.

Sicher ist an jeder Geschichte etwas Wahres. Doch ich möchte diesen Prominenten-Fall nur deshalb aufgreifen, weil er immer wieder durch die Medien geht.

Wo die Wahrheit dieses tragischen Falles liegt, weiß keiner. Ich glaube aber, dass er zur Beantwortung der Frage, ob RITALIN® suizidgefährdend sein kann, nicht herangezogen werden kann. In diesem Punkt wären umfangreiche Untersuchungen nötig.
Im Fall Cobain waren Insidern lange vor seinem Tod die Depressionen bekannt, unter denen er litt. Einzelheiten sind aber leider nicht bekannt.

Doch wie man als Betroffener bis zum Vorliegen exakter wissenschaftlicher Ergebnisse verfahren sollte, wenn es um die Beurteilung dieser Frage geht, muss leider jedem selbst überlassen bleiben.

Ich persönlich vertrete die Ansicht, dass Kinder, die unter einem Aufmerksamkeits-Defizit-Syndrom leiden, grundsätzlich immer wieder massiven Gefühls- und Stimmungsschwankungen ausgesetzt sind. Dies grundsätzlich mit Medikamenten in Verbindung zu bringen wäre fatal und dürfte faktisch nicht den Tatsachen entsprechen.

Doch dass METHYLPHENIDAT scheinbar Depressionen verstärken kann, und dies bis zum Suizid, zeigen viele Beispiele aus der Praxis.

Jugendlichen, die zu Depressionen neigen oder bereits unter depressiven Phasen leiden, noch ein anregendes, oft euphorisch wirkendes Medikament zu geben, erachte ich aus empirischen Gründen für äußerst gefährlich, da speziell beim Absetzen des Präparates die stimmungsregulierende Wirkung nachlassen könnte und durch eine gewisse Entzugsproblematik die Gefahr der Verschlechterung einer depressiven Stimmungslage gefördert werden könnte. Die Gefahr steigt meinen Erfahrungen nach dann, wenn sich der Jugendliche in der Pubertät befindet oder die verordnete Dosis nicht die gewünschte Wirkung zeigt und nach Meinung des behandelnden Arztes eine Dosissteigerung oder die Zugabe von Antiepileptika oder Psychopharmaka verordnet werden soll.

Gerade in der Pubertät, einer Phase in der der Jugendliche oft größte Probleme mit seinem eigenen ICH hat und mit den Hauptantriebskräften des Menschen, nämlich der Aggression und der Sexualität kämpft und immer wieder Schwierigkeiten hat sich richtig zu orientieren, erhält er ein Präparat, das in speziellen Kreisen, wie der Swinger Szene, als Hilfsmittel zur Steigerung des Sexualtriebes Verwendung findet.

Ob allerdings METHYLPHENIDAT in Kombination mit anderen Medikamenten depressive Stimmungslagen noch intensiver steigern kann, wäre in Bezug auf Suizidgedanken hyperkinetischer Jugendlicher ebenfalls zu prüfen. In ca. 20 Prozent der Fälle wirkt METHYLPHENIDAT angeblich nicht und es muss die Dosis gesteigert oder ein anderes Medikament zusätzlich gegeben werden.

Nach Empfehlungen angeblicher Fachleute darf dies aber nicht als Unwirksamkeitsmerkmal des Medikamentes gewertet werden. Mit einer Erhöhung der Dosis und der zusätzlichen Gabe anderer Psychopharmaka wie FLUCTIN oder PROZAC soll die Therapie korrigiert werden. Diese Verfahrensweise scheint aber - wie ich im Kapitel über die Killerkids näher erläutern werde - gefährlich zu sein, da die Jugendlichen sehr unberechenbar werden könnten.

Dies ist aber wiederum nach Meinung einiger US-amerikanischer RITALIN®-Gegner genau der Punkt, der den Verdacht, dass METHYLPHENIDAT auch die Aggressivität erhöhen kann, am effektivsten untermauert.
Denn Aggressivität muss sich nicht, wie in einigen Beispielen beschrieben, gegen andere Personen, Tiere oder Sachen richten. Im Einzelfall kann sie auch gegen die eigene Person gerichtet sein und dabei auch zu Selbstmordhandlungen führen.

Deshalb würde ich bis zur endgültigen Beantwortung der anfangs gestellten Frage, ob RITALIN® suizidgefährdend wirken kann, in jedem Fall alternative therapeutische Maßnahmen einer RITALIN®-Behandlung vorziehen.

Um meine Empfehlung zu unterstreichen, möchte ich Ihnen noch eine Passage aus dem mehrfach angeführten Informationsblatt für Ärzte und Apotheker anfügen, aus der ersichtlich ist, dass sich meine empirischen Aussagen mit den Empfehlungen des Herstellers oder besser des Verfassers der zitierten Ärzteinformationen decken.

Dort kann man nämlich nachlesen, dass als *gelegentliche unerwünschte Wirkungen* einer METHYLPHENIDAT-Behandlung Übererregbarkeit, Aggressivität, Verfolgungswahn und Überempfindlichkeit beschrieben sind.
Unter der Rubrik *unerwünschte Wirkungen ohne Angabe der Häufigkeit* kann es bei chronischem Gebrauch zu depressiven Verstimmungen als Anzeichen eines Entzugssyndroms kommen.
Bei längerer Anwendung wird ein so genannter *Rebound Effekt* beschrieben, der eine Wiederholung des Phänomen darstellt und sich in Heißhunger, gesteigertem Schlafbedürfnis – das ich auch von der illegalen Amphetamin-Szene her kenne – und Kreislaufregulationsstörungen äußert.

Fazit:

Die Frage, ob eine Langzeittherapie mit METHYLPHENIDAT depressive Stimmungslagen verschlechtert und dadurch den Vorsatz zum Suizid steigert, kann nicht wissenschaftlich untermauert mit JA beantwortet werden.

Empirische Werte aus dem Bereich des illegalen Amphetaminkonsums, in dem ähnliche Erscheinungsbilder wie bei einer METHYLPHENIDAT-Behandlung festgestellt werden können, lassen jedoch den Schluss zu, dass es in einer Vielzahl der Fälle tatsächlich zu depressiven Verstimmungen kommt. Über die Selbstmordrate gibt es noch keine aussagekräftigen Statistiken.

Auch in der Frage der Suizidgefahr bleibt abschließend festzuhalten, dass in jedem Fall vor Beginn einer Behandlung mit Betäubungsmitteln alle vorhandenen „alternativen Therapien" konsequent durchgeführt werden sollten, da die Missbrauchs- und Suchtgefahr weitgehend ausgeschlossen werden kann und ebenfalls eine deutliche Verbesserung des Verhaltens zu erreichen ist.

Eine psychologische Betreuung wäre bei hyperkinetischen Verhaltensstörungen, die sich in depressiven Phasen zeigen, zu empfehlen.

Auf die Abhandlung von Todesfällen nach der Einnahme METHYLPHENIDAT-haltiger Medikamente möchte ich in Zusammenhang mit der Medikamenten-Unverträglichkeit eingehen, die ich im Kapitel *METHYLPHENIDAT – Sucht- oder Heilmittel* platziert habe.

Die Killerkids-Problematik

Ich kann mir gut vorstellen, dass sie erschrocken sind, als sie erstmals die Überschrift gelesen haben.
Doch mit dem nachfolgenden Kapitel möchte ich Sie auf den Verdacht hinweisen, dass die Langzeit-Behandlung mit METHYLPHENIDAT, in einer nicht mehr zu tolerierenden Anzahl von Fällen, die Aggressivität behandelter Kinder erhöhen könnte. Die amerikanischen Erfahrungen sprechen für sich, müssen aber noch wissenschaftlich nachvollziehbar überprüft werden.

Die bisher geschehenen Kapitalverbrechen in den USA und auch in Deutschland lassen sich nicht mehr ungeschehen machen.
Aber ich bin der Meinung, dass gerade Menschen, die täglich mit Verbrechen von Menschen konfrontiert sind, die Aufgabe haben – ohne Panikmache – auf mögliche Zusammenhänge hinzuweisen, Tendenzen zu erkennen und nach Möglichkeiten zu suchen, ähnliche Delikte in der Zukunft zu verhindern.
Dabei sehe ich kein Problem, wenn sich nach einer Langzeitstudie herausstellen sollte, dass die Ursachen für die Steigerung der Aggressivität und die Begehung schrecklicher Straftaten nicht in einem Zusammenhang zwischen Hyperaktivität und einer medikamentösen Behandlung lagen.

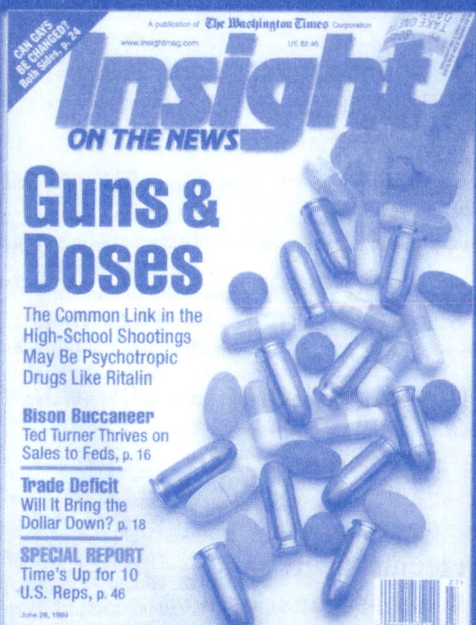

Mit „Patronen und Pillen" könnte man den Titel „Guns & Doses" des Magazins der Zeitung „The Washington Times" übersetzen. Das Magazin der Zeitung widmet ihre Titelstory dem Problem Ritalin und Kriminalität.
In den USA wird noch leichtfertiger Ritalin verschrieben als in Deutschland. Allmählich dämmert es der Öffentlichkeit, welchen Preis sie dafür bezahlen muss, dass skrupellose Pharma-Vertreter Ritalin immer noch als harmlos einstufen, selbstverständlich „wissenschaftlich" bewiesen.

Das Problem ist zu ernst, weshalb man alle Register ziehen sollte, um nach den Ursachen der Auslösung zu „fahnden".

Ein möglicher Zusammenhang zwischen Hyperaktivität, medikamentöser Behandlung und Gewalttaten kann aus Ihrer Sicht niemals gegeben sein?

Und wenn es doch Zusammenhänge gäbe?

Um es gleich zu Beginn dieses Kapitels klar herauszuheben und auch den Kritikern meiner Arbeit in gewisser Weise den Wind aus den Segeln zu nehmen, folgende klare Aussage:

Bewiesen ist nach derzeitigen wissenschaftlichen Kriterien nicht, dass die Gabe von METHYLPHENIDAT-haltigen Medikamenten für ADS- oder ADHS-Kinder die Aggressivität oder die Begehung von Kapitalverbrechen fördert.
Es gibt aber derzeit auch keine wissenschaftliche Arbeit, die zweifelsfrei die Unbedenklichkeit von METHYLPHENIDAT – im Rahmen einer Langzeittherapie – beweist.
Im Gegenteil – aufgrund Aufsehen erregender Kapitalverbrechen ADHS-Jugendlicher in den USA und auch in Deutschland, drängt sich der Verdacht auf, dass METHYLPHENIDAT die Aggressivität und/oder die Begehung von Kapitalverbrechen auslösen oder fördern könnte.
Auch dieser Verdacht ist nicht bewiesen – kann aber nicht widerlegt werden.
Aber regt er nicht zum intensiven Nachdenken an?

Und gerade hier begann eigentlich mein Interesse für die Problematik zu wachsen. Der Auslöser war – wie schon mehrfach angesprochen – die Tatsache, dass ich sowohl bei meiner Arbeit als Kriminalbeamter als auch als „Gesundheitsberater" immer wieder mit Kindern und Eltern Kontakt hatte, die von aggressivem Verhalten der ADHS-Kinder berichteten.

Außerdem wurden bis zum heutigen Tag immer häufiger Eltern hyperaktiver Kinder bei mir vorstellig, die mit dem Abwandern ihrer Kinder und Jugendlichen, mit deren Drogenkonsum oder ihrer Aggressivität ihre Probleme hatten und sich nicht mehr zu helfen wussten. Ab einem bestimmten Alter, meist mit Beginn der Pubertät, reagierten viele Kinder auf die Vorgaben ihrer Eltern aggressiv.

Dies ist nichts Neues, denn bereits seit Jahren ist bekannt, dass verhaltensauffällige Kinder zu Wutausbrüchen, Aggression und Gewalt neigen können.
Doch nicht alle Kinder neigen dazu. In einigen Fällen, die ich persönlich miterleben konnte, wurden die Kinder und Jugendlichen erst nach Einnahme eines Medikaments aggressiv oder gar nach dem Absetzen von RITALIN® nach längerem Konsum. Lag hier unter Umständen eine Entzugsproblematik vor, wie wir sie von Konsumenten illegaler Drogen kennen?

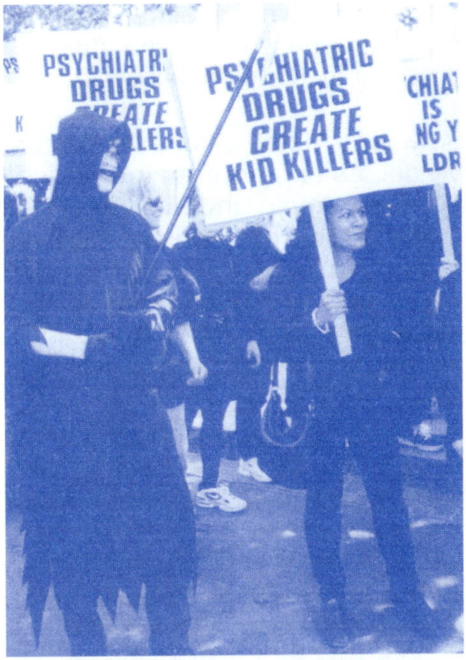

Amerikanische Eltern demonstrieren gegen Psychodrogen. „Psychodrogen schaffen Killer-Kinder" steht auf einem der Transparente. Sechs Millionen (!) Kinder erhalten in den USA Psychopharmaka.

Da auch der Beipackzettel Hinweise auf entsprechende Verhaltensmuster (siehe Auszug im Anhang) enthielt, nahm ich die Mitteilungen ernst und fragte nach.

Dabei stieß ich auf einen Artikel der renommierten US-Zeitung WASHINGTON TIMES, die in ihrer Sonderbeilage INSIGHT im Jahr 1999 bereits von den Aktivitäten amerikanischer Gegner von Psychopharmaka berichtete, die auf die Straße gingen, weil sich bei den Recherchen amerikanischer Strafverfolgungsbehörden Hinweise darauf ergaben, dass die US-Killerkids ihre Taten aufgrund der Gabe von Psychopharmaka begangen haben könnten.

Dass hier natürlich von RITALIN®-Befürwortern gerne die Arbeit der Mitglieder der *Kommission für Verstöße der Psychiatrie gegen Menschenrechte e.V.*, die der Scientology-Sekte sehr nahe stehen, als Argument benutzt wird, um aufrichtigen Kritikern oder Menschen, die nachfragen, Zugehörigkeit zu diesen „Sekten" und „Kirchen" zu unterstellen, um dadurch ihre Arbeit anrüchig zu machen, lässt sich leider nicht vermeiden.
Doch wer sachlich argumentiert und sich tatsächlich von der Arbeit von Sekten distanziert, wird langfristig erreichen, dass immer mehr

Mitmenschen nachdenken und dann eine für sie und ihr Kind individuell angepasste Lösung finden können, um mit einer tatsächlich diagnostizierten Verhaltensstörung zu leben.

Soweit es meine eigene Person betrifft, haben mich die Hinweise und Verdachtsmomente meiner amerikanischen Kollegen im Bereich der Strafverfolgung und auch der Prävention motiviert. Ich möchte durch meine Arbeit mittelfristig erreichen, dass aus kriminologischen Erfahrungen heraus eine Einrichtung, eine Universität oder ein Institut bereit und in der Lage ist, eine Langzeitstudie durchzuführen, um zweifelsfrei festzustellen, ob METHYLPHENIDAT tatsächlich die Begehung von Straftaten durch hyperaktive Kinder fördern kann oder nicht.

Verursacht METHYLPHENIDAT Gewaltbereitschaft?

Ob und unter welchen Umständen die Einnahme von Amphetaminen und ihren Abkömmlingen (= Derivaten) die Gewaltbereitschaft erhöht und die Begehung von Gewalttaten oder Kapitaldelikten fördert, ist nicht ausreichend erforscht.

Nach der Frustrations-Aggressions-Hypothese, die wir aus der Psychologie kennen, entsteht erworbene Aggression als Reaktion auf Frustration.
Frustration entsteht, wenn eine Zielführung unterbrochen oder blockiert wird.

Unabhängig von der Art der Therapie gibt uns die Psychologie eine Definition, die gut zum Gemütszustand vieler Hyperaktiver passt.

Zu Beginn meiner Arbeit war das wichtigste Ziel - neben einer objektiven Aufklärung, ein kriminologisch orientiertes Institut zu finden, das eine Langzeitstudie durchführt, an deren Ende ein aussagekräftiges Ergebnis stehen sollte, das eine befriedigende Antwort auf diese wichtige Frage gibt!

Ich denke, das ist ein legitimer Wunsch, der auch von Politikern und vor allem verantwortungsbewussten „Strafverfolgern", wie Kriminalbeamten, Staatsanwälten und Richtern unterstützt werden sollte. Doch derzeit ist das Bewusstsein in diesen Kreisen noch nicht ausgeprägt genug, um zu erkennen, welche Zeitbombe hier tickt, sofern tatsächlich ein Zusammenhang zwischen bestimmten Verhaltensstörungen, festgestellten Straftaten und der Einnahme von METHYLPHENIDAT besteht; und das ist nach den bisherigen Erfahrungen und Erkenntnissen sehr wahrscheinlich.
Das Unverständnis für die Problematik geht gar so weit, dass Vorgesetzte – wie in meinem Fall geschehen – versuchen, die Aufklärungsarbeit zu verhindern und sich hinter der „Pseudo"-Fachkunde einiger, offensichtlich bei der Pharmaindustrie sehr gerne gesehener Fachleute verstecken.

Ob hier, wie vom Volksmund oft lasch dahingesagt, die Pharmaindustrie direkt dahinter steckt, will ich bestreiten, da die Hinweise auf den Beipackzetteln eigentlich ausreichen müssten, um den Benutzern entsprechender Medikamente die Gefährlichkeit aufzuzeigen. Außerdem kann jedermann im Internet nachlesen, dass selbst die Herstellerfirmen klar zum Ausdruck bringen, dass über die Hintergründe der Wirkungsweise von RITALIN® oder MEDIKINET® noch keine verbindlichen Aussagen möglich sind.

Die Pharmaindustrie sichert sich ab! Warum wohl?

Es sei der ein Schelm, der vermutet, dass hier bewusst darauf gebaut wird, dass eine Vielzahl von Käufern den Beipackzettel nicht liest – was uns zwar bei unseren Vorträgen immer wieder bestätigt worden ist – aber sicher nicht im Sinn der Pharmaindustrie sein kann und es ist zu einfach, immer nur zu behaupten, dass es das Problem mit dem Medikament nicht gäbe, wenn dieses Mittel nicht produziert werden würde.

Berlin will Missbrauch von Ritalin eindämmen

Hamburg (dpa) Die Bundesregierung will einen Missbrauch des Beruhigungsmittels Ritalin bei Kindern eindämmen. Dazu soll nach dem Willen der Drogenbeauftragten der Bundesregierung, Marion Caspers-Merk (SPD), die Verschreibungspraxis verschärft werden, wie das Nachrichtenmagazin „Der Spiegel" berichtete. Laut „Spiegel" gilt das Medikament, das hyperaktiven Kindern mit so genanntem ADHS-Syndrom (Aufmerksamkeits-Defizit- und Hyperaktivitäts-Syndrom) verabreicht wird, in immer mehr Familien als Problemlöser. Experten schätzten, dass bis zu einem Fünftel der Grundschüler das Mittel häufig oder gelegentlich einnimmt.

Hier muss ich einmal eine Lanze für die Pharmaindustrie brechen.Viele Medikamente haben ihre Notwendigkeit. Die Frage ist nur, was der Mediziner und der Patient daraus machen.
Die Bemühung der Pharmaindustrie hohe Gewinne zu erzielen, ist aus meiner Sicht in unserem Wirtschaftsystem begründet und auch der Wille vieler Menschen, die in dieser Branche ihre "Brötchen" verdienen, aber auch der vielen Aktionäre, die die Firmenleitung jährlich fordern, noch höhere Gewinne zu erzielen.
Nein, ich glaube nicht, dass die Hauptverantwortlichen in der Pharmabranche zu suchen sind, sondern dass ein Problem, wie das der medikamentösen Behandlung hyperkinetischer Menschen, durch viele Faktoren entsteht, nämlich den Patienten, den Arzt, die Eltern und zu einem Teil natürlich auch der Pharmaindustrie, die dem gesellschaftlichen Anforderungsprofil Rechnung tragen will und immer schneller wirkende und stärkere Medikamente produziert.

Dabei wirkt sich sicher der steigende Konkurrenzdruck auf die Entwicklung und Ausforschung eines Medikaments nicht immer positiv aus. Aus einer positiven Überlegung heraus, ein effektives hilfreiches Medikament zu schaffen, kann es deshalb immer wieder zu „Ausreißern" kommen, d.h. Medikamente kommen auf den Markt, die zunächst eine scheinbar positive Zukunftsprognose haben, dann aber in der Praxis unvorhersehbare Problemfelder schaffen und deshalb in Verruf geraten.

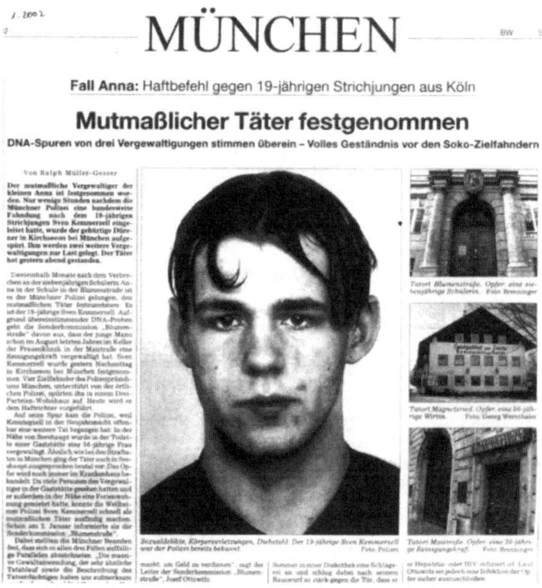
MÜNCHEN

Fall Anna: Haftbefehl gegen 19-jährigen Strichjungen aus Köln

Mutmaßlicher Täter festgenommen

DNA-Spuren von drei Vergewaltigungen stimmen überein – Volles Geständnis vor den Soko-Zielfahndern

Von Ralph Müller-Gesser

Der mutmaßliche Vergewaltiger der kleinen Anna ist festgenommen worden. Nur wenige Stunden nachdem die Münchner Polizei eine bundesweite Fahndung nach dem 19-jährigen Strichjungen Sven Kemmerzell eingeleitet hatte, wurde der gebürtige Dürener in Kirchseeon bei München aufgespürt. Ihm werden zwei weitere Vergewaltigungen zur Last gelegt. Der Täter hat gestern abend gestanden.

Wenn dies passiert, müsste die Politik schneller reagieren. Und das tut sie nur extrem langsam.
(Siehe dazu im Anhang Schreiben der Bundesregierung.)

Auch Dynamit, für dessen Erfindung Alfred Nobel weltweiten Ruhm erntete, war zunächst ein Segen für die Menschheit. Doch die Art der Verwendung zur Vernichtung von Menschen und Sachen ließ Dynamit in Verruf geraten.

Doch was war passiert, was amerikanische Bürger auf die Barrikaden getrieben und eine renommierte Zeitung, wie die WASHINGTON TIMES bewogen hat, ihre Sonderbeilage INSIGHT im August 1999 ausschließlich der Problematik - Psychopharmaka und Verhaltensstörungen - zu widmen?

Sicherlich wird mancher Leser jetzt erfahrungsgemäß argumentieren, dass Fälle von Gewaltkriminalität in dieser Intensität nur in den USA passieren!
Der aufmerksame Zeitungsleser wird diese Annahme aber sehr schnell mit bundesdeutschen Fallbeispielen widerlegen.

Doch was kann alles zu den geschilderten Gewalttaten oder Amokläufen führen?

Hier sind sich - wie in vielen Bereichen - die Wissenschaftler nicht einig. Ein Teil der Wissenschaftler geht davon aus, dass z.B. Amokläufer in der Regel oft emotional isolierte , oft psychisch kranke oder psychisch schwer gestörte Menschen sind (z.B. der Kriminologe Christian Pfeiffer nach einer Veröffentlichung der Internetseite SPIEGEL ONLINE), während andere, wie der Psychiater Lothar Adler, davon ausgehen, dass eine präzise Definition des Amoklaufes nicht möglich ist, da er zu selten auftritt. Er geht davon aus, dass biochemische Vorgänge eine oder die Rolle spielen.

Prof. Hüther hat aufgrund seiner Versuche Angst vor den langfristigen Folgen einer METHYLPHENIDAT-Behandlung. Er stellte fest, dass z.B. RITALIN® im Gehirn junger Versuchstiere anders wirkte als bei alten. Die Dopamin produzierenden Zellen bildeten weniger Verzweigungen. Ob diese sich auf aggressives Verhalten auswirken können, ist unerforscht.

Nun, was wäre, wenn die Gabe von METHYLPHENIDAT in den unterschiedlichsten Fertigarzneimitteln biochemische Vorgänge auslöst, die in einer nicht mehr zu tolerierenden Anzahl von Fällen Gewalt beim Konsumenten auslösen würden?

Oder wenn eine unzureichende Diagnose dazu führt, einem Kind, dessen Verhaltensstörungen nicht hyperkinetischer Natur sind, METHYLPHENIDAT zu verabreichen und die Gabe des Mittels dann Aggressionen auslösen könnte?

Hier sind Fragen über Fragen zu beantworten, und leider kann auch ich Ihnen noch keine Antwort auf die Frage geben, ob METHYLPHENIDAT Gewalt und Aggression auslösen oder fördern kann. Doch ich bleibe am Ball und suche weiter nach einem kompetenten Institut, das durch eine Langzeitstudie Klarheit bringen könnte.

Um die Fragen abschließend zu klären, müsste erst einmal klar festgestellt werden, ob

ADHS-Kinder eher zu Gewalt gegen sich und/oder andere neigen als eine Vergleichsgruppe

ADHS-Kinder mit und ohne METHYLPHENIDAT ähnlich häufig delinquent sind und

ADHS-Kinder, die sich alternativen Therapiemethoden unterzogen haben, ebenfalls aggressiv werden, in welcher Form und wie oft?

Die Liste der Fragen ließe sich unendlich fortsetzen, denn die Probleme und deren Behandlungs- und Betrachtungsmöglichkeiten sind sehr vielfältig. Sie sehen aber, dass eine verbindliche Antwort derzeit noch nicht möglich ist und nur der klare Menschenverstand und empirische Werte herangezogen werden können, um, nach individuellen Kriterien die Beantwortung der Frage zu ermöglichen, ob Sie Ihrem Kind METHYL-PHENIDAT zumuten oder nicht.

Warum sich bisher kein Institut mit kriminologischer Ausrichtung gefunden hat, um verbindlich zu klären, ob ein Zusammenhang zwischen der Einnahme von METHYLPHENIDAT und Gewaltkriminalität besteht, lässt sich nur vermuten – eine klare Antwort kann ich ihnen nicht geben.

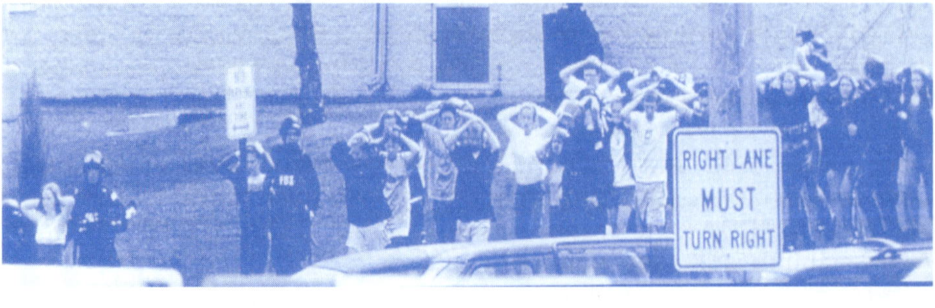

Fälle, in denen zu forschen wäre, gäbe es auch in Deutschland genug. Doch erst einmal zu den Aufsehen erregendsten Fällen in den USA:

Gewaltkriminalität unter Psychopharmaka

November 1992: Lynwood Drake erschießt in Kalifornien sechs Menschen. Er stand unter FLUCTIN, das bei unzureichender Wirkung von METHYLPHENIDAT zur Therapie empfohlen wird, und Valium.

Mai 1998: Der 14-jährige Kip Kinkel erschießt seine Eltern, zwei Mitschüler und verletzt weitere 22 Menschen schwer. Kinkel stand unter RITALIN® und PROZAC®.

Mai 1999: Steve A.A. steuert sein Auto absichtlich auf einen Kinderspielplatz. Zwei Menschen sterben. Auch er soll hyperaktiv unter Psychopharmaka gestanden haben.

Doch auch in Deutschland erfuhr ich immer wieder von Straftaten hyperaktiver Jugendlicher unter METHYLPHENIDAT:

Im November 1999 wird in München ein 18-jähriger Täter festgenommen. Der hyperaktive, unter RITALIN® stehende junge Mann, hatte mehrere Frauen vergewaltigt und kurz vor der Festnahme ein 7-jähriges Mädchen in eine Toilette gezogen, wo er auch dieses Kind vergewaltigte.

Der brutale Überfall eines Schülers in Erfurt auf seine ehemalige Schule, bei dem mehrere Menschen starben, wird ebenfalls in Zusammenhang mit hyperaktivem Verhalten gebracht, ebenso wie die Tat eines 25-jährigen Mannes im Herbst 2004 im Raum Nürnberg. Der Mann hatte seine Großeltern im Vorgarten ihres Häuschens hingerichtet.

Die Liste ließe sich noch um viele traurige Fälle erweitern. Das Problem ist nur, dass in vielen Fällen (noch) der wissenschaftliche Beweis fehlt, dass das Medikament in Verbindung mit der Verhaltensstörung alleine die Tat ausgelöst hat.

Zwar gibt es bereits mehrere Strafverfahren, in denen die Angeklagten einer gutachtlichen Untersuchungskommission vorgestellt worden waren und aufgrund deren Urteil *verminderte Schuldfähigkeit* zuerkannt bekamen; der endgültige Nachweis, ob das Medikament der alleinige Auslöser der Gewalt war, konnte dadurch nicht erbracht werden.

* * *

Eine weitere, wichtige Frage bezieht sich darauf, wie überhaupt Aggressivität entstehen kann und wie diese Aggressivität durch Amphetamin oder deren Derivate verstärkt werden könnte.

In dem bereits in den siebziger Jahren erschienen Buch „HANDBUCH FÜR RAUSCHDROGEN" werden Sexualität & Aggression als die wichtigsten Antriebskräfte des Menschen beschrieben.

Diese zwei wichtigen Triebfedern beeinflussen auch das Verhalten im täglichen Leben.

Aggression wird im psychologischen Standardwerk „Zimbardo: Psychologie" definiert, als körperliches oder verbales Handeln, das mit Absicht ausgeführt wird, um zu verletzen oder zu zerstören. Gewalt ist Aggression in ihrer extremen und sozial nicht akzeptablen Form.

Nun geben wir aber häufig Jugendlichen auch in der Pubertät, also einer Lebensspanne, in der sie sehr oft Probleme mit sich, ihren Gefühlen, ihrem Empfinden und ihrer Sexualität haben, betäubungsmittelhaltige Medikamente, von denen auch die stimulierende Wirkung des Sexualverhaltens gesteigert wird. Ist es nicht wahrscheinlich, dass METHYLPHENIDAT in der Pubertät zu Überreaktionen führen kann, die auch zur Begehung von Gewalttaten und zur Verletzung anderer führen?

Wollen ADS-Kinder verletzen oder zerstören? Ich glaube nicht. Ich vermute, dass sie durch ihre Störung, unter Umständen verstärkt durch die Medikamente, nicht anders können.

* * *

Ich vertrete die Meinung, dass ein Medikament, von dem selbst die Hersteller zugeben, dass die „beruhigende" Wirkung von Amphetaminen bei ADHS zu den bekanntermaßen antriebsfördernden und aufputschenden Effekten passt, der Wirkmechanismus aber bis heute nicht geklärt ist, mit äußerster Skepsis zu betrachten ist.

Dies vor allem auch deshalb, weil, wie zum Beispiel im ARZNEI-TELEGRAMM 2002, Jg. 33 Nr. 1, beschrieben, die lange Zeit vorherrschende Hypothese von unzureichender Aktivität im Gehirn der betroffenen Kinder - als ursprüngliche Schlussfolgerung aus der paradoxen Erfahrung – bis heute keinerlei ausreichende Beweise folgen ließ.
Doch auch Gegenthesen, wie die Behauptung, dass ADHS Kinder ein stärker ausgebildetes dopaminerges Innervationssystem hätten, konnten bis heute nicht bestätigt werden.

Was heißt dies für betroffene Eltern?

Jedes Medikament, jede Droge kann auch bei ordnungsgemäßer Anwendung sowohl positive als auch negative Wirkungen zeigen. Doch die Häufigkeit negativer Folgen der Medikamenteneinnahme sollte noch tolerierbar sein.

Beispiel:

Im Juli 2004 meldete sich eine Mutter bei mir, die mich um ein Gespräch mit dem Rechtsanwalt ihres mittlerweile 19-jährigen und wegen der unterschiedlichsten Gewalt- und Eigentumsdelikte in Untersuchungshaft sitzenden Sohnes bat, um noch eine Bewährungsstrafe zu erreichen.
Fünfundzwanzig schwere und mittelschwere Straftaten hatte die Staatsanwaltschaft in der Anklageschrift gegen den Buben aufgelistet.

Bei dem Gespräch berichtete mir die Mutter auch, dass sie zwei wesentliche Beobachtungen im Hinblick auf das Verhalten ihres Sohnes gemacht hat.

Nahm er kein RITALIN® ein, war sein Leben chaotisch und völlig durcheinander. Die Aggressivität hielt sich aber in Grenzen.
Aß er viele Süßigkeiten oder nahm er die Medikamente regelmäßig ein, ordnete sich sein Leben. Die Gewaltbereitschaft gegen sie und Sachen nahm aber in extremer Art und Weise zu.

Im Falle des METHYLPHENIDAT gibt es zahlreiche ernst zu nehmende Kriterien, die aus meiner Sicht von verantwortungsbewussten Eltern den Versuch fordern, therapeutische Alternativen mit entsprechender Energie anzuwenden und sich dabei bewusst zu sein, dass es nicht *eine* Alternative zu METHYLPHENIDAT gibt, sondern mehrere Therapiemöglichkeiten - individuell ausgetestet – zur Anwendung kommen müssen, um eine befriedigende Lösung zu erreichen.

Um dieses Vorhaben in die Realität umzusetzen, sind aber natürlich Therapeuten gefragt, die ihr Fachwissen nicht nur aus den am Anfang des Studiums erfahrenen Uni-Weisheiten stützen, sondern die über den Tellerrand blicken können oder wollen und Therapiemöglichkeiten kennen und beherrschen, die die Möglichkeiten bieten, betroffenen ADS/ADHS-Kindern erst einmal die Chance zu geben, unbedenklichere Weg der Therapie zu gehen.

Dazu sind aber innovative Handlungsweisen nötig und vor allem auch Krankenkassen, die Möglichkeiten suchen, alternative Therapien zu finanzieren.

Die rechtlichen Möglichkeiten dazu hätten sie!

Fazit:

Der Verdacht, dass eine Langzeittherapie mit METHYLPHENIDAT die Begehung von Kapitalverbrechen fördern oder auslösen könnte, ist wissenschaftlich nicht bewiesen.

Fallbeispiele in den USA und in Deutschland verhärten jedoch den Verdacht.

Unsere Volksvertreter sollten verstärkt tätig werden, um die von mir seit langem geforderte Langzeitstudie mit kriminologischer Ausrichtung in Auftrag zu geben.

Kapitel II

Anamnese & Diagnose

Mögliche Ursachen hyperkinetischen Verhaltens

Alternative Therapiemöglichkeiten

Anamnese & Diagnose

Sie haben jetzt einiges über die möglichen Folgen einer Langzeitbehandlung mit METHYLPHENIDAT lesen können und fragen sich sicher, was nun Betroffene tun können, um dem Kind, seinem Umfeld, seinen Lehrern und Freunden therapeutisch helfen zu können.

Zugegeben, ich bin der festen Überzeugung, dass die Gabe von Psychopharmaka an Kinder nicht *die* Lösung sein darf. Aber hyperkinetische Verhaltensstörungen sind ein schwer zu therapierendes Problem und Schuldzuweisungen an die Pharmaindustrie, die Ärzteschaft oder sonst jemanden dienen niemandem.

Wenn Sie glauben, ich würde mich in die Reihe derer einreihen, die Bücher anderer über Hyperaktivität mit viel Aufwand aufarbeiten und dann eine etwas anders formulierte Anweisung präsentieren, wie Sie, als nicht medizinisch ausgebildete Eltern, den Arzt, der Sie oder Ihr Kind behandelt, belehren können, muss ich Sie enttäuschen.

Mir geht es in diesem Kapitel ausschließlich um die Feststellung, dass eine Verhaltensstörung, die bei Ihrem Kind festgestellt wurde, nicht grundsätzlich eine hyperkinetische Störung sein muss, sondern viele andere Ursachen abgeklärt werden müssen, um eine relativ sichere Aussage darüber treffen zu können, ob das zu untersuchende Kind tatsächlich Verhaltensstörungen im Sinne ADS oder ADHS zeigt oder die Störungen durch andere Störfaktoren hervorgerufen worden sind.

Dazu ist es unbedingt erforderlich, eine ganze Reihe von Untersuchungen durchzuführen und, wie bereits mehrfach kurz angedeutet, Fragen zu den Lebensgewohnheiten – auch der Eltern und Großeltern –, zur Ernährung, zu Impfungen, Zahnfehlstellungen, zu Schwermetallbelastungen durch Amalgamfüllungen der Zähne und zu früheren Krankengeschichten zu stellen und die Antworten genau zu überprüfen.

Auch eine Überprüfung des Schlafplatzes auf elektromagnetische Störfelder hat sich in einigen Fällen als kluge Maßnahme der Ursachenforschung erwiesen.

Umweltgifte durch Teppichböden, Spanplatten (Formaldehyd usw.) sollen als Ursache für die Beeinträchtigung der Gesundheit des Kindes in Erwägung gezogen werden, gefolgt von einer Analyse über die Fernseh- und Computer-Konsumgewohnheiten.

Eine regelrechte Detektivarbeit a' la Sherlock Holmes ist nötig, um eine einigermaßen sichere Aussage über die möglichen Ursachen einer Verhaltensstörung treffen zu können.

Ärzte, die Kinder in 10 bis 15 Minuten aufgrund der Äußerung einer Kindergärtnerin oder Lehrkraft als ADS- oder ADHS-Kind abstempeln und dann betäubungsmittelhaltige Medikamente „ausprobieren" wollen, erscheinen mir sehr dubios und wenig kompetent, wenn es um so wichtige Probleme wie die eines evtl. verhaltensgestörten Kindes und die Auslöser der Störung geht.

Sie sollten sich auf jeden Fall schon vor einem Besuch bei einem Arzt Ihres Vertrauens äußerst genau darüber informieren, welche Untersuchungen er durchführen wird und ob er, wenn tatsächlich von einer hyperkinetischen Störung auszugehen ist, auch alternative Therapien kennt, verordnet und konsequent verfolgen kann.

Es sollte Ihnen bewusst sein, dass ich Ihnen ähnlich dem Verhältnis Arzt/Patient nur mein Wissen weitergeben kann, und Sie alleine die Entscheidung haben, ob und wenn ja welchen Arzt Sie aufsuchen und für welche Art der Therapie sie sich für Ihr Kind entscheiden.

Im Oktober 2004 schickte mir eine Mutter aus Hamburg, die selbst ein hyperaktives Kind hat, das an Sie gerichtete Schreiben der Ärztekammer Hamburg.

Darin wurde der Frau mitgeteilt, dass ihre Anzeige bei der Staatsanwaltschaft Hamburg bearbeitet worden war, eingestellt ist und sich die Ärztekammer der Meinung der Staatsanwaltschaft anschließt und bei dem behandelnden Kinderarzt keine Pflichtverletzung feststellen konnte.

Die Frau hatte den Kinderarzt angezeigt, weil er – nach ihrer Meinung – seiner Aufklärungspflicht über die Verordnung eines METHYLPHENIDAT-haltigen Medikaments für ihr Kind nicht ausreichend nachgekommen ist.

Damit Ihnen solche Fälle nicht passieren, kann ich Ihnen nur empfehlen, sich vor dem Gang zum Arzt über die Probleme, mögliche Ursachen und Therapiemöglichkeiten hyperkinetischer Kinder umfassend zu informieren. Dann sollten Sie die Entscheidung für *Ihren* Arzt treffen.

Wenn Sie diese Frage geklärt haben, sollten Sie sich bewusst machen, dass es „die" alternative Ersatztherapie nicht gibt, das heißt, dass ich bisher noch von keinem alternativ arbeitenden Therapeuten gehört habe, dass RITALIN® oder ähnliche Präparate durch eine Alternative, wie Akupunktur oder Homöopathie – alleine gegeben – ersetzt werden konnte.

Wenn alternative Therapien eingesetzt werden können, muss Ihnen bewusst sein, dass in den meisten Fällen nur eine Kombination verschiedener Therapien zum Erfolg – das heißt zu einer positiven Verhaltensänderung führen kann.

Außerdem sollten Sie sich im Klaren darüber sein, dass das sofortige, rigorose Absetzen METHYLPHENIDAT-haltiger Medikamente nicht gefahrlos möglich ist, wenn diese Medikamente über einen längeren Zeitraum gegeben worden sind und dadurch eine gewisse Gewöhnung eingetreten sein kann. Der verantwortungsvolle Arzt wird diesen Punkt genauestens abklären und mit Ihnen Maßnahmen besprechen, die ein *Ausschleichen* des Medikaments ermöglichen.

Um Ihnen wenigstens eine kleine Hilfestellung im Hinblick auf die Abklärung möglicher Ursachen von Verhaltensstörungen zu geben, habe ich Ihnen eine Aufstellung abgedruckt, aus der sie eventuelle Ursachen und Behandlungsmöglichkeiten der festgestellten Verhaltensstörung nachlesen können.

Diese Auflistung ist nicht erschöpfend und der Arzt Ihres Vertrauens wird sicherlich Ihre persönlichen Daten in seiner Anamnese berücksichtigen und in seine Diagnoseerhebung und anschließende Therapie mit einbeziehen.

Muster wichtiger Fragen vor der Anamnese durch den Arzt (Beispielshaft)

	Kind	Mutter	Vater	Großeltern
Empfängnisverhütung				
Art der Verhütung				
Dauer				
Ängste				
Konzeption				
Familiäre Probleme				
Finanzielle Probleme				
Einstellung				
Schwangerschaft				
Verlauf				
Unterstützung				
psychische Verfassung				
Geburt				
Ablauf				
Probleme				
Stillzeit				
Ablauf				
Dauer				
Milch				
Empfindungen				
Impfungen				
Welche				
in welchen Lebensmonat				
Reaktion des Kindes				
Allergien				
welche				
erstmals festgestellt				
Behandlung mit				
Ernährungsgewohnheiten				
Essenszeiten				
Vorlieben				
Art der Speisen/Getränke				
Reaktionen				
Verhalten beim Essen				
Fernseh-/Computerkonsum				
Geopatische Besonderheiten				
Soziale Probleme				
Art und Weise				
Beginn				
Reaktion des Kindes				

Mögliche Ursachen hyperkinetischen Verhaltens

In der Ätiologie (Ursache) von ADS / ADHS kann man verschiedene Sichtweisen verfolgen, um die Entstehung der Störungen zu begründen und daraus Schlüsse zu ziehen, welche Therapie am Erfolg versprechendsten ist.

In der Psychologie geht man davon aus, dass die Ursachen für ADS/ ADHS in

- *medizinisch / naturwissenschaftlichen*
- *ernährungswissenschaftlichen*
- *gesellschaftswissenschaftlichen*
- *systemorientierten und*
- *psychologischen*

Faktoren zu suchen sind.

Im Bereich der **medizin-naturwissenschaftlichen** Faktoren werden als Entstehungsursachen neurobiologische, genetische, pränatale und neueste Erkenntnisse überprüft.

Die **ernährungswissenschaftliche** Sichtweise der Ätiologie beschreibt Nahrungsmittelzusätze, spezifische Nahrungsmittel, Phosphate, erhöhten Zuckerkonsum und Schwermetalle als Auslöser, während man in **gesellschaftswissenschaftlichen** Thesen Hyperkinetik als Zivilisationskrankheit oder die Theorie von „Jägern und Sammlern" findet.

Betrachtet man die **systemorientierte** Sichtweise, wird die Suche nach inneren Ordnungszuständen als Hauptgrund diskutiert.

Letztlich findet man noch Hinweise aus dem Bereich der Psychologie. Dort hält man übernommene Traumagefühle, Diathese-Stress, Lernerfahrungen und Abgewehrtes als vermeintliche Auslöser hyperaktiver Erscheinungsformen.

Für den Betroffenen in vielen Fällen sehr theoretische Begriffe, mit denen er nur sehr bedingt etwas anfangen kann.

Ich habe mich deshalb entschlossen zu versuchen, Ihnen anhand einiger nachvollziehbarer Kriterien für die mögliche Entstehung hyperkinetischer Störungen, wesentliche Bereiche vorzustellen, die auch von der wissenschaftlichen Ursachenforschung behandelt oder überprüft werden sollten. Auf die möglichen Therapien werde ich im Kapitel **Alternative Therapiemöglichkeiten** eingehen.

Mögliche Ursachen für hyperkinetische Störungen:

- Gesellschaftliche (Über-)Anforderungen / Interaktionsstörungen
- Ultraschalluntersuchungen während der Schwangerschaft
- Wehenhemmende oder wehenfördernde Mittel
- Geburtstrauma
- Impfungen zu früh verabreicht
- Umweltfaktoren, wie Lärm, Schulstress, Freizeitstress,
- Chemo-Therapeutika, wie Antibiotika
- Genetische Ursachen
- „Indigokinder", eine neue Art von Kindern
- Störfelder durch TV, Computer, Handy, geopatische Störfelder
- Unzureichende Ernährung und **Lebensmittelzusatzstoffe**

Interaktionsstörungen:

Diesen Punkt hat aus meiner Sicht Prof. Dr. Hüther zusammen mit seinem Partner Bonney in dem Buch *Neues vom Zappelphilipp* sehr gut abgehandelt.
Auch Bettina Schwer hat in einer Diplomarbeit der Katholischen Stiftungsfachhochschule München die Arbeit der beiden Wissenschaftler, nach meiner Ansicht sehr verständlich, aufgegriffen und erläutert.

Hüther und *Bonney* gehen davon aus, dass sich das menschliche Gehirn während des ganzen Lebens neu anpassen und organisieren kann. Dazu sind die einmal angelegten Nervenverbindungen in der Lage, wobei diese Fähigkeit davon abhängt, wie und für was wir das Hirn benutzen.
Das heißt, dass der Mensch zeitlebens in der Lage ist, seinem Hirn durch Training neue Möglichkeiten und Kapazitäten zu schaffen, wenn er sich geeigneten Lernprozessen unterwirft. Dabei vertreten Hirnforscher die Meinung, dass sich Erfahrungswerte strukturell im Gehirn verankern.

Da aufgrund neuester Forschungsergebnisse davon auszugehen ist, dass unser Hirn mehr Sozial- als Denkzentrum ist, beginnt sich das Verständnis durchzusetzen, dass Gefühle das Denken und die Wahrnehmung sowie emotionale Erfahrungen im Gehirn gespeichert werden und dadurch spätere Einstellungen und Überzeugungen entscheidend bestimmen. Genetische Programmierungen der Nervenzellverschaltungen für Denken, Handeln und Fühlen sind demnach nicht so starr festgelegt und lassen sich durch Lebenserfahrungen, aber auch durch Erfahrungen, die durch die Mutter während der Schwangerschaft gemacht worden sind, ändern.

Hüther/Bonney und Entwicklungspsychologen haben bewiesen, dass auch frühere Bindungserfahrungen des Kindes einen enormen Einfluss auf den späteren Nutzungsbereich und die stabilisierten oder nicht ausreichend entwickelten Verschaltungen der Nervenzellen haben. In der Literatur werden auch Angst, Stress, ständige Reizüberflutung, instabile Gefühlsbindungen und fehlender Selbstschutz, aber auch ständige Über- und Unterforderung als Ursache für Unruhe, Unkonzentriertheit und Entwicklungs- und Verhaltensstörungen genannt.

Doch was letztlich die Hauptursache dafür setzt, warum das ADHS-Kind sein Gehirn auf die hyperkinetische Art und Weise gebraucht, ist auch durch die Forschungen von *Hüther/Bonney* nicht geklärt.

Wenngleich es sicherlich richtig ist, dass ein bereits hyperaktives Kind keinen Einfluss mehr auf Interaktionsstörungen der werdenden Eltern nehmen kann – oder nur bedingt im Rahmen von Therapien, in die auch die Eltern bzw. Großeltern mit einzubeziehen sind – so glaube ich, dass es wichtig ist, diesen Punkt etwas näher zu beleuchten.

Unser modernes Gesellschaftssystem schafft den Frauen – wenn auch häufig unter großen Opfern – die Möglichkeit, nicht nur wie zu Zeiten unserer Großeltern, Mutter und Hausfrau zu sein, sondern ermöglicht oder besser gesagt, erwartet von einer jungen Frau, dass sie vielseitig interessiert ist, Bildungsstreben zeigt, sich beruflich entsprechend orientiert und nach abgeschlossener Berufsausbildung auch beruflich ihre „Frau" steht. Wollen das alle Frauen?

Oberflächlich betrachtet bringt die langsam aber sicher um sich greifende Emanzipation der Frau große Vorteile.

Doch ich bin der festen Überzeugung, dass in den meisten Gesellschaftssystemen der westlichen Welt viele Frauen die Möglichkeiten einer neuen Epoche, in der Managerinnen, Bankdirektorinnen und Direktorinnen innerhalb so *männerlastiger* Berufsgruppen wie der Polizei keine Seltenheit mehr sind, zwar nutzen, aber dennoch oft – wie ihre männlichen Berufskollegen – extrem überfordert sind und ihre persönlichen Probleme mit der Situation verdrängen. Dadurch wandeln sich die Vorteile der beruflichen Möglichkeiten einer modernen Frau oft in Problemfelder, wenn die biologische Rolle der Frau die Vorherrschaft in ihrem Leben übernimmt. Nämlich dann, wenn die berufs- oder karriereorientierte Frau schwanger ist. Oder auch schon dann, wenn die biologische Uhr zu tikken beginnt und die Frau den Eindruck hat, es wäre Zeit für eine Schwangerschaft, aber berufliche Ziele stehen dem im Wege.

Erste Zweifel kommen auf, ob die Entscheidung für ein Kind richtig war/ist oder nicht. Häufig stellen sich junge Frauen die Frage, ob der Kindsvater der richtige **Mann** für die Zukunft und die „Aufzucht der Brut" ist oder ob man die Entscheidung für ein Kind in einigen Jahren bereuen wird.

Existenzielle Sorgen und Nöte oder die fehlende Fähigkeit auf zeitlich begrenzten Karriere-Verzicht, kostspielige Urlaubsreisen, teuere Kleidung usw. sind Fragen, die sich meinen Recherchen zufolge viele Frauen – bewusst oder unbewusst – stellen und dadurch sich selbst und das werdende Leben bereits unter Stress setzen.
Ist es gar ungewollt zu einer Schwangerschaft gekommen, ergeben sich natürlich weitere, zum Teil Mutter und Kind belastende Fragen.

Einen weiteren Problemkreis stellen die Lebensgewohnheiten der werdenden Mutter dar. Schlechte Ernährung, Rauchen, Hormone über Jahre, teilweise Jahrzehnte eingenommen, lassen immer wieder die Frage aufkommen, ob diese Belastungen des Organismus der Mutter negative Wirkungen auf das Kind zeigen können. Bisherigen Forschungsergebnissen zufolge kann man davon ausgehen, dass das werdende Kind bereits die Belastungen der Mutter mit zu verarbeiten hat.

Auch bei Schwermetallbelastungen der Mutter, zum Beispiel durch Amalgamfüllungen der Zähne, ist hinreichend bekannt, dass sich diese Belastung in vielen Fällen auf das ungeborene Kind überträgt und nach der Geburt zu negativen Folgeerscheinungen, wie Neurodermitis, Unruhe, Hirnproblemen usw. führen kann.

Denken Sie auch an die Auswirkungen des Nikotins bei starken Raucherinnen.

Den Grund wird es auch im Bereich der Interaktionsstörungen der Mutter nicht zu ermitteln geben. Hier kommen viele Faktoren zusammen und meine Liste könnte über elektromagnetische Störfelder, Umweltgifte, Auswirkungen von Impfungen und zu häufige Ultraschalluntersuchungen während der Schwangerschaft ausgedehnt werden. Sie würde sehr lange werden, nicht erschöpfend sein und letztlich auch viel Spekulatives enthalten.

Mir ist natürlich sehr wohl bewusst, dass viele Frauen – gottlob der überwiegende Teil – mit Freude und großer Erwartung auf ihr Kind warten und sich ganz bewusst auf das große Ereignis der Geburt und die Aufgabe als Mutter vorbereiten. Auch die Männerwelt hat umgedacht und versucht die werdende Mutter zu unterstützen und sich ebenfalls auf die große Aufgabe *Vater zu sein* vorzubereiten.

Dies ändert jedoch nichts an der Tatsache, dass viele werdende Mütter große Probleme zu verkraften haben und die dadurch entstehenden Stressfaktoren die Ursache für eine spätere Verhaltensstörung setzen können.

Deshalb möchte ich Sie nur auffordern, sich vor einem ausführlichen Gespräch mit Ihrem Arzt Gedanken über sich selbst zu machen. Empfindungen und Lebensgewohnheiten vor und während der Schwangerschaft sollten Sie Ihrem Arzt berichten, wenn er die Aufgabe bekommt, Sie bei der Behandlung Ihres hyperkinetischen Kindes zu unterstützen. Dabei sind auch Hinweise wichtig, die Sie zu einer Zahnsanierung (Entfernung des Amalgam) geben. Nämlich ob und mit welchen Mitteln nach Abschluss der Sanierung die Schwermetalle ausgeleitet worden sind.

Algen-Präparate (Afa-Algen, Chlorella usw.) haben sich nach meinen Erfahrungen sehr bewährt, wenn es um die Ausleitung von Schwermetallen nach einer Zahnsanierung ging. Doch Algen müssen auch sehr überlegt eingesetzt werden, gerade wenn es um die Behandlung schwangerer Frauen geht.
Nicht jeder Algentyp ist für jeden Patienten geeignet, und es gehört schon eine gehörige Portion therapeutischer Erfahrung dazu, den richtigen Algentyp einzusetzen, was jedoch vor der Therapie immer ein Austesten der mittlerweile über 30 Algenarten erfordert.

Wehenfördernde oder wehenhemmende Mittel:

In den letzten Jahren hatte ich immer wieder die Gelegenheit, im Rahmen unserer Vorträge und auch von Ärztefortbildungen Vorträge zu diesem Thema zu hören. Dabei haben führende Frauenärzte die Meinung vertreten, dass die Gabe von wehenfördernden oder -hemmenden Mitteln keinerlei Einfluss auf das spätere Verhalten des Kindes haben kann.

Doch ich bezweifele diese Aussage und gehe davon aus, dass sie in vielen Fällen nur aus Gründen der Beruhigung der Patienten gemacht wurde.
Der Grund dafür liegt in der Tatsache, dass jedes Medikament oder jedes Genussgift (Nikotin / Kaffee / Alkohol) in den Organismus der werdenden Mutter eingreift und dort Veränderungen bewirkt. Bei Medikamenten ist dies erwünscht.

Bei den wehenhemmenden und -fördernden Medikamenten will man den vom Körper eingeleiteten Geburtsvorgang stoppen oder fördern. Man verabreicht also Mittel, deren Inhaltsstoffe auf den Organismus von Mutter und Kind wirken. Nur wenn durch diese Mittel eine Veränderung im Körper bewirkt werden konnte, lässt sich das Ziel erreichen.

Ob die Gabe der Medikamente dann einen negativen Einfluss auf die Entwicklung des Kindes nehmen wird, hängt sicher von vielen Faktoren ab. Entscheidend könnte der Unverträglichkeitsfaktor bei Mutter und Kind sein, der gerade bei einem ungeborenen Kind, das noch am Immunsystem der Mutter angekoppelt ist, die herausragendste Rolle spielen dürfte.

Ultraschalluntersuchungen:

Die therapeutischen Möglichkeiten des Ultraschalls wurden in den letzten Jahren immer weiter entwickelt und eröffnen viele Möglichkeiten, leidenden Menschen zu helfen. Die Chance mit dieser Untersuchungsmethode schnell und unkompliziert Diagnosen erstellen zu können oder Nieren- und Gallensteine zu zertrümmern, ohne den Patienten einer schwierigen Operation unterziehen zu müssen, ist einfach ein nicht wegzudenkender Entwicklungsschritt in der modernen Medizin. Aber wo Licht ist – ist auch Schatten.

Über Ultraschalluntersuchungen in der Schwangerschaft schreibt unter anderem der Kinderarzt und Homöopath Dr. Joachim F. Grätz in seinem Buch *Klassische Homöopathie für die junge Familie* über Schäden, die seinen Erfahrungen nach durch den Ultraschall am Fötus beim Säugling entstanden sind.
Die verwendeten Ultraschallwellen mit 20.000 Schwingungen pro Sekunde liegen oberhalb der menschlichen Hörfähigkeit. Von Fledermäusen beispielsweise werden sie gehört. Auch die Tatsache, dass Zierfische bei der Beschallung im Aquarium kippen und sofort tot sind, ist besorgniserregend, vor allem wenn man bedenkt, dass das Gewebe eines Fötus im Mutterleib durch die Schwingungen ein Ultraschall-Trauma auslösen kann.
Dr. Grätz schreibt auch, dass es bewiesen ist, dass Ultraschalluntersuchungen so genannte „Kavitations-Blasen" verursachen können, das ist durch den Ultraschall brodelndes Fruchtwasser, welches vom ungeborenen Kind in Form eines Pfeiftones wahrgenommen wird.

Die größte Gefahr aber geht nach Dr. Grätz von den modernen Vaginal-Ultraschalluntersuchungen aus, die ohne schützende Bauchdecke direkt auf die Leibesfrucht ausgerichtet sind.

Doch Dr. Grätz steht nicht alleine mit seinen kritischen Aussagen zu den vielfach von werdenden Müttern gewünschten Ultraschalluntersuchungen.

Die Radiologin Liebeskind beobachtete Veränderungen in der Zellstruktur sowie eine veränderte DNS-Synthese. Aufgrund dieser Erkenntnisse wurden zum Beispiel in Japan Ultraschalluntersuchungen nicht mehr routinemäßig, sondern nur noch in begründeten Ausnahmefällen durchgeführt.

Die Behauptung, Ultraschalluntersuchungen dienen dem Schutz vor einem Austragen von Missbildungen, muss deshalb sehr kritisch gegenübergetreten werden, wenn die These stimmt, dass die Rate der Fehldiagnosen offiziell bei 20 % – inoffiziell bei 50 % liegt.

Ob hier nicht eine weitere mögliche Ursache der Entstehung von Verhaltensstörungen liegen könnte, ist nach wissenschaftlichen Kriterien noch nicht eindeutig bewiesen. Viele Wissenschaftler gehen aber davon aus, das Ultraschalluntersuchungen in der Schwangerschaft mehr schaden als nutzen können und nur im Ausnahmefall zur Anwendung kommen sollten.

Welche therapeutischen Möglichkeiten Sie im Falle einer Ultraschall-Schädigung haben, muss ganz individuell von einem Spezialisten geklärt werden.

Geburtstrauma:

Sowohl in der Schulmedizin als auch in den alternativen Medizin weiß man, dass speziell bei Müttern, die während der Schwangerschaft unter einer Insulinresístenz oder -sekretionsstörung ähnlich Typ II-Diabetes litten, gesundheitliche Risiken für Mutter und Fötus bestehen. Das Kind kann ein Geburtstrauma erleben.

Von einem Trauma spricht man, wenn ein unerwartetes Ereignis einen körperlichen oder seelischen Schaden hinterließ.

Da nach der Literatur die Geburtstraumen aufgrund einer Insulinresistenz jedoch nur in ein bis zwei Prozent aller Schwangerschaften auftreten, gehe ich auf diesen Punkt nicht näher ein. Doch wissenswert erscheint mir diese Problemschilderung allemal.

Dass es jedoch aus den unterschiedlichsten Gründen während einer Entbindung auch ohne Insulinsekretionsstörung oder -resistenz zu dem definierten unerwarteten Ereignis kommen kann, das bei dem Neugeborenen ein Geburtstrauma auslösen kann, liegt in der Natur der Sache.

Zu wenig Sauerstoff, die Nabelschnur um den Hals oder eine Geburt in Steißlage können sicher im Einzelfall Spuren hinterlassen, die die Entwicklung des Kindes blockieren. Ob sie jedoch hyperkinetische Verhaltensstörungen auslösen können, ist noch nicht ausreichend erforscht.

Einen Bereich möchte ich jedoch behandeln, der nach Meinung vieler Ärzte und vor allem Osteopathen eine Ursache für die hyperkinetischen Verhaltensstörungen setzen könnte. Es geht um die Verschiebung von Schädelknochen und der Halswirbelsäule beim Neugeborenen.

Eine Geburt ist nicht nur ein phantastisches Erlebnis für alle Beteiligten, sie ist auch ein Kampf auf Leben und Tod, was uns durch die Errungenschaften der modernen Geburtshilfe oft nicht bewusst ist.

Das Kind, das in diese Welt drängt, muss aber unter den Schmerzen der Mutter einen engen Kanal passieren, ehe es seinen ersten Atemzug machen kann. Gewöhnlich zwängt sich zuerst der Kopf in den Geburtskanal. Dabei können sich sowohl die noch weichen Schädelknochen, als auch der Halswirbelbereich so verschieben, dass es zu einer Art Blockade kommen kann.
Die Folge – im Laufe der ersten Monate können diese Verschiebungen zu einer Disharmonie der Schwingungen im cranio-sakralen Bereich führen. Unter dem Cranium versteht man den Schädel des Menschen – der Begriff Sakrum beschreibt das Kreuzbein.
Man vermutet, dass diese Verschiebungen hyperaktives Verhalten begünstigen könnte.

Impfungen:

Ein Thema, zu dem eigentlich jeder etwas beitragen kann, aber die wenigsten wissen tatsächlich, was bei Impfungen abläuft und welche Folgen sich entwickeln können.

Derzeit werden unsere Kinder in Deutschland nach den Empfehlungen vieler Ärzte gleich in den ersten Lebensmonaten geimpft. Zur Vorsorge, damit das Kind durch Kinderkrankheiten keine bleibenden Schäden erleidet, sagt man.

Sechzehn Impfungen werden in den ersten sechs Lebensmonaten empfohlen – bis zu 33 verschiedene Impfungen sollten bis zum 18. Monat verabreicht werden. Dagegen wehren sich viele Heilpraktiker und Naturheilärzte und empfehlen nur die Impfungen, die Sinn machen. Genannt werden dabei Diphtherie und Tetanus.
Selten wird jedoch überprüft, ob die Impfung tatsächlich einen Impfschutz bietet oder ob der Impfversuch misslungen ist, weil das Kind zu den so genannten „NONRESPONDERN“ gehört, also zu den wenigen Menschen, bei denen das eine oder andere Impfserum keine Wirkung zeigt.

Manche Ärzte lehnen Impfungen im Babyalter total ab, weil sie davon ausgehen, dass der Immunschutz durch die Mutter, der geraume Zeit durch die Muttermilch erhalten bleibt, gewährt ist und das Immunsystem gar nicht in der Lage ist, eine tatsächlich Schutzreaktion zu entwickeln.

Vielfach wird in Fachkreisen auch die Meinung vertreten, dass nur die „echte" Kinderkrankheit den optimalen Schutz gewähren kann, weil nur durch das „Austragen" der echten Krankheit das Immunsystem die Impulse erhält, die das Immungedächtnis anregen.

Sicherlich ist es unbestritten, dass noch vor 100 Jahren die Notwendigkeit einer „Schutz"-Impfung anders bewertet werden musste, als heutzutage. Die hygienischen Verhältnisse waren katastrophal und boten der Vermehrung von Bakterien, Pilzen, Viren und sonstigen Krankheitserregern ein optimales Milieu, um sich zu vermehren.

Doch warum heute Babys gegen Hepatitis A geimpft werden sollen, also gegen eine Krankheit, die durch Tröpfcheninfektion übertragen wird, leuchtet mir nicht ein, zumal man die Gefährlichkeit dieser Impfung und die damit verbundenen Nebenwirkungen kennt.

Der Heilpraktiker Klammroth hat mir eine Liste zukommen lassen, in der „Fakten und Hinweise zu Impfungen" zusammengefasst sind. Aus dieser Liste ist ersichtlich, dass nach derzeitigen Erkenntnissen schwere und schwerste Impfschäden äußerst selten sind. Jedoch „nicht selten" treten Störungen auf, die als „harmlosere" Störungen gelten und in Kauf genommen werden.

Diese **leichten Störungen** sind neben Ängstlichkeit, Sprachstörungen und Neurodermitis auch die **Hyperaktivität**. Empirische Werte lassen den Schluss zu, dass Impfungen tatsächlich die Ursache für eine hyperkinetische Störung setzen könnten.

Weshalb man in der Schulmedizin so strikt an den dreifach oder gar fünffach Impfungen festhält, kann ich nicht nachvollziehen, kann aber ganz ironisch fragen, ob dies nicht mit der Tatsache in Verbindung gebracht werden kann, dass die Behandlung von Kindern und die Impfungen anstandslos von den Krankenkassen bezahlt werden. Homöopathische Behandlungen zur Beseitigung leichter Impfschäden werden aber meist nicht übernommen.

Ob die Nebenwirkungen von Impfungen auftreten, weil die Kinder gegen die Impfstoffe, die zum Großteil auch einen hohen Anteil an Schwermetallen enthalten, oder deshalb, weil die Kinder zum Impfzeitpunkt nicht vollständig gesund waren, lässt sich im Nachhinein selten belegen.

Doch wird nach Meinung vieler Impfaufklärer das Gehirn und der Stoffwechsel durch die direkte toxische Wirkung (meistens durch Füllstoffe) der Impfstoffe massiv gestört, andererseits gibt es auch oft Konfliktschocks durch die Impfung der Kinder. Dabei hält sich immer wieder der Verdacht, dass der *plötzliche Kindstod* und andere Todesfälle von Kindern direkt oder indirekt nach Impfungen aufgetreten sind und die Impfungen für diese Todesfälle die Ursache gesetzt haben könnten. Detailliertere Information liefern die deutschen Impfaufklärer den Interessierten zum Beispiel durch ihre Informationsschrift IMPULSE (siehe im Internet AEGIS Deutschland).

Als Empfehlungen an Eltern, die ihre Kinder bereits haben impfen lassen und nun davon ausgehen, dass die festgestellte Hyperaktivität ihre Ursachen in den Impfungen haben könnte, kann der Hinweis weitergegeben werden, dass sich diese durch Bioresonanz, Psychokinesiologie oder auch homöopathische Mittel – zumindest teilweise – beheben lassen. Eltern, die ihren Kindern noch keine Impfungen „verpasst" haben, kann ich nur raten, keine dreifach Impfungen machen zu lassen, sondern wenn sie es für unbedingt erforderlich halten, nur Einzelimpfungen zuzulassen.
Impfungen gegen Kinderlähmung und Tetanus scheinen die unbedenklichsten zu sein. Dennoch sollten die Impfungen am Vormittag gegeben werden, da in dieser Zeit das geringste Schmerzempfinden gegeben ist, aber man sollte darauf achten, dass ein geimpftes Kind nicht mit Freunden zusammentrifft, die sich mit einer Krankheit infiziert haben, gegen die die Impfung gegeben worden ist.

Bewährt hat sich auch die homöopathische Begleitung eines geimpften Kindes, gegebenenfalls mit einer Schwermetallausleitung.

Umweltfaktoren:

Der Bereich der schädigenden Umweltfaktoren ist unerschöpflich. Autoabgase, elektromagnetische Wellen, Stress in Beruf und Freizeit usw. usw.
Der moderne Mensch ist permanent unter Volldampf und findet kaum mehr Ruhe und Zeit zur Erholung. Urlaubsreisen werden als Abenteuermöglichkeit gesehen, egal ob diese Abenteuer dann im zwischenmenschlichen Bereich, durch extreme Bergtouren, Wüstendurchquerungen oder nur durch das Abenteuer Fliegen gesucht und gefunden werden.

Sicher sind Ihnen genügend Freunde bekannt, die von einer Urlaubsreise zurückgekehrt sind, erzählen, dass sie jetzt eigentlich Urlaub bräuchten, weil sie 20 Stunden im Flugzeug saßen, jede Nacht bis fünf Uhr am Morgen unterwegs waren oder durch einen Sonnenbrand keine nächtliche Ruhe gefunden haben.

Stress, Stress, Stress.

Dabei steht heute der Großteil der Arbeitnehmer und Unternehmer schon jeden Tag im Stress und der festgestellte Anstieg von Managerkrankheiten, wie Herzinfarkt, Magenprobleme und Burn Out Syndrom sprechen ihre Sprache.
Für die Entstehung der Hyperaktivität denke ich, spielen all diese Stressfaktoren insofern eine entscheidende Rolle, als werdende Mütter, aber auch Väter, die negativen Auswirkungen ihres Lebens auf das Kind übertragen können. Und genau hier sind wir an dem Punkt, der für die Entstehung der Hyperaktivität eine wesentliche Rolle spielen kann.

Ich bin bereits auf die Forschungen von Prof. Hüther und Bonney eingegangen, die in Bezug auf die Hirnentwicklung und die Auswirkungen der Interaktionen werdender Mütter entscheidend für die Entwicklung des Kindes sein können.

Chemotherapeutika:

Was mich schon immer gewundert hat, ist die Tatsache, dass mir viele Leute erzählt haben, dass man ihren neugeborenen Babys Antibiothika verabreicht hat, um sie vor Infektionskrankheiten zu schützen. Wo soll der Sinn dieser Maßnahme liegen?

Diese Babys, die zum Großteil mit Muttermilch ernährt worden sind, haben aber nach Aussage vieler Kinderärzte einen absolut ausreichenden Immunschutz durch die Milch der Mutter, und zwar etwa bis zum 6. Lebensmonat.
In den ersten sechs Monaten beginnt sich das Immunsystem des Kindes selbst zu entwickeln und nicht von ungefähr kommt trotz vieler Schreckensmeldungen über schädliche Stoffe in der Muttermilch immer wieder der Hinweis kompetenter Mediziner, dass es für die Entwicklung der Babys nichts Besseres gibt, als die von der Natur eingerichtete Ernährungsmöglichkeit – Muttermilch.

Eine Studie von 177 Geburtskliniken kam zu der Feststellung, dass nur noch jede dritte Frau nach dem vierten Lebensmonat stillt – nach sechs Monaten nur noch jede Zehnte. Ärzte und Hebammen bedauern dies, da die Muttermilch bis zum sechsten Lebensmonat wichtige Voraussetzungen für eine optimale Blutbildung und vor allem die Hirnentwicklung setzt.

Mit dem Ende des sechsten Monats sollte dann mit Beikost begonnen werden, weil die Muttermilch nicht mehr ausreichend Eisen für die Entwicklung des Kindes liefert. Doch kann sich das Gehirn gut entwickeln, wenn dem Kind schon in den ersten sechs Monaten wichtige Voraussetzungen für eine optimale Entwicklung vorenthalten werden?

Denken Sie an die bisher beschriebenen, möglichen Ursachen für die Entstehung von Verhaltensstörungen. Interaktionsstörungen im Leben der Mutter, Umweltgifte und das Fehlen wichtiger, für die Entwicklung des Gehirnes entscheidender Stoffe, können schon Spuren hinterlassen und vielleicht Verhaltensstörungen fördern. Muss man dann, aus rein präventiven Gründen, das Immunsystem des Neugeborenen auch noch durch die Gabe von Chemotherapeutika belasten?

Man hat noch nicht ausreichend geforscht, ob die frühzeitliche Gabe von Chemo-Medikamenten eine bleibende negative Wirkung auf die Entwicklung des Kindes hat und ob Verhaltensstörungen durch diese Medikamente ausgelöst werden könnten.
Doch ich würde – sofern nicht eine krankheitsbedingte Verordnung von Antibiotika erforderlich ist – die vorbeugende Gabe ablehnen.

Komplizierte Vorgänge spielen sich in dem kleinen Menschenkind ab und keiner kann bisher verbindlich sagen, wie sich Chemotherapeutika speziell auf Ihr Kind ausgewirkt haben.

Die Gabe von Antibiotika und anderen Chemotherapeutika halte ich persönlich für äußerst bedenklich, weil man in einen sehr sensiblen Entwicklungsprozess eingreift und die Auswirkungen noch nicht ausreichend erforscht hat, um diejenigen zu widerlegen, die davon ausgehen, dass die frühzeitige Gabe von zum Beispiel Antibiotika den Hirnentwicklungsprozess negativ beeinflusst und auch die Voraussetzung für hyperkinetische Verhaltensstörungen bilden kann.

Bei meiner Exfrau habe ich erlebt, welche negativen Auswirkungen die ständige Gabe von Antibiotika haben kann. Und meine Exfrau war erwachsen. Sie entwickelte eine Unverträglichkeit gegen diese Art von Medikamenten und hatte in Fällen, in denen Antibiotika unbedingt erforderlich sind, kaum mehr Möglichkeiten, medikamentös etwas zu tun. Auch ihr hatte man die Medikamente verordnet, mit dem Hinweis, die Einnahme wäre unbedingt erforderlich, um den Heilungsprozess zu fördern. Dass das Immunsystem mit einer Unverträglichkeit reagieren könnte, hat ihr damals, vor ca. 25 Jahren niemand gesagt. Als sie unter den Auswirkungen zu leiden hatte, sagten mir die Ärzte nur, dass es ihnen leid tut. Die Pflege und die Sorge um die Kranke war aber meine Aufgabe und die Verantwortung lag nur bei der „geschädigten" Patientin.

Deshalb kann ich Ihnen abschließend nur raten, sich bestens über die Gabe von Chemotherapeutika zu informieren und sich genau zu überlegen, ob Sie das Risiko eingehen wollen, vorbeugend einem Baby Medikamente zu geben, die im Verdacht stehen, nicht unwesentlich zur Entstehung von Verhaltensstörungen beitragen zu können.

Geopathische Störungen:

Vor zwei Jahren erhielt ich einen Anruf einer besorgten Mutter aus Schweinfurt. Ihre fünfeinhalb Jahre alte Tochter litt unter Aufmerksamkeitsstörungen ohne Hyperaktivität. Sie konnte noch nicht altergemäß sprechen, hatte Probleme mit der Feinmotorik, die sich beim Zeichnen zeigte, konnte nicht Rollerfahren.
Die behandelnde Ärztin stempelte das Kind als ADS-Kind ab, wollte RITALIN® verordnen und schlug die Einschulung in einer Sonderschule vor, da das Kind eben die beschriebenen Entwicklungsdefizite zeigte.

Die Eltern, die sich sehr fürsorglich um die Kleine kümmerten, waren verzweifelt. Mit der Diagnose der Ärztin wollten sie sich nicht abfinden, weshalb sie mich um einen Rat baten.

Als ich das Kind mit psychokinesiologischen Methoden ausgetestet hatte, fiel mir neben einer offensichtlichen Glutenunverträglichkeit auf, dass sie auf die Testung geopathischer Einflüsse massiv reagierte. Mit blauem Licht – auf die Therapiemöglichkeit gehe ich detaillierter im nächsten Kapitel ein – ließ sich der Einfluss geopathischer Störungen entkoppeln.

Ich entschloss mich, den Schlafplatz des Kindes zu begutachten. Es fiel auf, dass das Mädchen ein wunderschönes, großes Zimmer hatte, das sich in der sonnigsten Ecke der neuen Eigentumswohnung befand.

Die Inspektion ergab jedoch, dass sich unmittelbar neben dem Kopfteil des Bettes der Kleinen ein Kabelschacht befand, in dem die Kabel der ganzen Elektroversorgung des neuen Hauses gezogen waren.

Die Veränderung des Schlafplatzes, ein Weglassversuch, bei dem das Kind auf alle Weizen- und Hafererzeugnisse verzichtete und der Rat zu einer täglichen Malübung mit einer indigoblauen Brille geben den Inhalt meiner Empfehlung wieder.

Natürlich gab ich die Ergebnisse meiner Testung an die behandelnde Ärztin weiter.

Nach ca. zwei Monaten hatte sich der Zustand des Mädchens deutlich gebessert. Sie war konzentrierter, zeigte deutlich bessere Feinmotorik und lernte Roller- und Fahrradfahren. Die Einschulung fand einige Monate nach meinem Besuch bei dieser Familie statt. Das Mädchen zeigte normale Schulleistungen.

Aus diesem Beispiel lassen sich aus meiner Sicht zwei wichtige Erkenntnisse gewinnen:

1.) Die elektromagnetischen Strahlungen des Kabelschachtes hatten sicherlich ganz massive Auswirkungen auf das Verhalten des Kindes und waren sicherlich ein Hauptgrund für die Verhaltensstörungen.

2.) Die elektromagnetischen Strahlen für sich alleine waren sicherlich nicht der Grund für die sehr auffälligen Verhaltensstörungen. Das Zusammentreffen von verschiedenen Störfeldern – hier die Gluten-Unverträglichkeit – dürfte die Entwicklungs- und Verhaltensstörung bewirkt haben.

Ähnliche Erfahrungen konnten auch in Zusammenhang mit dem Betrieb von Handys gemacht werden, die sich extrem auf das Verhalten von Kindern auswirkten. In England wird der Betrieb von Handys durch unter 16-jährige Jugendliche als bedenklich angesehen. Entsprechende Warnhinweise sind Pflicht.

Doch auch Erdstrahlen, Wasseradern und Hochspannungsmasten in unmittelbarer Nähe der Wohnung verhaltensgestörter Kinder können die Ursache für deren Probleme setzen und sollten deshalb grundsätzlich mit in die Überlegungen nach den möglichen Ursachen in die Anamnese und Diagnose einbezogen werden.

Computer/Fernsehgerät:

Kennen Sie Geschichten wie die nachfolgende:

„Ich war gestern ganz überrascht, was mein dreijähriger Sohn so alles am Computer kann. Na ja, er darf ja auch täglich eine Stunde an unseren Computer, weil ihm das sicher später Vorteile bringt. Hat ihm aber alles mein Mann gelernt, der ihn immer mitnimmt, wenn er abends noch arbeitet.
In der einen Stunde spielt er die tollsten Computerspiele und konnte mir auch zeigen, wie er den Computer einschalten und sich anmelden muss.

Aber mehr wie eine Stunde Computer gibt es bei uns nicht. Da pass ich auf.
Er darf höchstens noch eine Stunde Kinderkanal angucken. ....“

Sicher kennen auch Sie solche und ähnliche Erzählungen von innovativen Eltern, die ganz stolz auf die Computerkenntnisse ihres Kindes sind.

Was diese Eltern nicht bedenken, sind die vielen Probleme, die bei Erwachsenen entstehen, die gezwungen sind, an diesem Wunderwerk unserer modernen Welt zu sitzen. Rücken- und Augenprobleme, Kopfschmerzen, Sehnenscheidenentzündungen usw. sind nur einige wenige Auswirkungen langer Computerarbeit.

Ich glaube zwar nicht, dass Kinder mit diesen Erkrankungen Probleme bekommen, doch bei ihnen liegt das Problem darin, dass ihr Gehirn in vielen Fällen nicht in der Lage sein kann, die Strahlen, die der Monitor aussendet, entsprechend ihrer Hirnentwicklung zu verarbeiten. Die Frequenzen, mit denen moderne Monitore arbeiten, sind nach den Forschungen vieler Fachleute nicht für das kindliche Auge und Gehirn geeignet.

Die Langzeitauswirkungen auf die Kinder durch Computer- und Fernsehstrahlungen werden häufig mit dem Hinweis abgetan, dass nur Spinner an negative Auswirkungen dieser Kommunikationsmittel glauben. Ernst genommen werden diese Hinweise nicht.

Ich wage jedoch die Frage, ob nicht auch die massive Bestrahlung der Kinder, und zwar bewusst und unbewusst zu einer Verhaltensveränderung führen kann, da die Strahlung dieser Geräte die Hirnströme der Kinder beeinflussen und verändern kann?
Aber liegt das Problem nicht schon in der Computer-Arbeit der werdenden Eltern?
Sie zweifeln auch?

Wissen Sie, dass schon ADS-Babys massive Regulationsstörungen zeigen. Sie reagieren überempfindlich und übererregt auf allen Sinneskanälen. Sie sind geruchs-, geräusch-, berührungs- und lageempfindlich. Für viele Lernprozesse brauchen sie mehr Zeit als andere Kinder, die keine hyperkinetischen Störungen zeigen. Diese Kinder reagieren natürlich auch im Kleinkinderalter noch wesentlich sensibler auf alle möglichen Störungen.

Ob dann tatsächlich eine Überlastung durch Elektrosmog, Handy oder geopathische Störfelder entsteht oder durch alle Faktoren zusammen, ist für die Eltern des Kindes und für dessen Verhalten sekundär.
Sie sollten wissen, dass es die Hinweise gibt, dass Computer und Fernseher Gesundheitsstörungen verursachen oder fördern können und diese Feststellung auch im Hinblick auf die Bewertung der Ursachen und Förderung hyperkinetischer Verhaltensstörungen zu überdenken und das entsprechende Konsumverhalten des Kinder zu korrigieren ist.

Sonderfall Mikrowellen:

Bis vor kurzer Zeit war mir zwar durch die Arbeit eines Erlanger Wissenschaftlers die Tatsache bekannt, dass Mikrowellen in naher Zukunft auch im Bereich der Kriminalität eine Rolle spielen werden, doch ich war immer der Meinung, dass dies nur das Problem einer Minderheit sein wird und die Grenzwerte beim Betrieb von Mikrowellen ausreichend sind, um der breiten Masse der Bevölkerung ausreichenden Schutz gegen die negativen Auswirkungen der Mikrowellen-Technik zu bieten.

Doch bei einer Vortragsreihe in der Schweiz im Winter 2003 erfuhr ich erstmals von einem Zuhörer, der an einer Forschungsarbeit über die Auswirkungen der Mikrowellen arbeitet, dass viele Nachteile für die Gesundheit zu befürchten sind und die Festlegung von Grenzwerten keinen Schutz gewährleistet.

Der Beitrag dieses Wissenschaftlers geriet aber in Vergessenheit. Zu viele Informationen mussten nach den Vorträgen verarbeitet werden.

Im September 2004 erhielt ich jedoch Post des Erlanger Wissenschaftlers Dr. Munzert, der mir Erkenntnisse über Mikrowellen-Verbrechen mitteilte und mir dabei Einzelheiten über die Einsatzmöglichkeiten von Mikrowellen durch Kriminelle übermittelte.

Ich war erstaunt wie einfach es sein kann, Mikrowellen für die Herstellung von Waffen zu benutzen und dabei die „Fähigkeiten" dieser Wellen zur Manipulation der Menschen, ihrer Gehirne und Bewegungsfähigkeit zu verwenden.

„Innerhalb weniger Jahre hat die Mikrowellentechnologie eine dramatische Evolution durchgemacht. Die Entwicklung neuer Geräte zur Erzeugung und Abstrahlung von Mikrowellen ermöglicht einen völlig neuen Waffentyp: Hochleistungsmikrowellen-Waffen", zitiert Dr. Munzert eine Abhandlung von Tuor&Morton aus dem Jahre 1994.

Ich glaubte mich in einem George Orwell Film.

Doch als ich im Spätsommer 2004 die ersten Berichte über die internationale Konferenz „EUROEM 2004" (Euro Electromagnetics) und deren Ergebnisse las, war mir klar, dass ich hierzu noch einige Zeilen in mein Buch aufnehmen muss.

Diese Konferenz brachte nämlich die scheinbar eindeutige Erkenntnis, dass Mikrowellen definitiv die kognitiven Funktionen des Menschen beeinflussen können.

Viele militärische Vertreter hatten diese Konferenz besucht und erfuhren, dass die in der öffentlichen Meinung geführte Diskussion über das Beherrschen der Technik unnütz sei, weil die Grenzwerte keinerlei Schutz vor Manipulation bieten.

Versuche ergaben, dass die Nullhypothese, also die Annahme, dass die Strahlung bis zu einem bestimmten Grenzwert keine Auswirkungen hat, nicht haltbar ist und die kognitiven Fähigkeiten menschlicher Wahrnehmung, Reaktionszeit und Konzentrationsfähigkeit in jedem Fall durch die Mikrowellentechnik negativ beeinflusst werden.

Noch keiner kann verbindlich sagen, ob die Auswirkungen der Mikrowellen, die seit Jahrzehnten immer häufiger eingesetzt werden, auch eine Ursache für die Auslösung hyperkinetischer Störungen sein könnten.

In Anbetracht der Tatsache, dass selbst höchste militärische Kreise am Einsatz dieser Technik durch die vielseitigen Möglichkeiten im militärischen und polizeilichen Bereich interessiert sind, muss ich davon ausgehen, dass die jahrzehntelange „Bestrahlung" der Bevölkerung auch in der Ätiologie der hyperkinetischen Störungen eine wesentliche Rolle spielen könnte.
Sie können aber auch die Wahrscheinlichkeit nicht ausschließen, dass in der Mikrowelle bereitete Speisen, negative Auswirkungen auf die Qualität haben können.

Aber sehen Sie eine realistische Chance, diesen täglich präsenten Wellen auszuweichen?

Genetische Ursachen:

In den letzten Jahren konnte ich immer wieder feststellen, dass Eltern von tatsächlich hyperkinetischen Kindern ebenfalls durch Fahrigkeit oder Unkonzentriertheit auffielen oder Hinweise des behandelnden Arztes mit der Bemerkung abtaten, dass hätten sie früher auch gemacht und finden das Verhalten des Kindes deshalb völlig normal, obwohl es deutliche charakteristische Verhaltensmuster hyperkinetischer Kinder waren.

In der Psychologie geht man davon aus, dass eine genetische Ursache für hyperaktive Kinder sicherlich in den Genen liegen kann. Man spricht von erblichen Möglichkeiten und von so genannten *Kandidatengenen.*

Ich kann nur hoffen, dass uns die Wissenschaft in einigen Jahren den tatsächlichen Grund für die Störungen präsentieren kann. Bisher ist noch nicht erklärt, ob und wie sich eine genetische Programmierung der Eltern in Bezug auf Verhaltensstörungen auf das Kind auswirkt.

Bis eine Klärung vorliegt, sollten Ärzte grundsätzlich auch die *Ursprungsfamilie* des vorgestellten Kindes betrachten, um daraus Rückschlüsse auf die Ursachen der Störung zu erhalten. Als sinnvoll hat sich auch in vielen Fällen erwiesen, Eltern von ADS-Kindern, vor allem wenn sie selbst Verhaltensstörungen zeigen, mit in das Therapieprogramm einzubeziehen, bzw. sie selbst zu behandeln.

Indigokinder:

Seit Lee Carrol und Jan Tober ihr Buch „Indigokinder" auf den Markt gebracht haben, scheinen in meiner Umgebung nur noch besondere Kinder zu leben.
Ganz besondere Kinder – ich finde jedes Kind ist etwas Besonderes.

Doch INDIGO-Kinder sind offensichtlich noch eine Stufe höher in der Skala der besonderen Kinder einzuordnen.

Der Name Indigo stammt von der Farbe indigoblau und wurde diesem Typ Kinder zugeteilt, weil eine Auraseherin namens Nancy Anne Trappe in der Aura dieser Kinder vor allem dunkelblaue Farbe wahrnahm.

Indigokinder zeichnen sich durch außergewöhnliche Eigenschaften und Fähigkeiten aus. In einer Beschreibung ihrer Wesens- und Charaktereigenschaften kann man nachlesen, dass *sie*

- *im Vergleich zu früheren Generationen eine schnellere Entwicklung nehmen.*
- *eine stark ausgeprägte Sensibilität und Intuition besitzen, dabei aber ein Gefühl dafür entwickeln, wer sie anlügt.*
- *hypersensibel reagieren auf chemische Zusätze im Essen.*
- *kaum zu überzeugen sind, Dinge zu tun, die ihnen überflüssig erscheinen.*
- *ihre Schwierigkeiten haben mit absoluten Autoritäten, da sie ein starkes Selbstwertgefühl besitzen.*
- *oft schon als Kinder wirken, die gewisser Lebensweisheiten kundig sind und ein Interesse an philosophischen und spirituellen Dingen entwickeln.*
- *sich durch den selbstständigen Umgang mit neuer Technik, wie Computern und einen hohen Intelligenzquotienten auszeichnen.*

- *eine hohe Ausfassungsgabe besitzen, aber auch zu häufigen Krankheitssyndromen, wie ADS, Unruhe, Hyperaktivität neigen.*
- *häufig rebellisch und aggressiv sind und sich bei festgefahrenen Systemen ohne Möglichkeit der Kreativität frustriert zeigen.*
- *sich zurückziehen, wenn sie sich missverstanden fühlen.*

Man mag ja zu Aurasehern und der parapsychologischen Szene stehen wie man will, feststeht, und dies bestätigen viele Ärzte und Hebammen, dass derzeit offensichtlich ein neuer Typ Mensch das Licht der Welt erblickt.

Gerade wenn Kinder hyperaktiv sind, kann man daran denken, dass auch der Steinzeitmensch eine Entwicklung nahm, die unsere Menschenart hervorbrachte. Ich kann mir deshalb schon vorstellen, dass sich alle Veränderungen der letzten Jahrtausende auf die DNA des Menschen auswirkten und heute zur Geburt von Menschen führt, die aus unserer Sicht noch als ungewöhnlich, neu oder krank gelten.

Wenn ein Kind die Beschreibungskriterien eines Indigokindes erfüllt, sollte man offen sein für Neues, die Kriterien genau überprüfen und dann ein eigenes Konzept für die Behandlung entwickeln, das den Besonderheiten des Kindes entgegenkommt. Unter Umständen bekommt man ein Indigokind auch ohne Medikamente unter Kontrolle, wenn man auf seine Eigenarten eingeht.

Einen Versuch ist es wert.

Verkneifen kann ich mir beim Thema Indigokinder jedoch nicht zu erwähnen, dass es sicher viele Mitbürger gibt, die die These von den Indigokindern und die Auraseherei als esoterischen Quatsch abhandeln.
Davor würde ich warnen, zumal man in den letzten Jahren mit der Kirolanfotografie und ähnlichen Techniken große Fortschritte gemacht hat und lange Zeit Unglaubliches über die Aura oder die Mentalfelder um die Hülle eines Menschen belegen konnte.
Auch was die Indigokinder anbelangt, beschreibt Jan Tober in seinem Buch die These einer Vitaminunterversorgung hyperkinetischer Kinder. Seiner Beschreibung zufolge, die er selbst aus einem Buch von Rachel Bell und Dr. Howard Peiper entnommen hat, ist bei Indigokindern ein Vitamin B 6-, Magnesium- und Calcium-Mangel festzustellen.
Dies sei nur als Hinweis für Eltern gedacht, bei deren Kindern ebenfalls ein derartiger Vitamin- und Mineralienmangel belegt werden kann.

Zusammenfassung der möglichen Ursachen:

Ich habe versucht, Ihnen – ohne Anspruch auf Vollständigkeit – einige mögliche Ursachen hyperaktiven Verhaltens zu schildern.

Dabei war es pure Absicht, Ihnen nicht reihenweise wissenschaftliche Gutachten und Studien zu präsentieren, die sich oft widersprechen, sondern ich wollte für jeden einigermaßen verständlich eine Diskussionsbasis schaffen, mit deren Hilfe Sie mit Ihrem behandelnden Arzt die Möglichkeit haben, individuelle Probleme des Kindes besser zu beurteilen und eine geeignete Therapie zu finden.

Ich habe versucht, die ätiologischen Gründe zu beschreiben, die ich während mehrerer Jahre intensiven Beobachtens hyperaktiver Kinder als die entscheidenden festgestellt habe.

Trotz vieler Versuche, die Ursachen von hyperkinetischen Störungen zu erforschen, kann man heute noch keine absolut verbindliche Antwort auf die Frage geben. In der Psychologie geht man davon aus, dass genetische und neurobiologische Faktoren, gepaart mit Umwelteinflüssen, vor allem während die Schwangerschaft, die entscheidenden Voraussetzungen für Verhaltensstörungen schaffen.
Doch die Betrachtung der hyperkinetischen Problematik durch Ernährungswissenschaftler, Soziologen und Gesellschaftswissenschaftler, sieht die Ursachen im familiären Umfeld, unseren gesellschaftlichen Ansprüchen und den Umweltbelastungen.

Sicher hat jeder ein *bisschen Recht.*

Bedenkt man, welche Belastungen heute werdende Mütter, gestresste Väter und ein neu konzipiertes Kind bereits während der Schwangerschaft zu bearbeiten haben, wundert es nicht, dass es zu einem neuen, nicht unserem Verständnis von Kindesverhalten geprägten Typ Kind kommt.

Vielleicht haben wir es auch mit einer neuen Zivilisationskrankheit zu tun, doch alles theoretisieren bringt uns nicht weiter.
Wir brauchen schon heute brauchbare Therapiemöglichkeiten, die weitgehendst risikoarm sind, effektiv und bezahlbar.

Alternative Therapiemöglichkeiten

Ich habe bereits einmal darauf hingewiesen, dass alternative Therapiemöglichkeiten, wie die Homöopathie oder die Akupunktur alleine für sich keine Alternative zu einer medikamentösen Behandlung sein können.
Dies ist im Übrigen auch bei einer Behandlung mit Medikamenten ähnlich. Auch im Beipackzettel von RITALIN®, bzw. in der Ärzteinformation kann man nachlesen, dass die Behandlung mit RITALIN® nur Teil eines Behandlungskonzeptes sein soll.

Es ist immer das Ineinandergreifen verschiedener, individuell ausgesuchter Möglichkeiten gewesen, die in der Vergangenheit eine positive Verhaltensänderung des untersuchten Kindes bewirken konnten.
An dieser Stelle möchte ich bewusst machen, dass ich kein Arzt bin. Doch ich habe mich durch meine Arbeit mit dem Thema Hyperaktivität mit vielen Ärzten auseinander gesetzt, selbst im Bereich der Gesundheits- und Lebensberatung Erfahrungen gemacht und aus meiner beruflichen Tätigkeit Informationen zum Thema gewonnen und in dieses Buch eingebracht; und Erfahrungen sind durch nichts zu ersetzen.
Anhand der praktischen Arbeit meiner Seminarpartnerin Dr. Hedi Vogl, konnte ich auch in der ärztlichen Praxis miterleben, wie mit alternativen Behandlungskonzepten gearbeitet werden kann und welche Erfolge oder Misserfolge zu verzeichnen waren.

Es ist aber schwer ein Schema für alternative Behandlungen aufzustellen, doch ich will es versuchen, Ihnen eine Übersicht der alternativen Möglichkeiten in diesem Buch vorzustellen. Die Entscheidung, welche Therapien in Ihrem Fall die Erfolg versprechenden sind, kann nur ein naturheilkundlich aufgeschlossener Arzt zusammen mit Ihnen treffen.

Im letzten Kapitel habe ich die möglichen Ursachen hyperkinetischer Verhaltensstörungen vorgestellt und auf die Notwendigkeit einer genauen Anamnese hingewiesen. Ist diese abgeschlossen, wird sich der behandelnde Arzt ein Behandlungskonzept erarbeiten und dieses mit den Eltern besprechen.

Neben einer Medikation mit METHYLPHENIDAT in Form von RITALIN® oder MEDIKINET® hat er eine Reihe von Alternativen. Natürlich muss der behandelnde Arzt die nachfolgend vorgestellten Alternativen auch beherrschen, um sie entsprechend anwenden zu können. Sie sollten darauf achten, dass die Therapien für Ihr Kind effektiv, risikoarm, bezahlbar sind und sich die einzelnen Therapiekomponenten sinnvoll ergänzen.
Ohne Anspruch auf Vollständigkeit und ohne eine Wertigkeit der einzelnen Möglichkeiten weitergeben zu wollen, haben sich aus meiner Erfahrung folgende Therapieansätze bewährt und konnten in Kombination sehr gute Behandlungserfolge erzielen:

Homöopathie:

Um es vorweg zu nehmen, ein Kind, dass jahrelang unter METHYLPHENIDAT stand, ohne vorherige *Ausleitung* mit homöopathischen Mitteln zu behandeln und dabei einen durchschlagenden Erfolg zu erwarten, ist eine Sache der Unmöglichkeit.

Was ist Homöopathie? Wenn Sie hier versuchen eine Antwort zu kriegen, werden Sie sich wundern, welche unzutreffenden Antworten Sie erhalten. „Bei der Homöopathie sind die Medikamente schwächer!", „Der gleiche Stoff, der die Krankheit auslöst, heilt sie auch!" oder „Es ist nichts als eine andere Art von Psychotherapie", sind Antworten, die Sie erhalten könnten.

MEYERS GROSSES HANDLEXIKON definiert die Homöopathie im Sinn ihres Begründers *Samuel HAHNEMANN* als ein Heilverfahren, bei dem Krankheiten mit niedrig dosierten Medikamenten behandelt werden, die in höherer Dosierung beim Gesunden ähnliche Erscheinungen des jeweiligen Krankheitsbildes hervorrufen würden.

Die Versuche, Homöopathie und die so genannte Schulmedizin zu kombinieren, mussten misslingen, da beide Medizinformen verschiedene Ansätze in Diagnose und Therapie haben müssen.

Der Begründer der klassischen Homöopathie Samuel HAHNEMANN (* 10. April 1755) studierte Medizin in Leipzig und Wien und beschäftigte sich im Rahmen seiner Doktorarbeit mit den Ursachen und Therapien der Krampfzustände (1779). Die Geschichte lehrt uns, dass er über die Unfähigkeit der damaligen Medizin zu heilen so enttäuscht war, dass er sich vom Arztberuf zurückzog und sich der Übersetzung von Büchern und der Forschung im Bereich der Chemie widmete.

In einem Brief an den Arzt Hufeland klagte HAHNEMANN damals, dass er die Gefahr sehe, als Arzt ständig die Patienten zu vergiften.

Doch HAHNEMANN erarbeitete durch seine Forschungen das homöopathische Heilprinzip, das er als 41-Jähriger 1796 der Medizinwelt vorstellte. Er bezeichnete seine neue Heilmethode als einen Versuch, ein neues Prinzip zur Auffindung der Heilkräfte von Heilsubstanzen zu finden.

Trotz massiver Kritik setzten sich sowohl die *Klassische Homöopathie* als auch verschiedene Abwandlungen durch und stehen heute neben der Schulmedizin als stabiler Pfeiler in der Welt der Medizin.

Regeln und Prinzipien der Homöopathie:

§ 1: Des Arztes höchster und einziger Beruf ist, kranke Menschen gesund zu machen, was man heilen nennt.

§ 2: Das höchste Ideal der Heilung ist schnelle, sanfte, dauerhafte Wiederherstellung der Gesundheit oder Heilung und Vernichtung der Krankheit in ihrem ganzen Umfange auf dem kürzesten, zuverlässigsten, unnachteiligem Wege nach deutlich einzusehenden Gründen.

SAMUEL HAHNEMANN – ***Organon der Heilkunst***

Leider ist es in den letzten Jahren auch hier zu kontroversen Diskussionen zwischen den Mitgliedern der verschiedenen Schulen der Homöopathie gekommen, was zwar der wissenschaftlichen Genauigkeit, nicht aber dem Wohl des Patienten gedient hat.

Die Grundlagen homöopathischer Medikamente sind überwiegend im Pflanzen und Chemikalienbereich zu finden, aber gelegentlich auch im Tierreich und bei den Mineralien. Die Mittel werden vor der Verwendung für ein homöopathisches Medikament auf ihre Heilungsmöglichkeiten geprüft.

Dann nehmen gesunde Menschen (Prüfer) die potenzierten, ungiftigen Substanzen nach einem Schema ein, das bereits HAHNEMANN entwickelt hat. Sie werden dann an sich Veränderungen feststellen, wie zum Beispiel Durchfall, Herzklopfen oder Stimmungsveränderungen. Diese Feststellungen werden dokumentiert.
Man weiß dann, dass das eingenommene Mittel beim Gesunden z.B. Durchfall verursacht. Beim Kranken wird dieses Mittel dann ähnliche Erscheinungen heilen. Dies ist ein Naturgesetz, das Ähnliches mit Ähnlichem geheilt werden kann.

Nun stellt sich in Bezug auf hyperkinetische Erscheinungen natürlich die Frage, ob hier ein homöopathisches Mittel, dass beim gesunden Jugendlichen unruhiges Verhalten oder Unkonzentriertheit auslöst, beim Hyperkinetiker zu einer Verbesserung des Konzentrationsverhaltens und zu einer Beruhigung führen kann.

Da METHYLPHENIDAT bei hyperkinetischen Patienten paradox wirkt, stellt sich die Frage, ob auch bei der Anwendung homöopathischer Mittel mit einer derartigen Wirkung zu rechnen ist. Ich glaube nicht, da die Definition der paradoxen Reaktion ihren Ursprung in der Annahme hatte, dass ein Dopaminmangel vorliegt, der auszugleichen ist. Heute ist diese These nicht mehr haltbar.
(Siehe *Hüther/Bonney*-Kapitel Ursachen)

Aus meiner bisher gewonnenen Erfahrung muss ich davon ausgehen, dass homöopathische Mittel in erster Linie begleitend zur Therapie hyperkinetischer Kinder verwendet werden sollten. Hier beispielsweise um beigleitende Erscheinungen, wie Allergien, Ess- und Schlafstörungen, Wutanfälle oder Neurodermitis in den Griff zu kriegen oder die Kinder für eine psychotherapeutische Therapie empfänglicher zu machen.

Wenn Sie sich für den Weg entscheiden sollten, eine homöopathische Therapie zu versuchen, sollten Sie aber einen Arzt oder Heilpraktiker aufsuchen, der über eine lange Erfahrung mit homöopathischen Mitteln und hyperkinetischen Kinder besitzt. Zudem sollte dieser Therapeut Möglichkeiten, wie Ergo-, Spiel-, Verhaltens- oder Musiktherapie in sein Behandlungskonzept einbauen.

Fazit:

Die homöopathische Behandlung hyperkinetischer Kind für sich alleine kann sicherlich nur sehr bedingt zu einer Verhaltens- oder Konzentrationsverbesserung führen. Sie kann aber das Kind anregen, sich nach seinen persönlichen Möglichkeiten zu entwickeln.

Für die begleitende Therapie zur Verbesserung der Lese- oder Schreibleistung, aber auch bei Kleinkindern zur Beseitigung von Entwicklungsstörungen oder zur Behandlung von Neurodermitis, Allergien und Essstörungen kann sie ein gutes Therapiekonzept nachhaltig unterstützen und ein wertvolles Teilchen im Mosaik der Therapie darstellen.

Mikrobiologische Therapie:

Dem Thema mikrobiologische Therapie kann man ohne Probleme ein ganzes Buch widmen. Doch dies will ich hier unterlassen.

Was ich aber möchte, ist die Vorstellung einer Behandlungsart, auf die immer mehr Ärzte und Heilpraktiker zurückgreifen.
Als eine *unendliche Geschichte* beschreibt Dr. ret. nat. Volker Rusch vom mikrobiologischen Arbeitskreis in Herborn in seinem Buch *Freunde Bakterien oder Feinde?* die Entwicklung dieser Therapiemöglichkeit, die von L. Pasteur bis ins mikrobiologische Institut nach Herborn führt. Dort ist ein Zusammenschluss von Fachleuten sowie von Forschungsgruppierungen aus verschiedenen Ländern damit beschäftigt, mit einer Vielzahl randomisierender, doppelblind geführter und placebokontrollierter klinischer Studien, die Hypothesen zur Wirksamkeit der mikrobiologischen Therapie zu bestätigen.
Die bisher gewonnenen signifikanten Resultate dieser Studien wurden zwischenzeitlich weltweit durch die tägliche Praxis gestützt und haben sich bei einem breiten Krankheitsspektrum millionenfach bewährt.

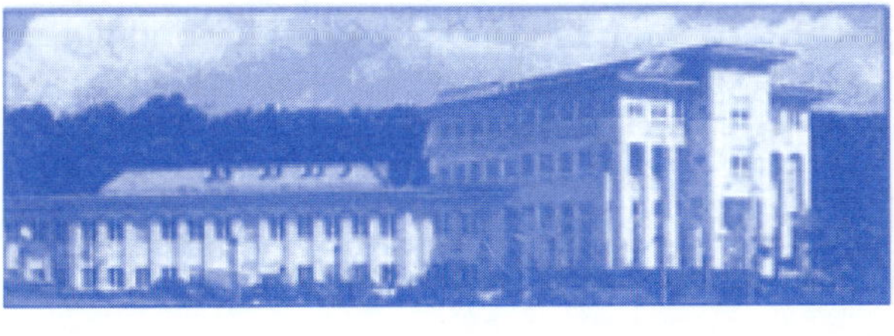

Institut für Mikrobiologie und Biochemie, Institut für Mikroökologie in D-Herborn

Aus diesem Grund kann ein Arzt, der ein hyperkinetisches Kind behandelt, auch an die Möglichkeit einer mikrobiologischen Therapie denken, da sich diese Therapie immer wieder bei Neurodermitis, Allergien und Darmproblemen bewährt hat und diese Krankheiten bekannterweise immer wieder in Zusammenhang mit hyperkinetischen Störungen gebracht werden.
Bei Krankheitsbildern eben, die auch vielen Hyperkinetikern bekannt sind. Hefepilzerkrankungen z.B. können zu massiven Bauchbeschwerden führen und weit über dieses Störungsbild hinausgehen. In der Diskussionen der Fachleute sind Nahrungsmittelunverträglichkeiten, Migräne, seelische Störungen und Depressionen ebenfalls als Folgen von Hefepilzerkrankungen dokumentiert.

Aufgrund meiner bisherigen Erkenntnisse muss ich davon ausgehen, dass auch die mikrobiologische Therapie eine Verhaltensstörung nicht beseitigen kann, von der man nicht genau weiß, woher sie rührt. Doch sie bietet auch die Möglichkeit nach Störungen und möglichen Ursachen zu fahnden, da Stuhluntersuchungen, die eine mikrobiologische Therapie einleiten, sehr gut geeignet sind, wertvolle Ergebnisse zu liefern, aus denen Hinweise für die spätere Behandlung gewonnen werden können.

Doch in vielen Fällen ist das Immunsystem hyperkinetischer Patienten gestört. Ob dies nun durch Pilze, Bakterien oder eine unzureichende Ernährung bedingt ist, kann durch eine Untersuchung einer Stuhlprobe festgestellt werden.

Wie funktioniert nun aber eine mikrobiologische Therapie?

Um Ihnen diese Therapie näher zu bringen, möchte ich Ihnen eine Passage aus dem zitierten Buch von Dr. Rusch weitergeben:

Mikrobiologische Therapie bedeutet, einfach formuliert, Krankheiten mit Mikroben (= die kleinsten, meist einzelligen Lebewesen) zu behandeln oder vermeiden. Dem Organismus werden als Therapieelemente mikrobielle Präparate, medizinische und / oder lyophilisierte Probiotika und / oder Eigenimpfstoffe zugeführt, um Krankheitserreger anzugreifen und die körpereigenen Abwehrsysteme zu stärken.

Zugegeben, diese Erklärung ist für einen Laien kaum verständlich. Doch wenn ich Ihnen anhand des praktischen Behandlungsablaufes zu erklären versuche, wie diese Behandlungsmöglichkeit chronologisch abläuft, werden Sie mehr verstehen.

Die Behandlung beginnt wie gewöhnlich mit einem ersten Arztbesuch, bei dem eine erste Verdachtsdiagnose und die Zuordnung der Krankheitssymptome zu einem Krankheitsbild erfolgen. Anschließend liefert der Patient eine Stuhl- oder Urin-Probe ab. Diese wird im Institut analysiert.
Wenn ein detaillierter Untersuchungsbefund vorliegt – meist mit entsprechenden Therapieempfehlungen – erhält der Arzt den nach der ersten Diagnose bestellten und vom Institut hergestellten Eigenimpfstoff. Dies ist der Zeitpunkt, der die Erstellung eines krankheits- und patientenspezifischen Therapiekonzepts durch den behandelnden Arzt einleitet.
Die individuelle Behandlung beginnt mit der Einnahme verschiedener lebender Enterokokken Bakterien, Eigenimpfstoffen und evtl. Milchbakterien. Zwischenkontrollen folgen. Ebenso wird die Behandlung überprüft und falls notwendig modifiziert.
Im Rahmen einer letzten Kontrolle oder Nachbehandlung wird der Behandlungserfolg, zum Teil auch durch eine Nachuntersuchung mit Einsendung neuer Proben an das Institut, überprüft.

Der Vorteil dieser Behandlung ist die individuelle Ausarbeitung von Therapieansätzen aufgrund einer Analyse der Stuhls oder Urins.

Fazit:

Die sehr patientenorientierte Therapiemethode kann sinnvoll sein, wenn das Kind oder der Jugendliche neben der Verhaltensstörung auch an Allergien, Darmproblemen oder Nahrungsmittelunverträglichkeiten leidet.

Ein Therapieerfolg ist dann bei geringem Risiko wahrscheinlich, wenn der Arzt gezielt vorgeht und die Behandlung individuell auf das festgestellte Krankheitsbild und den Patienten abstimmt.

Der Nachteil liegt im Fall hyperkinetischer Kinder unter Umständen in der Tatsache, dass das Kind neben den mikrobiologischen Therapeutika auch andere Medikamente einnehmen soll oder muss. Dadurch können die mikrobiologischen Mittel ihre Wirkung verlieren.

Akupunktur:

Die aus der traditionellen chinesischen Medizin (TCM) stammende Therapieform wird mittlerweile in ca. 20 verschiedenen Formen angewandt.
Bei den verschiedenen Techniken werden feine Nadeln unterschiedlich tief in anatomisch genau lokalisierte Strukturen auf der Körperoberfläche eingestochen, um das YIN & YANG zu regulieren und Blokkaden innerhalb des Organismus auszugleichen. Abwandlungen der traditionellen Methode arbeiten mit Laserpointer oder Druck der Finger, wie bei Shiatsu. Einzelne Organsysteme sollen damit angeregt oder beruhigt werden.

Die TCM unterscheidet 14 Hauptmeridiane mit 361 Hauptakupunkturpunkten. Diese Punkte werden im Rahmen der Behandlung nach einem genauen Schema angestochen, um die gewünschte Reaktion zu erreichen.
In der modernen Medizin sind jedoch neben der klassischen chinesischen Akupunktur auch Kombinationen mit modernen medizinisch-physiologischen Methoden, wie Laserakupunktur, Injektionsakupunktur oder Elektroakupunktur gebräuchlich und bei vielen Patienten auch effektiv.
Akupunkturmassage, Shiatsu, Farbakupunktur und Mundakupunktur sind weitere Möglichkeiten einer Therapie, wobei diese Techniken in der Praxis nicht so bedeutend sind.

Bei der Behandlung von Kindern hat sich in den Arztpraxen, auf deren Erfahrungen ich im Rahmen dieses Buches zurückgreifen kann, die Elektro- oder Laserakupunktur als vorteilhaft erwiesen, da viele Kinder Angst vor dem Stechen einer Nadel haben.

Bei der Behandlung hyperkinetischer Kinder und Jugendlicher kann man mit Hilfe der Akupunktur viele Körperbereiche, in denen Störungen festgestellt wurden, regulieren oder aktivieren. So habe ich gute Erfahrungen gemacht, als es um die Behandlung von Essstörungen ging. Auch bei einer Verschiebung der Schädelknochen konnten mit Akupunktur, aber auch mit craniosakraler Therapie gute Erfolge dokumentiert werden.

Im Bereich der Entwöhnung bzw. beim Ausschleichen von METHYLPHENIDAT kann Akupunktur gute Unterstützung leisten.

Mit Hilfe der Akupunktur sind viele Anwendungsbereiche denkbar, doch ich meine, dass ich hier nur einen Überblick über die häufigsten alternativen Therapiemöglichkeiten geben sollte, da die Entscheidung, welche Therapie Ihrem Kind im Einzelnen helfen kann, nur der behandelnde Arzt treffen kann, da nur er die umfassenden Erkenntnisse über Ihr Kind und die Schwere der Verhaltensstörung hat.

In diesem Zusammenhang muss ich allerdings anmerken, dass ein Arzt, der bei einem hyperaktiven Kind erfolgreich eine Akupunktur-Behandlung in Kombination mit anderen therapeutischen Maßnahmen anwendet, über ein ausreichendes Maß an Erfahrung verfügen sollte, um mit dieser Methode erfolgreich sein zu können.

Psycho-Kinesiologie / Farblichttherapie:

Die Psycho-Kinesiologie ist ein neuer Weg in der psychosomatischen Medizin. Die Geschichte der Psycho-Kinesiologie ist sehr jung, begann sie ihren therapeutischen Siegeszug erst im Jahr 1992, als in der berühmten medizinisch-orthopädischen Fachzeitschrift *Spine (Wirbelsäule)* eine Studie des San Franzisco-Spine-Instituts veröffentlicht wurde. Der Grund für die Veröffentlichung war die Aussage verschiedener Psychologen, die die Ursache für Rückenschmerzen, aber auch Bandscheibenvorfällen und deren Operationserfolg in ungelösten seelischen Konflikten aus der Kindheit sahen, und somit von psychologischen Faktoren abhängig machten.
Das *Spine-Institut* wollte diese Behauptung widerlegen.

Doch es kam anders.

Einhundert erwachsene Patienten mit schweren Bandscheibenvorfällen wurden vor der Operation untersucht. Dabei wurden auch fünf Konfliktsituationen aus ihrer Kindheit abgefragt. Dabei ging es um

- körperlichen Missbrauch
- sexuellen Missbrauch
- emotionelle Vernachlässigung
- Verlust eines oder beider Elternteile
- Drogenmissbrauch im Elternhaus

Danach teilte man die Patienten in drei Gruppen ein.

Gruppe A war ohne Risikofaktoren
Gruppe B nannte ein bis zwei dieser Faktoren und
Gruppe C drei oder mehr.

Verblüffend war nach Auswertung dieser Untersuchung der Langzeit-Operationserfolg:

Die Patienten aus der Gruppe A wurden zu 95 % völlig gesund,
in Gruppe B 73 %, während in
Gruppe C nur 15 % einen Operationserfolg dokumentieren konnten.

Man schloss aus diesem Ergebnis, dass Schmerzen und der Erfolg nach Operationen nicht nur von der Operation selbst abhängig sind, sondern auch oder vor allem von Faktoren, die auf die *Kinderstube* und die Kindheit des Patienten zurückgehen.

Da die Entwicklung der Psychokinesiologie (PK) nicht stehen blieb, konnten diese Beobachtungen mittlerweile für alle medizinischen und psychotherapeutischen Bereiche gemacht und dokumentiert werden. Aber die Entwicklung der Methode ging rasch weiter. Durch die praktische Arbeit vieler Therapeuten mit der Methode konnte bestätigt werden, dass die PK nicht nur eine elegante Methode ist, Konflikte aus der Vergangenheit aufzudecken, sondern auch viele Möglichkeiten bietet zu heilen.

Wenn Sie sich entschließen sollten, zur Behandlung Ihres Kindes sich mit der PK zu beschäftigen, sollten Sie zuerst wissen, auf welchen therapeutischen Grundannahmen diese Behandlungstechnik beruht:

1. Man geht davon aus, dass jede Erkrankung ihren Ausgangspunkt ganz oder zum Teil im Unterbewusstsein hat, in dem alle Erinnerungen gespeichert sind. Sind diese Erinnerungen konfliktbeladen, spricht man in der PK von einem *ungelösten seelischen Konflikt.*

2. Jeder Mensch hat ungelöste seelische Konflikte. Der Inhalt bestimmt den Ort und die Art der Erkrankung. (Interessant ist zu diesem Thema auch das Buch *Krankheit als Weg* von R. Dahlke.)

3. Zwischen dem Zeitpunkt des Traumas (der Speicherung des ungelösten seelischen Konfliktes), den wir in der Folgezeit als USK bezeichnen, können Jahre und Jahrzehnte vergehen, bis die Krankheit ausbricht oder wahrgenommen wird.

4. Durch die PK kann eine Heilung dann erzielt werden, wenn

    - der Konflikt in die Erinnerung zurückgebracht und neurophysiologisch vom Nervensystem entkoppelt wird.

    - anschließend die verinnerlichten, zur Zeit der Entstehung des USK einschränkenden Glaubensätze ausgelöscht werden.

5. Ins Unterbewusstsein verdrängte Konflikte können durch therapeutische Arbeit in Erinnerung gebracht werden.

6. Damit gehört die PK in den Bereich der Biofeedback-Psychotherapie.

7. Prinzipiell sind alle körperlichen und seelischen Erkrankungen heilbar. In der PK geht man davon aus, dass der Schlüssel im Unterbewusstsein des Patienten zu finden ist. Ihn zu finden, kann den schwierigsten Teil der Arbeit darstellen.

Ich habe Ihnen die grundsätzlichen Überlegungen der PK deshalb umfangreicher als andere Therapiemöglichkeiten erklärt, da sie nicht so einfach zu verstehen ist. Sicher denkt auch der eine oder andere Leser, ich würde einen Vodoo-Zauber erklären.

Meine Erfahrungen mit dieser Technik, die ich zunächst gelernt hatte, weil ich als rationell denkender Kriminalbeamter glaubte, diese Behandlungsmethode als Hexen-Kram zu enttarnen, sprechen für sich.

Im Übrigen kann ich davon berichten, dass auch schwere Kriminalfälle schon mit Techniken gelöst werden konnten, bei denen das Unterbewusstsein eines Zeugen *angezapft* worden ist, um Informationen zu erhalten, die sich dieser Mensch nicht mehr bewusst in die Erinnerung zurückholen konnte. Mit Hilfe psychotherapeutischer Methoden gelang dies aber.

Deshalb kann ich Ihnen versichern, dass es sich bei der PK – ich wende die Methode nach Dr. Klinghardt an – um eine vorzügliche Möglichkeit handelt, einem hyperkinetischen Kind nachhaltige Hilfe zukommen zu lassen.

Ein Beispiel:

Während meiner PK-Ausbildung kam ein bekannter Physiotherapeut auf mich zu, dessen 10-jähriger Sohn Probleme mit dem Lesen hatte.
Ein Arzt diagnostizierte dem Knaben eine Aufmerksamkeitsstörung ohne Hyperaktivität, der andere behauptete, der Junge sei einfach nur Legastheniker und müsse durch eine Logopädin betreut werden.
Da sich der therapeutisch belesene Physiotherapeut nicht vorstellen konnte, dass sein Sohn in die Sparte der ADS-Kinder bzw. der Legastheniker fällt, bat er mich – testhalber und zu Ausbildungszwecken – seinen Sohn PK-mäßig zu testen.

Bereits während der Prüfung von Blockaden im Regulationsbereich stellte sich eine Unverträglichkeit auf Gluten heraus. Um mit der Arbeit fortfahren zu können, entkoppelte ich diese Blockade mit einer blauen Brille.
Die restliche Testung des Buben brachte keine weiteren Erkenntnisse auf einen USK, so dass ich auf die Idee kam, es einmal mit dem Rat zu versuchen, alle glutenhaltigen Lebensmittel wegzulassen und zusätzlich täglich ca. 15 Minuten Leseübungen mit der blauen Brille durchzuführen.

Zugegeben, kein schwerer Fall. Aber nach ca. drei Monaten war die Leseschwäche des Knaben behoben und die angeblichen Konzentrationsstörungen beseitigt.

Der Bub besucht heute, nach drei Jahren, die 7. Klasse eines Gymnasiums, und zwar mit gutem Erfolg. Es waren drei PK-Sitzungen im Abstand von vier Wochen erforderlich, um diesen Erfolg zu erreichen.

Mit diesem, sicher nicht repräsentativen Beispiel möchte ich Ihnen auch näher bringen, dass in vielen Fällen angeblicher Aufmerksamkeitsstörungen die Ursachen nicht nur hyperkinetischer Natur sein müssen und die Lösung – leider nur manchmal – mit den Techniken der PK risikolos und schnell zu lösen sein können.

Doch auch in schweren Fällen bietet die PK die sehr Erfolg versprechende Möglichkeit, Unverträglichkeiten, USK's, Verschiebungen des Skeletts oder Fehlstellungen der Kieferknochen aufzuspüren und dann das richtige Therapeutikum auszutesten.

Liegen die Auslöser der Verhaltensstörung im Unterbewusstsein, besteht auch hier eine gute Möglichkeit, diese aufzuspüren und zu bearbeiten.

Sicherlich, auch die PK ist nur eine Methode, die man im alternativen Therapiebereich überdenken kann, wenn man mit hyperkinetischen Kindern Lösungen für die Beseitigung ihrer Probleme sucht.

Auch bei der PK ergibt sich die Notwendigkeit mit Ergotherapie, Spieltherapie usw. Behandlungskonzepte aufzustellen, um eine Heilung oder Linderung ohne betäubungsmittelhaltige Medikamente zu finden. Sie allein kann keine Wunderheilung vollbringen.

Doch ich habe während der letzten Jahre keine andere Methode gefunden, die die Möglichkeiten bietet, sowohl hinsichtlich der Erkennung von Ursachen als auch dem Finden geeigneter Mittel und Maßnahmen so effektive Ergebnisse zu erzielen.

In diesem Zusammenhang möchte ich Sie jedoch vor den „Freizeit-Kinesiologen" warnen, die nach Studium eines Buches glauben, erfolgreiche Behandlungen durchführen zu können. Die PK ist eine sehr sensible Methode, da die Therapeuten mit Muskeltests arbeiten. Dazu ist es auch notwendig, Akupunkturpunkte, Organe und geeignete Techniken zu kennen, um Fehler bei der Testung auszuschließen.

Ich kann Ihnen deshalb nur den Rat geben, PK-Behandlungen nur bei erfahrenen, ihre Qualifikation nachgewiesenen Therapeuten durchführen zu lassen. Diese Therapeuten erkennen Sie nach meiner Erfahrung auch daran, dass sie schulmedizinische Untersuchungsergebnisse, wie Blutergebnisse, Ergebnisse mikrobiologischer Untersuchungen, sichtbare Erkrankungen erkennen sowie bewerten können und bei ihrer Arbeit berücksichtigen.

Die Philosophie, die der PK-Arbeit zugrunde liegt, verleitet viele Hobbykinesiologen, ihrem Patienten, der nach einem meist langen Leidensweg eine Chance der Besserung durch die PK-Arbeit sieht, Hoffnungen zu machen, die nur von einem gut ausgebildeten und erfahrenen PK-Therapeuten erfüllt werden können.

Farbtherapie:

Eine besondere Möglichkeit der Behandlung hyperkinetischer Kinder in Zusammenhang mit der vorgestellten Psycho-Kinesiologie ist die Farblichttherapie, die Sie in vereinfachter Form durch mein Beispiel mit dem 10-Jährigen und der verpassten Blaulichtbrille kennen gelernt haben.

Viele hyperkinetische Kinder reagieren im Rahmen einer PK besonders auffällig auf blaues Licht. Dies ist im Übrigen auch bei den sogenannten INDIGO-Kindern auffällig. Sowohl zum Entkoppeln festgestellter Störungen als auch in der Therapie hat sich immer wieder gezeigt, dass diese Kinder blaue Farben bevorzugen. Indigo-blau ist dabei der vorherrschende Blauton.

Indigo-blau wird in der PK als die Farbe aller Augensymptome bezeichnet. Personen, die auf diese Farbe ansprechen, sind oft entweder verwirrt oder haben eine andere Wahrnehmung als der Durchschnitt der Menschen. Sie zeigen oft erstaunliche Lebensansichten und sind häufig sehr kreativ. Ihre Art ist jedoch radikal verschieden zu gewöhnlichem Denken.

Durch eine PK-Testung kann man im Bedarfsfall diagnostizieren, welche Farbe zu einer Verhaltensbeeinflussung führen kann.

Als Therapiemöglichkeit bietet sich auch ein Gerät mit dem Namen PHOTRON oder LUMATRON an, das, in Belgien hergestellt, das Licht in seine Spektralfarben zerlegt und mit unterschiedlichen Frequenzen, die ebenfalls ausgetestet werden können, ins Auge des Patienten gestrahlt werden kann.
Der Patient sitzt dazu entspannt vor dem Gerät und schaut durch zwei Okulare in das Licht, das in unterschiedlichen Abständen aufleuchtet.

In vielen Fällen kam es durch die Behandlung mit Blaulicht zu einer deutlichen Beruhigung des Kindes.

Diese Beruhigung können Sie aufgrund meiner Erfahrung in vielen Fällen auch dadurch unterstützen, dass Sie die ausgetestete Farbe in die Wohnräume bringen, die von Ihrem Kind am häufigsten benutzt werden.

Dabei will ich Sie nicht dazu ermutigen, Ihre ganze Wohnung in kobaltblau zu streichen, wenn Ihr Kind auf Blau reagiert hat. Zu überlegen wäre aber, ob man dem Kind eine blaue Glühbirne im Zimmer montiert, um deren Wirkung kurz vor dem Einschlafen zu testen. Oder die bereits beschriebenen Möglichkeiten austestet, dem Kind beim Hausaufgabenmachen eine blaue Brille zu verpassen, die die Konzentration heben kann.

Fazit:

Ich habe mit psychokinesiologischen Verfahren zur Behandlung hyperaktiver Kinder beste Erfahrungen gemacht, weil die Behandlungsmöglichkeit risikoarm ist, die Kinder gerne mitmachen und sowohl zur Erstellung eines Behandlungsplanes als auch für die Behandlung selbst beste Voraussetzungen gegeben sind, das individuell richtige Mittel oder Verfahren zu finden oder anzuwenden. Auch die Ergebnisse der Behandlung können mit PK-Arbeit bestens überprüft werden.

Anatomische Situation im Bereich des Rückenmarks und des Kreuzbeines

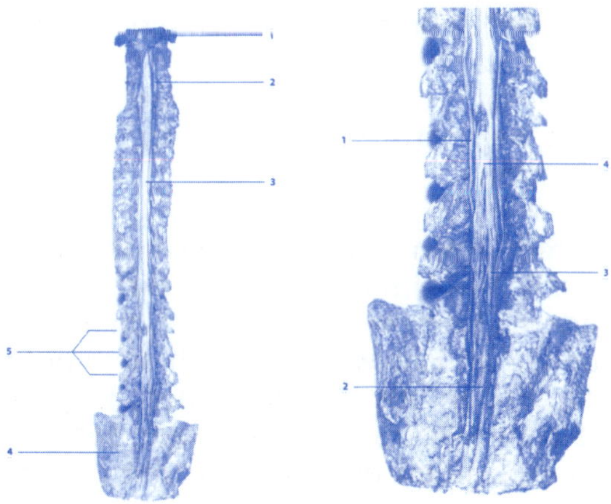

Cranio-sacrale Therapie:

Sie haben noch nichts von dieser Therapie gehört?

Die Wortkombination Cranio-sacral bezeichnet den Bereich zwischen dem Schädel (= cranium) und dem Kreuzbein (= sacrum).

Ziel der Cranio-sacral-Therapie ist es, einen Spannungsausgleich bzw. eine Normalisierung und Schmerzfreiheit in diesem Bereich zu erlangen sowie körperliche und geistige Beweglichkeit wieder zu erlangen.

Am Anfang stand die Entdeckung des Osteopathen William G. Sutherland, der die Feststellung machte, dass die einzelnen Teile des menschlichen Schädels durch Nähte miteinander verbunden sind und sich gegenseitig bewegen können.

Da in den 70er Jahren Dr. John E. Upleger während einer Operation die Feststellung machte, dass sich die Rückenmarkhäute dem cranio-sacralen Bewegungsrhythmus anpassen, konnte belegt werden, dass eine Störung des cranio-sacralen Systems zu Blockaden führen kann, die sich im ganzen Organismus negativ auswirken können.

Während ich die Vorbereitungen für den Bereich des Buches traf, das Sie gerade lesen, fiel meiner Frau ein, dass sie von ihrer in Frankreich lebenden Schwester und einigen Freunden erzählt bekam, dass man in Frankreich Neugeborenen zehn osteopathische bzw. cranio-sacrale Behandlungen verordnet, weil man davon ausgeht, dass durch den Geburtsvorgang eine Verschiebung im Halswirbelbereich stattgefunden haben kann und diese sich unbehandelt negativ auf die Entwicklung des Kindes auswirken könnte.

Sofort rief ich eine Bekannte an, die seit Jahren als Krankengymnastin und Cranio-sacral-Therapeutin tätig ist und fragte sie nach Einzelheiten dieser Therapieform, speziell im Hinblick auf die Behandlung hyperkinetischer Patienten.
Sie erklärte mir, dass es tatsächlich in vielen Fällen aufgefallen ist, dass der Geburtsvorgang zu einer Verschiebung im Halswirbelbereich führen kann, der sich auf das Wachstum des Schädelbereiches auswirken und dort unter Umständen Dysfunktionen mit zentraler Wirkung hervorrufen kann. Meist ist der erste und zweite Halswirbel betroffen.

Da man nach bisherigen Erkenntnissen davon ausgeht, dass Hyperkinetik ihre Ursache in einer Hirnstoffwechsel-Störung haben könnte und sich Verschiebungen der Schädelknochen als Folge von Verschiebungen im Halswirbelbereich auch auf das Gemüt und Verhalten des Betroffenen auswirken können, begann man schon vor Jahren auch die cranio-sacrale Therapie zur Behandlung hyperkinetischer Verhaltensstörungen einzusetzen; mit großem Erfolg.

Von meiner Krankengymnastin erfuhr ich auch, dass es bei 60 bis 80 Prozent der ihr vorgestellten, hyperaktiven Patienten zu einer Verschiebung der Halswirbelsäule während des Geburtsvorgangs gekommen ist. Sie geht davon aus, dass es dadurch auch zur Verschiebung der Schädelknochen gekommen ist und sich dieser Zustand auf die Hirnentwicklung und die später festgestellte Verhaltensstörung ausgewirkt haben könnte.

Aber worauf beruht die Behandlung?

Sie beruht auf einer manuellen Behandlung (Berührung und sanfte Bewegung), die zur Entkrampfung und Entstressung des Gewebes und des Nervensystems führt und die Hirnfunktion anregt. Der Patient wird als ganzheitliches System behandelt, was sich nach der Behandlung positiv auf den gesamten Organismus auswirkt.

Die Cranio-sacral-Therapie hat sich aus der Osteopathie zu einer eigenen Behandlungsmethode entwickelt. Der Behandlungserfolg bei hyperkinetischen Kindern, aber auch Erwachsenen, orientiert sich in erster Linie an der Ausbildung – die seit kurzem auch in Deutschland möglich ist – und der Erfahrung des Therapeuten.

Als Betroffener von Verhaltensstörungen sollten Sie wissen, dass Ärzte eine cranio-sacrale Behandlung bei Spannungskopfschmerzen, aber auch bei Seh- und Hörstörungen, bei Konzentrationsproblemen und seelischen Problemen verordnen können.
Von den gesetzlichen Krankenkassen wird diese Therapie nicht übernommen.

Fazit:

Die Cranio-sacral-Therapie ist als Teil eines Behandlungskonzeptes zur Beseitigung hyperaktiver Störungen gut geeignet.

Die Vorstellung bei einem Cranio-sacral-Therapeuten hat sich zu einem möglichst frühen Zeitpunkt nach der Anamnese als vorteilhaft erwiesen, da viele Ärzte nicht über die Erfahrungen des geübten Therapeuten verfügen, der in vielen Fällen in der Lage ist, Verschiebungen im Bereich der Halswirbelsäule und der Schädelknochen zu erkennen und dann auch entsprechend zu behandeln.

Die beschriebene Behandlungsform ist risikoarm und beginnt sich durch ihre Erfolge langsam zu etablieren.

Familienaufstellung:

Die Familienaufstellung nach Bert HELLINGER hat in den letzten Jahren viele Anhänger gefunden.

Ihr Entdecker Bert HELLINGER hatte als Missionar in Afrika von den dort lebenden Eingeborenen die Urform der später von ihm zivilisierten Familienaufstellung kennen gelernt und in seinen Erfahrungsschatz als Psychologe übernommen.

Natürlich arbeiten Therapeuten bei der Familienaufstellung nicht nur nach der Schule Bert Hellingers, und ich möchte im Rahmen dieser Erläuterung nicht auf die Qualität der einzelnen Richtungen eingehen.

Dem Sinn und Zweck der Familienaufstellung liegt nämlich die wissenschaftliche Erkenntnis zugrunde, dass die Seelen von Menschen durch eine Bindung zueinander eine Kraft darstellen, die in der Lage ist, Zusammengehörendes und nicht Dazugehörendes voneinander abzugrenzen. (Nach Prof. Dr. Franz Ruppert)

Diese Erkenntnis macht sich besonders deutlich in zwischenmenschlichen Beziehungen, da die Seele (nach Prof. Dr. Ruppert) immer auf der Suche nach Bindung ist. Deshalb bewegt sich die Seele (Bewegungen der Seele v. B. Hellinger) und bewegt dadurch den Menschen in seinem Denken und Handeln.
Hellinger unterscheidet die so genannte Körperseele, Familienseele und die *große Seele*.

Die Methode der Familienaufstellung begründet sich darin, dass sie sichtbar macht, wie die Menschen in den verschiedenen Beziehungssystemen aneinander gebunden sind und deshalb auf unterschiedliche Art und Weise emotional voneinander abhängig sind.

Realitäten können dadurch verdeutlicht und für jeden Teilnehmer einer Familienaufstellung sichtbar gemacht werden.

Ich habe bereits an mehr als 30 Familienaufstellungen teilgenommen und war erstaunt über die Ergebnisse, die durch die Aufstellungen sichtbar wurden.

In der Praxis findet zu Beginn der Aufstellung ein Gespräch zwischen dem Aufsteller (z.B. Psychologen) und der Person, die die Aufstellung machen möchte, statt. Die Person beschreibt ihr Anliegen bzw. den Grund, der sie zu der Aufstellung motiviert hat. Aus dem Gesprächsinhalt erhält der Aufsteller die Informationen, um zu entscheiden, welche Familienmitglieder und Ereignisse er für die Aufstellung braucht.

Nach diesem Gespräch sucht die Person, nach Empfehlungen des Aufstellers Personen aus, die anstelle von Familienmitgliedern oder abstrakten Größen (wie Heimat, Angst, Hunger) als Platzhalter fungieren. Nach dieser Prozedur stellt die aufstellende Person die ausgesuchten Personen auf eine frei ausgewählte Position, wobei sie frei die Blickrichtungen, Abstände usw. der Stellvertreter bestimmen kann.

Der Aufsteller beobachtet die spontanen Bewegungsimpulse der Stellvertreter, da sich aus den Erfahrungen zeigte, dass die Stellvertreter eine Rolle ohne vorliegende Informationen ausfüllen können, und in dieser Rolle stellvertretend wahrnehmen und fühlen können. Der Aufsteller wartet, während die Stellvertreter in Positionen stehen, bis sich das Wesentliche zeigt, das für die Verbindungen der aufgestellten Personen von Bedeutung ist.

Durch Veränderungen der Positionen kann er – wozu viel Erfahrung gehört – die Stellvertreter so positionieren, dass sowohl die Stellvertreter selbst, als auch die Person, die die Aufstellung wollte, um sich bestimmte „Wahrheiten" bewusst zu machen, in der richtigen Position befinden. Die Stellvertreter stehen dann in der richtigen Position, wenn sich jede beteiligte Person auf ihrem Platz wohlfühlt. Der Aufstellende kann aus der entsprechenden Konstellation Schlüsse für bestimmte Vorgänge ziehen.

Die Ergebnisse der Familienaufstellung können nur hypothetisch sein, doch werden seelische oder Familienprobleme, die beispielsweise in Familiengeheimnissen ihren Ursprung haben können, sichtbar und es fällt dem Aufstellenden nachher oft leichter, reale Situationen zu verstehen und ihr Handeln und Denken an dieser bewusst gemachten Situation zu orientieren. Die Familienaufstellung überprüft das Familiensystem auf ihre Verbindungen zueinander, die Funktionalität und die Zugehörigkeit.

In der Psychologie wird die Familienaufstellung als Möglichkeit der psychologischen Förderung von ADS- / ADHS-Kindern angesehen. Nach meinen Feststellungen hat sie sich in Familien mit hyperaktiven Kindern insbesondere bewährt, wenn es auch um das Verständnis der Eltern oder Großeltern ging und Fehler im System aufgezeigt werden sollten, die direkt oder indirekt mit dem „Problem" der Verhaltenstörung des Kindes in Verbindung zu bringen waren.

Für diejenigen, denen das System der Familienaufstellung zu abstrakt erscheint, möchte ich noch auf die Feststellungen von Rupert SHALDRAKE hinweisen, der in seinen Büchern, z.B. *Sieben Geheimnisse die die Welt verändern könnten,* versucht hat zu erklären, weshalb Menschen und Tiere in der Lage sind, durch so genannte morphogenetische Felder die Gefühle und Empfindungen anderer, zum Teil völlig unbekannter Menschen kurzzeitig (in einer systemischen Familienaufstellung) zu verinnerlichen und zu handeln wie die Person, für die sie als Stellvertreter ausgewählt wurde.

Fazit:

Die systemische Familienaufstellung ist eine Erfolg versprechende Möglichkeit, Familien, die Probleme durch ihr Leben mit einem hyperaktiven Kind haben, hypothetisch Gründe und systemische Beziehungsstörungen aufzuzeigen und dadurch Verständnis und Möglichkeiten der Veränderung anzubieten.

Ergotherapie/ Spiel- /Verhaltens- / und Musiktherapie:

Hyperaktive Kinder zeigen bei der Erledigung ihrer täglichen Aufgaben häufig, dass sie aufgrund ihrer Verhaltensstörungen auch Probleme mit der Koordination ihrer Bewegungen haben. Das Zusammenspiel der geordneten Bewegungen und die dazu nötige Konzentration funktionieren in vielen Fällen nicht oder nur gestört.

Hier hat sich die Ergotherapie als geeignete Therapieform bewährt.

Ergotherapie ist der Oberbegriff für arbeits- und beschäftigungstherapeutische Behandlung, die sich an den unterschiedlichsten Zielrichtungen medizinischer Disziplinen orientiert.

Im Bereich der Pädiatrie (= Kinderheilkunde) wird sie bei hyperkinetischen Verhaltensstörungen am häufigsten angewandt werden. Hyperkinetische extrapyramide Störungen, Störungen der Handmotorik, Suchtkrankheiten, Ess- und Trinkstörungen sowie Geburtstraumen sind einige Bereiche, in denen durch ergotherapeutische Maßnahmen vorzügliche Resultate erzielt worden sind. Die Liste der Indikationen ließe sich um ein Vielfaches verlängern, so vielfältig sind die Anwendungsmöglichkeiten der Ergotherapie.

In der Praxis werden den Kindern die verschiedensten Gegenstände und Materialen, Geräte und Spiele angeboten, um ihnen zu ermöglichen, mit diesen Dingen basale, sensomotorische Funktionen zu erleben, zu organisieren und durch verschiedenste Übungen die Abläufe zu stabilisieren.
Unter dem Begriff **Spieltherapie,** versteht man eine Methode, bei der man versucht, das hyperaktive Kind durch das Spielen mit Puppenfiguren, Tierfiguren und Bausteinchen zu einer Darstellung seiner familiären Situation zu bewegen, die gleichzeitig konfliktlösend wirken kann. Die Spieltherapie stellt einen Bereich der Kinderpsychologie dar.

Bei der **Musiktherapie** geht man davon aus, dass ähnlich den Philosophien der TCM der Körper ein schwingendes System darstellt, das durch die Einwirkung und die Dauer und Intensität der Klänge eine Beruhigung oder Anregung bewirken kann.
Dies liegt auf der Hand, da wir selbst die Wirkung von Musik auf unser Gemüt kennen. Gute, der Stimmungslage entsprechende Musik kann, wie wahrscheinlich schon jeder einmal erlebt hat, die Stimmung erhöhen oder ihre beruhigende Wirkung entfalten. Nicht umsonst werden seit einigen Jahren Tausende von meditativen und entspannenden CD's oder Musikkassetten verkauft.

Sofern das Kind depressive Phasen verarbeiten muss, hat sich die **Verhaltenstherapie** nach BECK bewährt. Die Verhaltenstherapie geht von der Grundannahme aus, dass neurotisches Verhalten, aber auch andere Verhaltensstörungen, meist erworben sind.
Deshalb liegt das Grundmuster der Verhaltenstherapie im schrittweisen Einüben angestrebter Verhaltensmuster. Notwendig ist es deshalb zuerst, die genauen Verhaltensmuster des späteren Patienten zu beobachten und zu analysieren.
Danach werden mit den verschiedensten Techniken die Verhaltensformen bearbeitet, die zur Schulung des hyperaktiven Kindes erforderlich sind.

Hier denke ich an die Schulung der Wahrnehmung, der Bewegung und des sozialen Verhaltens, aber auch an Entspannungstechniken, die das gestresste oder frustrierte Kind im Bedarfsfall anwenden kann, um die Situation zu entspannen oder aggressives Verhalten zu beherrschen.

Ich persönlich halte die Verhaltenstherapie mit ihrem breiten Anwendungsspektrum für ein sehr gutes Mittel, hyperaktiven Kindern bei der Bewältigung ihrer Alltagsprobleme Unterstützung zu leisten und ihnen brauchbare Verhaltensmuster zur Verfügung zu stellen.

Bachblütentherapie:

Die Bachblütentherapie entwickelte der Engländer Dr. Edward BACH und sie basiert auf der Erfahrung, dass die Energie von Blüten eine regulierende Wirkung auf körperliche Symptome haben kann, da die Blüten vor allem auf psychische Zustände wirken können, die sich vereinzelt auch in körperlichen Störungen zeigen können.

Bachblüten werden aus Blüten hergestellt, die in deren besten Blütezeit gesammelt und in der Sonne in Quellwasser eingelegt werden. Das Wasser mit den gelösten Blüteninhaltsstoffen wird mit Alkohol konserviert und dann verdünnt eingesetzt.
Die Anwendungsbereiche orientieren sich am Behandlungsbild. Unterschieden werden akute und chronische Zustände und die Notwendigkeit einer äußeren oder inneren Anwendung.

Aus meiner Sicht liegt der Nutzen einer Bachblütentherapie in der Begleitung, Unterstützung oder Abschwächung festgestellter Verhaltensmuster bei Hyperkinetikern, aber auch bei der Vermeidung oder Beseitigung von TICS (Muskelzuckungen), die durch Medikamente ausgelöst wurden bzw. bei Konzentrations- und Aufmerksamkeitsstörungen.

Um mit Bachblüten zu therapieren, sollten Sie einen Arzt oder Therapeuten finden, der neben seinem schul- oder alternativmedizinischen Therapieangebot auch die Fähigkeit hat, mit Bachblüten zu arbeiten. Von der Anwendung auf Anraten von selbst ernannten Bachblüten-Therapeuten, die ihr Wissen aus dem Lesen einiger Bücher oder dem Studium von Internetveröffentlichungen haben, würde ich abraten.

Zahnregulierungen:

Der Gang zum Zahnarzt stellt für viele Eltern hyperaktiver Kinder ein noch größeres Problem dar, als dies in Familien ohne die Probleme mit hyperaktiven Kindern der Fall ist.

Wie sie jedoch bereits lesen konnten, können auch Zahnfehlstellungen massive Auswirkungen auf die Schädel- und Rückenknochen haben und dadurch zu Erscheinungen wie Migräne, Kopf- und Rückenschmerzen oder auch zu Unkonzentriertheit führen.

Neben der Überprüfung der Zahnfüllungen auf die bereits mehrfach behandelten Schwermetalle, sollten Sie in jedem Fall das Gebiss und die Stellung des Kiefers und der Zähne durch den Zahlarzt überprüfen lassen. Oft genug haben Korrekturen in diesem Bereich massive Verbesserungen des Gesamtzustandes des Kindes und eine deutlich feststellbare Verhaltensbesserung bewirkt.

Immer wieder konnte ich bei psychokinesiologischen Austestungen, bei denen im Rahmen der Überprüfung der Regulation das Gebiss grundsätzlich mit ausgetestet wird, feststellen, dass die horizontale Statik des Gebisses nicht einwandfrei war und behandelt werden musste. Natürlich sind auch andere Testverfahren denkbar und geeignet, derartige statische Probleme des Gebisses festzustellen.

Sie müssen sich das Problem rein mechanisch vorstellen. Wenn in Ihrem Handmixer die dort montierten Zahnräder nicht ordentlich ineinander greifen, werden sich die Lager abnutzen, in den Zahnrädern ein zu großer Abstand zueinander entstehen, was letztlich dazu führt, dass das Gerät nicht mehr einwandfrei funktioniert oder gar ganz kaputt geht.

Überlegen Sie einmal, wie oft Sie täglich ihren Kiefer bewegen. Sind dann z.B. Zähne zu hoch oder zu kurz, wird sich dies auf das gesamte Kiefergelenk auswirken. Da das Kiefergelenk unterhalb des Schläfenbeins mit den Schädelknochen verbunden ist, kann es durch die beschriebenen Fehlstellungen zu einer Verschiebung der Schädelknochen kommen. Diese kann sich unter Umständen auf den gesamten Halswirbelbereich und im schlimmsten Fall sogar auf die Durchblutung verschiedener Hirnbereiche ausdehnen und dort zu Problemen führen.

In diesem Zusammenhang möchte ich noch einmal kurz an die Ausführungen erinnern, die ich Ihnen zu den Möglichkeiten einer craniosakralen Therapie gemacht habe.

Algenpräparate:

Algenpräparate zur Beseitigung von Schwermetallbelastungen oder auch zur Entgiftung des Körpers sind eine Zeit lang in Verruf geraten, weil man ihnen nachsagte, sie könnten Vergiftungen verursachen und dadurch mehr Schaden als Nutzen anstellen.

Zu diesem Punkt ist anzumerken, dass nach unbestätigten Angaben von unbekannten Tätern versucht worden sein soll, die kanadischen Algen, die in Seen in der kanadischen Weite wachsen, durch das Einbringen von Giftstoffen qualitativ zu schädigen. Die Algen sind durch den hohen Sauerstoffanteil auch in der Lage, Giftstoffe aus dem Wasser, in dem sie gewachsen sind, zu binden. Logischerweise bauten sie die gebundenen Stoffe mit in ihre Struktur ein. Das Ergebnis war dann eine *vergiftete Alge*, die ihren Zweck nicht erfüllen konnte und die Algen in Vorruf brachte.
Ob diese, auf vielen Kongressen und Fortbildungsveranstaltungen in Umlauf gebrachte Geschichte stimmt, konnte ich bisher nicht ermitteln.

Aber von der Chronologie her gesehen, kann diese Geschichte durchaus den Tatsachen entsprechen, zumal nach Verbreitung dieses Gerüchts überall auf der Welt begonnen wurde, Algenpräparate genauestens zu prüfen und auch den Sauerstoffanteil zu erhöhen.
So werden zum Beispiel in Deutschland verschiedentlich Algen in spiralförmig angeordneten Glasröhren herangezogen, da so die Möglichkeit besteht, den wachsenden Algen permanent Licht zu spenden, das sie in einen höheren Sauerstoffanteil und ein extrem fremdstoffreines Produkt verwandeln.
Derzeit sind nach meinen Erkenntnissen ca. 40 Algenpräparate auf dem deutschen Markt.

Wie bei allen Medikamenten und Nahrungsmitteln liegt es in der Natur des Produktes, bestimmte Wirkungen zu entfalten oder Aufgaben zu lösen. Dadurch ergeben sich natürlich auch Grenzen beim Einsatz des Mittels, durch die es natürlich auch immer wieder zu Unverträglichkeiten kommen kann.

Aus diesem Grund kann ich Ihnen nur von einer Selbstmedikation abraten und empfehlen, dass Sie vor dem Beginn einer Algenbehandlung einen kompetenten Arzt mit der Austestung der jeweiligen Algen, die meist in Form von Pulver zum Einrühren in Getränke oder als Tabletten im Handel sind, beauftragen.

Algen zeichnen sich je nach Herkunft durch ihren hohen Sauerstoffanteil aus. Dieser wird genutzt, um – für jedermann verständlich – Giftstoffe zu binden und durch den Stoffwechsel die gebundenen Giftstoffe auszuleiten. Dadurch gelingt es in vielen Fällen, so genannte NOXEN, also Stoffe, die z.B. eine Verhaltensstörung auslösen oder begünstigen könnten – ich denke an Schwermetallbelastungen – aus dem Körper zu lösen und auszuscheiden.

Fazit:

Der Einsatz von Algenpräparaten kann nach gründlicher Austestung, beispielsweise mit psychokienesiologischen Methoden, eine gute Möglichkeit bieten, Stoffe aus dem Körper des Hyperkinetikers zu lösen, die seinen Organismus belasten und die Verhaltensstörung begünstigen können.

Diät:

Anders als es Cordula Neuhaus in ihrem Buch *Das hyperaktive Kind und seine Probleme* darstellt, kann ich von positiven Ergebnissen durch die Umstellung der Ernährung berichten.
Während Neuhaus schreibt, dass diätetische Behandlungsmethoden die grundsätzliche Gefahr eines einseitigen Nahrungsangebotes und damit einer Mangelernährung bergen, kann ich von besten Erfahrungen mit einer Diät zur Behandlung hyperkinetischer Störungen berichten. Natürlich darf die Diät eines hyperkinetischen Kindes nicht nach den Empfehlung irgendeiner Frauenzeitschrift erfolgen.

Hier sind Fachleute gefragt, ausgestattet mit einer ordentlichen Portion Erfahrung. Sie sind sehr wohl in der Lage eine Diät zusammenzustellen, die die Möglichkeit bietet, auch Nahrungsmittel zu ersetzen, die aufgrund einer Unverträglichkeit vom Speiseplan gestrichen werden mussten.

Die Vorteile einer ausgewogenen Diät liegen auf der Hand und sie können die Vor- bzw. Nachteile einer medikamentösen Behandlung bzw. einer Diät in einer Auflistung in der Anlage ablesen und beurteilen.

Da ich vor allem im folgenden Kapitel *Sonderfall Ernährung* auf den Stellenwert der Ernährung, der Essgewohnheiten und den Möglichkeiten der Unterstützung eines Behandlungskonzeptes eingehen werde, möchte ich an dieser Stelle nur darauf verweisen, dass auch die Diät nur ein Teil eines Therapieplanes sein kann und nicht die Möglichkeit schaffen wird – von Einzelfällen abgesehen –, alleine einen Behandlungserfolg zu erreichen.

Nahrungsergänzungsmittel:

Nahrungsergänzungsmittel sollen Defizite in der Ernährung ausgleichen. Sie sind ein Lebensmittel nach dem Lebensmittelgesetz (LMG) und keine Therapeutika, die hyperaktiven Kindern Linderung oder Heilung bringen.

Nichtsdestotrotz haben sie nach meinen Erfahrungen sehr viel Positives im Rahmen der Behandlung unserer hyperkinetischen Sorgenkinder gebracht.

Wie ich im Kapitel *Sonderfall Ernährung* noch ausführlich erörtern werde, haben ich und auch meine Seminarpartnerin Dr. Hedi Vogl in ihrer ärztlichen Praxis gute Erfolge damit erzielen können, dass wir neben der Therapie versucht haben, Defizite an Vitaminen, Mineralien oder Spurenelementen mit Multiextrakten auszugleichen.

Wenngleich es viele Präparate gibt, die alle den Ausgleich der fehlenden Baustoffe, Energieträger oder Wirkstoffen versprochen haben, konnten wir positive Resultate nur mit den angesprochenen Multiextrakten feststellen, wie CELLAGON oder orthomolekulare Präparate.

Wesentlich ist jedoch bei der Anwendung von Nahrungsergänzungsmitteln zur Begleitung einer Therapie, dass die eingesetzten Mittel z.B. mit psychokinesiologischen Methoden ausgetestet werden.

* * *

Wenn Sie die kurzen Beschreibungen der verschiedensten Therapien gelesen haben, kann ich mir vorstellen, dass Sie sich über die Vielzahl der Möglichkeiten wundern, die Ihnen als Alternative zu einer medikamentösen Behandlung zur Verfügung stehen.
Natürlich ist es auch denkbar, dass ein Arzt neben RITALIN® auch eine Verhaltenstherapie für sinnvoll erachtet und sie begleitend verordnet.

Doch hier geht es ausschließlich darum, Ihnen eine Auswahl von alternativen Möglichkeiten zur Verfügung zu stellen. Welche verschiedenen Therapien gekoppelt werden können und die Chance bieten, Ihrem Kind die bestmögliche Hilfe zu bringen, kann nur der behandelnde Arzt anhand der Informationen entscheiden, die er über Ihr Kind bekommen kann.

Eine Therapie sollte das hyperkinetische Kind begleiten, ihm Hilfestellung geben, um mit den Besonderheiten des Lebens fertig zuwerden. Sie sollte auch die Möglichkeit bieten, der oft gestressten und überforderten Familie „Luft" zu lassen, um Konfliktsituationen soweit möglich zu vermeiden.

Sie sollten sich auch darüber im Klaren sein, dass es bisher noch keine Therapie geschafft hat, ein ADS- oder ADHS-Kind vollständig zu heilen. Die Therapie kann nur helfen, die Probleme der Zappelkinder und ihrer Familien besser unter Kontrolle zu kriegen.

Dazu gehört aber vor allem ein konsequentes Erziehungskonzept, dass von allen Personen, die regelmäßig mit dem Kind zu tun haben, mitgetragen werden muss wie

- klare Regeln und Aufgabenstellungen
- Tages- und Wochenpläne, die das Kind nicht überfordern
- Unterteilungen von größeren Aufgaben in sinnvolle kleinere Abschnitte
- viele Belohnungen für gut erledigte Aufgaben
- Geduld der Eltern und Lehrer, um Konflikte zu vermeiden oder auszuschließen.

Dabei muss Ihnen bewusst sein, dass es immer wieder Situationen geben kann, die zu Enttäuschungen führen. Doch Ihr Kind will Sie nicht ärgern – ist nicht mit Absicht schlecht. Deshalb braucht es Ihre

Liebe und Sie müssen es auch spüren lassen, dass Sie es trotz seines oft nervigen Verhaltens lieben und es unterstützen wollen. Diese Aussage steht aber nicht im Widerspruch zu meiner Forderung, in Erziehungsfragen konsequent zu sein.

Ein Problem sehe ich allerdings in den Verhaltensmöglichkeiten der Lehrer – speziell in den Grundschulklassen.

Ich habe bereits einmal darauf hingewiesen, dass hyperkinetische Kinder in vielen Fällen überdurchschnittlich intelligent sind, jedoch aufgrund ihrer Verhaltensstörungen immer wieder in Sonderschulen landen. Die Lehrer sind grundsätzlich bereit, in ihrer täglichen Arbeit Methoden zu ändern, die dem hyperaktiven Kind und der Klassengemeinschaft entgegenkommen.
Um derartige Vorhaben zu realisieren, bräuchten sie eine Einweisung in verschiedene Methoden im Umgang mit hyperaktiven Kindern und Materialen, wie wir sie z.B. aus der Spiel- oder auch der Verhaltenstherapie kennen, um Konflikte in der Schule zu verhindern.

Um hier eine positive Entwicklung voranzutreiben, kann ich nur an die Elternbeiräte appellieren, diese Problematik aufzugreifen und nach individuellen Möglichkeiten und Mitteln zu suchen, die Schulen und damit die eigenen Kinder zu unterstützen.

Den gleichen Ratschlag kann ich Ihnen im Hinblick auf den Sportunterricht geben, den ich an vielen Schulen Bayerns als katastrophal empfinde und der allen Regeln der Methodik im Sport zuwider läuft. Hyperkinetische Kinder zeigen einen enormen Bewegungsdrang, der im Sportunterricht ausgelebt werden sollte. Dadurch würden auch die Aggressionen abgebaut, mit denen diese Kinder oft ihre liebe Not haben.

Doch wie sieht die Realität aus?

Ich habe selbst zwei mittlerweile erwachsene Kinder und habe durch meine frühere Lebensgefährtin, die sechs eigene Kinder betreute und durch meine jetzige Frau, die vier Kinder mit in die Beziehung brachte, einen sehr guten Überblick, wie in den unterschiedlichen Altergruppen der Sportunterricht in den Schulen abgehalten wird.

Nur ein Wort ist geeignet die Situation zu beschreiben –
KATASTROPHAL!

Nicht nur, dass ständig Sportstunden ausfallen, weil eine Konferenz angesagt ist oder eine ausgefallene Deutschstunde auf die Zeit des Sportunterrichts verschoben worden ist, nein, es werden Sportstunden geplant, die 45 Minuten dauern. Bis die Kinder vom Klassenzimmer in die Turnhalle laufen, sich umziehen, aufstellen und wirklich mit dem Sport beginnen, sind schon 15 bis 20 Minuten vorbei. Dann wird noch ein vorgeschriebenes Sportprogramm erklärt und ansatzweise geübt. Weitere 15 Minuten sind vergangen. Und dann? Vielleicht noch 10 Minuten Freispiel oder umziehen und ab ins Klassenzimmer.

Glauben Sie, dass hier ein Kind sich austoben kann oder noch Zeit für Entspannungsübungen ist, die insbesondere hyperaktiven Kindern helfen würden, nach der Toberei mit Übungen die Konzentrationsfähigkeit zu steigern und aggressive Verhaltensmuster abzubauen?

Ich glaube, dass hier extremer Handlungsbedarf gegeben ist. Doch solange die Eltern nicht konsequent eine Änderung dieser Praxis erkämpfen, werden die Kinder, und hier besonders die verhaltensauffälligen, auf der Strecke bleiben.

Zum Thema Bewegungsmangel möchte ich - zum Nachdenken - noch anmerken, dass viele Hundebesitzer massive Verhaltensänderungen an ihrem Tier feststellen, wenn es nicht genügend Auslauf hat. Kinder sind zwar keine Hunde, aber Lebewesen mit großem Bewegungsdrang. Und dieser wird durch unsere Anforderungen an die Kinder oft unterdrückt.

Kapitel III

Sonderfall Ernährung

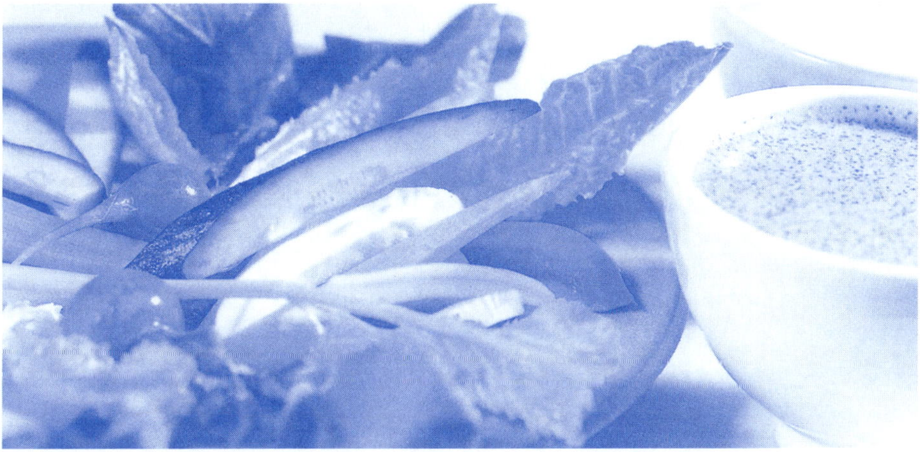

Kohlenhydrate als Energieträger, die die schubweise Versorgung des Gehirns und der Nerven übernehmen,

Eiweiße für die Lieferung von Rohstoffen zum Aufbau von Botenstoffen in den Nervenzellen,

Vitamine, **Mineralstoffe** und **Spurenelemente** zur Regulation und Steuerung des Stoffwechsels der Nervenzellen sowie

Lecithine und **Phospholipide** zur Elastizität der Nervenzellen

sind wichtige Voraussetzungen für eine hirngerechte Ernährung.

Sonderfall Ernährung

Wenn man sich heute mit der Bekämpfung von Verbrechen, den Ursachen der Entstehung und den Präventionsstrategien beschäftigt, wird man feststellen, dass schlechte Ernährung in der kriminologischen Lehre auch als Ursache für die Entstehung von Verbrechen (im umgangssprachlichen Sinn) genannt wird.
Auch bei hyperkinetischen Verhaltensstörungen stößt man immer wieder auf den Begriff „(einseitige oder fehlerhafte) Ernährung", wenn man sich mit den möglichen Ursachen für die Entstehung, der Behandlung und natürlich auch der Vorbeugung oder Therapie beschäftigt.
Zwischen der kriminologischen Arbeit und der Arbeit eines erfahrenen Arztes bestehen, methodisch gesehen, offensichtlich viele Parallelen. Gerade im Bereich der Ernährung muss man offensichtlich regelrecht „fahnden", welche Nahrungs- oder Lebensmittel dem verhaltensauffälligen Kind Probleme bereiten können.
Deshalb möchte ich mich in diesem Kapitel mit einigen möglichen „Tätern" beschäftigen, die verdächtig sind, an der Entstehung hyperkinetischer Verhaltensstörungen beteiligt gewesen zu sein oder den Erfolg einer Therapie zu gefährden.
Bei den „Tätern" könnte es sich um Glutamat, Grundnahrungsmittel, Phosphate, Lebensmittelzusatzstoffe, Zucker, Weizen oder Kuhmilch handeln, um nur einige zu nennen.
Gibt es also einen Zusammenhang zwischen Ernährung und der Begehung von Straftaten – oder – gibt es einen Zusammenhang zwischen Verhaltensstörungen und der Ernährung?

Ich denke, er ist zumindest indirekt vorhanden. Und ich habe einige Fälle erlebt, in denen eine Kausalkette erkennbar war.

In den Fällen, die mir bekannt geworden sind, spielte die Ernährung eine entscheidende Rolle.

Oft genug habe ich erlebt, dass durch die Umstellung der Ernährungsgewohnheiten – häufig durch eine Diät, die mit hochwertigen Nahrungsergänzungsmitteln aufgewertet worden ist – eine klar erkennbare, positive Verhaltensänderung feststellbar war.

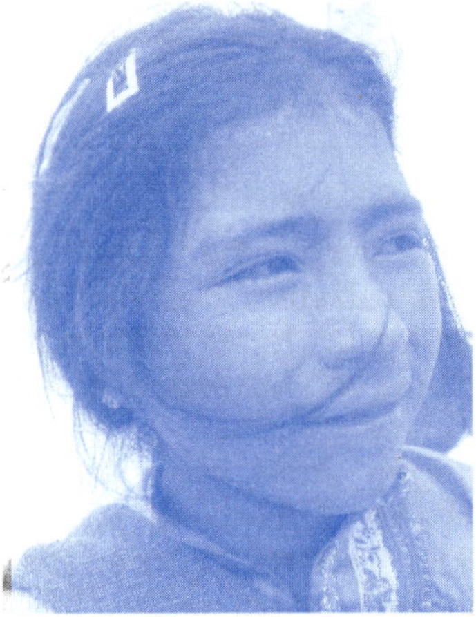

Indianerkind aus San Cristobal in Mexiko.
Auch dort gibt es Probleme, doch die Ernährung scheint in Ordnung und die Modekrankheit ADS ist kaum bekannt. Sollte uns das „tägliche Brot" krank machen und unsere Kinder schädigen?

Danny, der mit 19 Jahren wegen Waffendiebstahls, Erpressung, räuberischen Diebstahls usw. in Untersuchungshaft sitzt, wartet im Herbst 2004 auf seinen Prozess. Er ist hyperaktiv und musste seit seinem 4. Lebensjahr RITALIN® einnehmen.

Die Schule schaffte er bis zur mittleren Reife recht und schlecht. Seine Lehre als Kfz-Mechaniker schloss er ab und machte seinen Führerschein. Der Führerscheinstelle war die Tatsache, dass er RITALIN® einnimmt, unbekannt.
Auf Milchprodukte, Süßigkeiten und RITALIN® reagiert er extrem aggressiv gegenüber der Mutter; sein Leben ist jedoch geordneter. Ohne RITALIN® ist das Leben sehr chaotisch, berichtete die Mutter, aber die Aggressivität ist nicht vorhanden.

Danny's allein erziehende Mutter schildert das Leben hoffnungslos.

Aber wir stehen keiner absolut hoffnungslosen Situation gegenüber.

Wenn wir uns bewusst machen, welche komplizierten Vorgänge unsere Nahrungs- und Lebensmittel in unserem Körper einleiten, regeln, koordinieren und unterstützen sollen, haben wir auch eine Chance entgegenzuwirken.

Um es vorweg zu nehmen – eine gründliche Anamnese, in die auch die Ernährung mit einzubeziehen ist –, falls nötig eine Umstellung der Essgewohnheiten und entsprechende Mittel, die vorhandene Mangelerscheinungen ausgleichen können, würde die Chance auf eine erfolgreiche Therapie entscheidend erhöhen.

Unter Lebensmittel sind die Produkte zu verstehen, die wir für unser Leben benötigen. Neben Nahrungsmitteln fallen auch Zusatzstoffe, Getränke mit künstlichen Zusätzen oder verschiedene Körperpflegemittel unter diesen Begriff.

Nahrungsmittel umfassen, wie der Name schon sagt alle die Stoffe, die für die Ernährung erforderlich sind. Das sind zum Beispiel Gemüse und Obst.

Qualität der Nahrungsmittel

Liest man einschlägige Literatur, stellt man auch immer wieder fest, dass die Ernährung ein wichtiges Kriterium darstellt, wenn es um die Bewertung der möglichen Ursachen für die Entstehung und Behandlung von Verhaltensauffälligkeiten geht.
Während meiner bisherigen Arbeit erhielt ich immer wieder Zuschriften von Therapeuten, die ihre Behandlungserfolge durch eine genaue Analyse der Essgewohnheiten und eine sinnvolle Umstellung vorstellten.
Die Ernährung in Deutschland liegt sehr im Argen. Einerseits ernähren wir uns und unsere Kinder oft sehr einseitig, andererseits fehlen die wichtigen Inhaltsstoffe unserer Nahrung zum Teil in erheblichem Masse.
Presseartikel über ernährungsbedingte Allergien, fettleibige Kinder und andere negative Auswirkungen einer einseitigen oder unzureichenden Ernährung können wir fast täglich lesen. Doch was sollen wir noch essen?

Bereits im März 2001 beschäftigte sich die WELT am SONNTAG unter dem Titel „Obst und Gemüse verlieren an Qualität" mit der Güte unserer Grundnahrungsmittel und veröffentlichte die Ergebnisse des englischen Ernährungswissenschaftlers David Thomas aus Sussex.
Dabei berichtete das Blatt, dass David Thomas festgestellt hat, dass die Qualität von Obst und Gemüse in den letzten 50 Jahren massiv abgenommen hat und vor allem auch die Konsumgewohnheiten und Wünsche der Käufer zu dem Qualitätsverlust führten.
Bei den Anteilen lebenswichtiger Mineralien war ein Rückgang von mehr als 50 % zu verzeichnen.

Als Beispiel wurde der Anteil an Natrium, das für das Nervensystem und die Muskelbildung wichtig ist, bei Stangenbohnen genannt. Das Ergebnis: Der Anteil lag bei nahezu Null. Brokkoli verlor in fünf Jahrzehnten rund 75 % des enthaltenen Kalziums, das für Knochen und Zähne so wichtig ist.

Auch der Anteil an Magnesium bei Möhren zeigte einen ähnlich hohen Verlust, obwohl es als Schutz gegen Herzleiden, Asthma und Nierensteine eine wichtige Rolle zu übernehmen hätte.

Der Eisengehalt bei Spinat nahm um durchschnittlich 60 % ab.

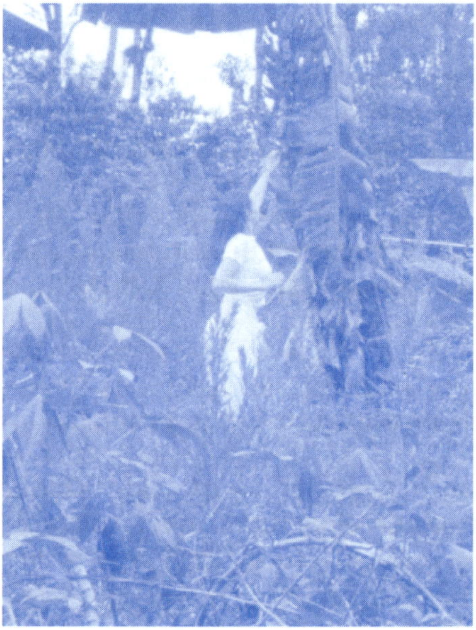

Bananen - unreif geerntet - behandelt - und auf europäischen Märkten angeboten. Ob da die Inhaltsstoffe drin sind, die wir brauchen?

Als Grund ermittelte David Thomas die in der Landwirtschaft verwendeten Kunstdünger und die dadurch ausgelaugten Böden.
Seine Untersuchung untermauerte eine Studie, die bereits 1997 im *British Food Journal* veröffentlicht worden ist. Auf diese Studie reagierte der Ernährungsexperte Professor Tim Lang von der Thames Valley University mit dem Hinweis, dass die Menschen hauptsächlich an Herzkrankheiten und Krebs sterben und von den Ärzten den Rat bekommen, weniger Fett – dafür aber mehr Obst und Gemüse zu essen.
Doch die Pflanzen sind durch die Menschen so verändert worden, dass sie zwar schön aussehen, lang haltbar und gegen Pflanzenkrankheiten resistent sind, aber dafür zu wenige Mineralien und Spurenelemente enthalten.
Außerdem sind viele Obst- und Gemüsesorten mit Chemikalien behandelt, um die Haltbarkeit, das Aussehen oder den Geschmack im Sinn des Verbrauchers zu manipulieren. Kennen sie nicht die *wunderschönen Äpfel,* die hochglanzpoliert die Regale des Obst- und Gemüsehändlers füllen?

Natürlich wird von den verschiedensten Interessentenverbänden versucht, Untersuchungsergebnisse, wie das von David Thomas anzugreifen, um weiterhin den Glauben an die Qualität der produzierten Produkte aufrechtzuerhalten. Ein riesiger Wirtschaftsbereich sieht seine Umsätze gefährdet.
Doch die Masse der täglich verspeisten Obst- und Gemüsesorten, der Verbraucherwunsch, das schönste Obst zu kaufen und das Verlangen, auch im Dezember frische Erdbeeren auf dem Tisch zu haben, nötigt die Produzenten dazu, immer häufiger an den Samen und Pflanzen zu manipulieren, den Reifeprozess zu beeinflussen und die Artikel möglichst schnell über Tausende von Kilometern zum Verbraucher zu trans-

Jugendkriminalität und Ernährung:

Unter dieser Schlagzeile strahlte bereits am 29.04.1992 der britische Fernsehsender BBC 1 eine Sendung mit dem Titel „Little Monsters (Kleine Monster) aus. Es wurden hyperaktive Kinder und verschiedene Behandlungskonzepte vorgestellt.

Dabei berichtete man über einen Polizisten in West Yorkshire, der mit der Behandlung einer Serie von Einbrüchen und Brandstiftungen sowie mit Graffitis und Vandalismus beschäftigt war. Als Täter kam ein neunjähriger Junge in Frage.

Als dieser Knabe erwischt wurde, wie er gerade versuchte schwere Zementblöcke auf die Eisenbahnschienen zu legen, um den Zug zum Entgleisen zu bringen, flüchtete er mit einem Motorrad und lieferte sich mit der Polizei eine wilde Verfolgungsjagd. Der Polizist führte zahlreiche Vernehmungen durch und erfuhr von der Mutter, dass sich das Verhalten ihres Sohnes seit zwei Jahren vor den ganzen Taten grundlegend geändert hat, als er begann, immer größere Mengen von Schokoriegeln zu essen. Er war unkonzentriert, unruhig und fahrig - zeigte typische Verhaltensmuster von hyperaktiven Kindern.

Der Polizist ließ eine ärztliche Untersuchung durchführen, bei der Allergologe Dr. L. McEwen feststellte, dass der Bub die Schokolade nicht vertrug. Sie verwandelte ihn in einen kleinen Teufel.

Nach dieser Feststellung lud der Polizist acht Kinder zwischen neun und zwölf Jahren ein, die ein langes Strafregister hatten und schlug den Eltern einen drei Wochen dauernden Diätversuch vor. Von den acht Kindern hielten fünf die Diät durch und wurden nicht mehr straffällig.

Die Kinder, die bei dem ersten Treffen mit dem Beamten keine Minute stillsitzen konnten, einander rempelten und sich rauften, waren bei der Abschlussbesprechung ruhig und konzentriert und spielten anschließend friedlich miteinander. Drei hielten im Übrigen nicht durch und fielen wieder durch Straftaten auf.

Sicher kein repräsentatives Beispiel, aber gut genug um ernsthaft über die Ernährung unserer Kinder nachzudenken.

portieren. Auch dabei muss in vielen Fällen wieder mit chemischen Mitteln gearbeitet werden.

Das Obst und Gemüse auf unserem Tisch hat meist einen sehr langen Weg hinter sich und konnte in vielen Fällen nicht richtig ausreifen. Dass die Qualität darunter leidet, liegt auf der Hand.

Doch wir ernähren uns und unsere Kinder mit manipulierten Nahrungsmitteln. Liegt es da nicht auf der Hand, dass durch den Stoffwechsel und das Fehlen von wichtigen Stoffen – zum Teil bedingt auch durch einseitige Ernährung – der Organismus des Menschen mit Wesens- und Verhaltensstörungen reagiert.

Verantwortungsbewusste Ärzte beachten den Bereich der Ernährung jedoch bei der Anamnese und Diagnose sehr genau und beziehen sich dabei sowohl auf wissenschaftliche Erkenntnisse, als auch auf empirische.

Die Firma Berner, die hochwertige Nahrungsergänzungsmittel herstellt, hatte zivilrechtliche Klagen zu befürchten, weil sie davon berichtete, dass die Qualität der Nahrungsmittel in den letzten Jahrzehnten abgenommen hat. Das wurde von den Klägern bestritten. Die Firma gab auf eigene Kosten eine Untersuchung in Auftrag, um aktuelle Ergebnisse über den In-

halt an Vitaminen, Mineralien und Spurenelemente usw. in unseren Obst- und Gemüsesorten zu erhalten. Das Ergebnis war erschütternd!
(Die Einzelheiten dieser Untersuchung können Sie einer Grafik im Sammelsurium dieses Buches entnehmen.)

Sind Nahrungsergänzungsmittel zu empfehlen?

Während der Zeit, in der ich meine psychokinesiologische Ausbildung absolvierte, vermittelte mir mein Lehrer Dr. Dietrich Klinghardt vor allem die Weisheit, dass bei der Anamnese, Diagnose und Behandlung von Patienten oder in meinem Fall als Gesundheitsberater, in erster Linie der gesunde Menschenverstand gefragt ist und auch die Erkenntnisse aus schulmedizinischen Blut- oder Harnuntersuchungen usw. beachtet werden müssen. Diesen Satz merkte ich mir.

Da ich weiß, dass in vielen Fällen die Ernährung hyperaktiver Kinder sehr unzureichend ist, gab ich immer wieder den Ratschlag, die Ernährungsgewohnheiten und die Vorlieben des kleinen Patienten auf bestimmte Vorlieben untersuchen zu lassen und bei Vorliegen eines Vitamin- oder Mineralstoffmangels Sorge zu tragen, dass dieses Defizit ausgeglichen wird, um die natürlichen Körper- und Organfunktionen zu unterstützen.

Viele Eltern und auch Ärzte griffen dabei auf Nahrungsergänzungsmittel, wie CELLAGON VITALE zurück, da diese Hirnaufbaunahrung eine kontinuierliche Versorgung des Gehirns mit Energie, ohne den Blutzuckerspiegel nennenswert zu beeinflussen, ermöglicht und erzielten damit beachtenswerte Ergebnisse, was meist in Zusammenhang mit so genannten Alternativ-Therapien die Verbesserung der gestörten Verhaltensmuster anbelangt. Sicher sind auch andere Nahrungsergänzungsmittel möglich, doch ich und auch meine Vertragspartnerin, Frau Dr. H. Vogl, haben mit diesem Mittel – nach psychokinesiologischer Austestung – gute Erfahrungen gemacht.

Mit der Gabe einzelner Vitamin- oder Mineralstofftabletten haben wir nicht so gute Ergebnisse erzielt.
Dabei war es jedoch wichtig, eine gewisse Essdisziplin einzuhalten, und zwar sowohl was die konsumierten Nahrungs- und Lebensmittel betrifft, als auch die Essenszeiten und die Umgebung beim Essen.
In einigen mir bekannten Fällen konnten bei verhaltensauffälligen Kindern beste Ergebnisse erzielt werden. Die Kinder konnten sich besser konzentrieren, verbesserten ihre Verhaltensmuster und fühlten sich dadurch glücklicher.

Auch mir bekannte Heilpraktiker arbeiteten in vielen Fällen mit Umstellung der Ernährung und erzielten dabei beachtliche Ergebnisse. Nahrungsergänzungsmittel dienen aber nie einer Therapie, sondern können therapeutische Maßnahmen unterstützen, wenn die beschriebenen Defizite an Vitaminen bzw. Bioaktivstoffen vorliegen.

(Siehe auch Fallbeispiele und die Gegenüberstellung von Diät und RITALIN®, die mir freundlicherweise der Heilpraktiker Friedrich Klammenroth zur Verfügung gestellt hat.)

In vielen Obst- und Gemüsesorten war ein deutliches Defizit an den wichtigsten Inhaltsstoffen feststellbar, und gerade diese Stoffe sind es oft, die das ordnungsgemäße funktionieren der Verdauung, des Hirnstoffwechsels oder sonstiger wichtiger Organfunktionen positiv beeinflussen oder gar erst ermöglichen.

Denjenigen Lesern, die sich intensiver mit dieser Problematik auseinander setzen möchten, kann ich hier die Bücher ***An vollen Töpfen verhungert*** und ***BLACKOUT passe'*** empfehlen, in denen sie nachlesen können, was die Vitamine, Mineralstoffe, Spurenelemente und sekundären Pflanzenstoffe im Körper bewirken und warum sie für uns alle (über-)lebenswichtig sind.

Meiner Meinung nach reicht der gesunde Menschenverstand aus, um zu begreifen, dass das Fehlen wichtiger Inhaltsstoffe in unserer Nahrung negative Auswirkungen auf die Körper- und Hirnfunktionen haben kann. Und speziell Hyperaktive haben nach den bisherigen Erfahrungen und Untersuchungen Probleme mit dem Hirnstoffwechsel.
Diese Behauptung beruht nicht auf einer Vermutung. Es gibt viele literarische Abhandlungen und ich möchte mich nicht in fachspezifischen Erörterungen zu diesem Thema verlieren.

Doch interessant ist z.B. die Feststellung von Frau Dr. OLSZEWSKY, die im Rahmen eigener Studien das Ergebnis brachte, dass viele hyperkinetische Kinder und auch Kleinkinder bereits extrem hohe Belastungen an Glutamat, Benzoesäure usw. zeigten.

Bemerkenswert, und deshalb möchte ich Ihnen diese Erkenntnis nicht vorenthalten, ist die These, die die Psychologie zum Thema *Physiologische Grundlagen der Aggression* aufstellt.
Bei einer Reihe unterschiedlicher Neurotransmitter, die in aggressiven Phasen bei männlichen Tieren festgestellt werden konnten, stellte man nämlich fest, dass deren Katecholaminspiegel (z.B. der Dopaminspiegel) hoch ist, aber niedrig, wenn der Serotoninspiegel einen hohen Stand zeigt. Diesen Untersuchungsergebnissen zufolge beruht die physiologische Regulation der Aggression auf einer komplexen Interaktion neurochemischer und neuroendokriner Systeme.
Im Fall hyperkinetischer Verhaltensstörungen, deren Ursache nach schulmedizinischer Meinung bis vor kurzem in einem Dopaminmangel begründet gewesen sein soll, könnte man deshalb annehmen, dass die Gabe von METHYLPHENIDAT zwar den Dopaminanteil heben kann, dann aber die Ursache für aggressives Verhalten setzen könnte.

Bei den festgestellten Gewalttaten hyperaktiver Jugendlicher lag der Anteil der Buben weit höher als der der Mädchen. Genauer - mir ist kein Fall bekannt, in dem Mädchen Kapitaldelikte begangen haben!

Für den Bereich der Ernährung bedeuten diese wissenschaftlichen Erkenntnisse, dass der Überprüfung der Ernährung im Rahmen der Anamnese und Diagnose bei hyperkinetischen Kindern ein extrem hoher Stellenwert einzuräumen ist.

Unser Körper soll durch die Ernährung die Stoffe erhalten, die er braucht, um alle Funktionen störungsfrei durchführen zu können und im Bedarfsfall auch die nötige Unterstützung, durch die verschiedensten Baustoffe und Energieträger, wie Eiweiße, Fette und Kohlenhydrate sowie Wirkstoffe, wie Vitamine, Mineralstoffe, Spurenelemente und sekundäre Pflanzenstoffe bekommen.

Deshalb ist es sicher auch für jeden Laien nachvollziehbar, dass speziell im Fall hyperkinetischer Kinder eine ausreichende Menge der vom Körper und Geist benötigten Stoffe zugeführt werden muss und auf Stoffe, die den Körper nur belasten können, verzichtet werden soll.

Doch wenn man dem zitierten Gutachten und der Veröffentlichung der WELT AM SONNTAG und vor allem den neuen Untersuchungsergebnissen Glauben schenkt, fehlen in unserem Obst und Gemüse und sicherlich auch in Fisch und Fleisch - ganz abgesehen von den häufig nachgewiesenen Belastungen durch Quecksilber, Antibiotika und andere, um nur ein paar zu nennen - viele Inhaltsstoffe, die der Körper braucht, um ordentlich funktionieren zu können.

Wenn ich dieses Ergebnis in Beziehung zu der oft zusätzlich festgestellten, sehr einseitigen Ernährung und der mangelnden Essdisziplin von hyperaktiven Kindern setze, und zudem die Ernährungssituation der werdenden Mütter, die sich bereits über Jahre hinweg unzureichend ernähren „mussten", betrachte, fühle ich mich in meiner Meinung bestätigt, dass die Ernährung und auch die Qualität unserer Nahrungs- und Lebensmittel eine wesentliche Rolle bei der Entstehung und Behandlung von hyperkinetischen Verhaltensstörungen spielen könnten und dass man gerade hier ansetzen muss, wenn man Eltern und Kindern helfen will.
Auch die Chancen auf eine erfolgreich verlaufende Therapie steigen nach meinen Erfahrungen bei einem individuell ausgearbeiteten Ernährungsplan enorm.

Vor ca. einem Jahr rief mich ein Schreinermeister an und bat um eine Gesundheitsberatung, weil er mit seinem 8-jährigem Sohn Martin schon mehrere Ärzte aufgesucht hatte und diese, aufgrund der gezeigten Verhaltenmuster des Kindes davon ausgingen, dass ein Aufmerksamkeitsdefizit-Syndrom vorliegt und der Bub deshalb mit METHYLPHENITAT-haltigen Medikamenten behandelt werden muss. Dies wollte der Schreinermeister vermeiden und fragte mich um Rat.

Als ich den Buben das erste Mal sah und mit seinen Eltern über das Problem in Detail sprach, konnte ich feststellen, dass der Knabe kaum eine Minute stillsitzen konnte, sehr fahrig in den Bewegungen war, ständig zusammenhangslos dazwischen sprach und vor allem ständig eine Semmel, eine Laugenstange oder anderes Gebäck aß.
Auf Nachfrage erklärte mit die Mutter, dass der Junge alle Arten von Obst und Gemüse ablehnt, nur Softdrinks wie Cola und Fanta trinkt und bisher durch nichts zu überzeugen war, dass dies ungesund ist.
In der Schule war der 8-Jährige durch seine Störaktionen und seine Unkonzentriertheit aufgefallen und die Lehrerin hatte das persönliche Gespräch mit den Eltern gesucht.

Bei einer psychokinesiologischen Regulationstestung, bei der – einfach ausgedrückt – die störungsfreie Funktion von Parasympathikus und Sympathikus überprüft wird, zeigte sich eine Regulationsstörung, die offensichtlich von Gluten, das in den Getreidearten Weizen und Hafer vorkommt, ausgelöst wurde.
Das Kind, das auch unter Neurodermitis litt, hatte offensichtlich eine Gluten-Unverträglichkeit. Zusätzlich konnte eine Reaktion auf Quecksilber festgestellt werden, was aufgrund der extrem vielen Amalgam-Zahnfüllungen der Mutter nichts überraschendes war.
Nach Rücksprache mit der Hausärztin der Familie erhielt der Knabe *Bärlauch und ein ausgetestetes Algenpräparat.* Zusätzlich führte ein „Weglassversuch" über mehrere Wochen zu der Überzeugung, dass tatsächlich der extreme Genuss von Brezeln, Semmel und sonstigen Weißmehlerzeugnissen die Verhaltenstörung des Jungen bewirkt hatte.
Das durch schulmedizinische Diagnosemethoden festgestellte, Mineralstoffdefizit regulierte sich nach einer intensiven Gabe von CELLAGON VITALE.
Nach ca. acht Wochen war der Bub wesentlich konzentrierter und verträglicher.

Das Konzentrationsvermögen hatte sich enorm verbessert und bei einem Telefonat mit dem Vater des Buben im März 2004 erklärte mir dieser, dass man in der Familie strikt auf den Verzicht von Weißmehlprodukten achtet, dass Nahrungsergänzungsmittel CELLAGON VITALE einmal täglich gibt und Bärlauch und Algen mittlerweile weglassen kann, ohne das sich die Verhaltensstörung von Martin erneut zeigte.
Zusätzlich erhält der Bub derzeit Bachblüten.

Sie haben nur negative Erfahrungen gemacht, wenn Sie Ihrem Kind gesundes Essen kredenzt haben?

Sind Sie auch mit gutem Beispiel vorangegangen?

Gesundes Essen macht Spaß – bringt viele „wünschenswerte" Nebenwirkungen. Ich habe das selbst ausprobiert. Nicht nur, dass meine Frau – in Frankreich geboren – vorzüglich kocht und damit die fantastische französische Küche auch außerhalb ihres Heimatlandes in vorzüglicher Weise präsentiert – nein – die Art und Weise zu kochen und zu genießen, hat bei mir ohne Diät z.B. eine Gewichtsabnahme von über 8 kg bewirkt. Seitdem ich ihre Küche genieße, fühle ich mich frischer, ausgeglichener und auch die Verdauung funktioniert bestens. Die Gründe sehe ich in der Tatsache, dass sie nur mit ausgesuchten Nahrungs- und Lebensmitteln arbeitet und eine andere Esskultur zelebriert.

Und die Ernährung unserer Kinder? Reicht eine ausgewogene Ernährung mit den uns angebotenen Nahrungsmitteln aus?

Ich glaube nicht, dass ich persönlich hyperkinetische Verhaltensstörungen behandeln muss. Doch bei mir hat eine Ernährungsumstellung sehr viel Positives bewirkt.
Nennen Sie mir deshalb einen Grund, der meine Behauptung, gesunde Ernährung wirkt sich auch bei Hyperkinetikern positiv aus, widerlegen könnte.
Vielleicht ein grundsätzlich gestörter Stoffwechsel, der aber seine Ursache im individuellen Fall in der einseitigen Ernährung und den dadurch bedingten fehlenden Nährstoffen haben könnte.

Aus der ärztlichen Praxis

Im Rahmen ihrer Arbeit mit hyperkinetischen Kindern erarbeitete Dr. Hedwig Vogl – die sich als *gelernte Schulmedizinerin* durch die Änderung ihrer Behandlungsphilosophie zur kombinierten Arbeit mit schulmedizinischen und alternativen Therapien entschieden hat – Behandlungskonzepte ohne die klassischen Medikamente und konnte damit sehr erfolgreich therapieren. Kindern, bei denen tatsächlich ein Aufmerksamkeitsdefizit vorlag, konnte sie in vielen Fällen mit ihrer Kombinationstherapie helfen.

Die Behandlungen waren sehr individuell ausgerichtet. Auffällig war nur, dass in fast allen Fällen die Ernährungsumstellung, meist unter der zusätzlichen Gabe von ausgetesteten Nahrungsergänzungsmitteln, wie z.B. CELLAGON VITALE zu einer nachhaltigen Verbesserung der diagnostizierten Verhaltensstörungen führte.

Wie aber kann ich einen möglichen Mangel an Bioaktivstoffen im Körper meines Kindes ausgleichen, wenn doch unter Umständen die von mir verwendeten Grundnahrungsmittel schon nicht mehr den Prozent- oder Promillesatz an Vitaminen, Mineralien, Spurenelementen usw. enthalten, der nötig wäre, fragen sich viele Eltern?

Muss ich jeden Apfel, jede Kartoffel im Labor untersuchen lassen und die gesetzlich erwünschten Mindestnormen für diese Stoffe auswendig lernen?
Nein, ich glaube nicht. Aber Sie sollten sich zuerst mit dem Arzt Gedanken über Ihre und die Ernährung Ihres Kindes machen, entsprechende Tests durchführen lassen, um Unverträglichkeiten festzustellen und ggf. die Ernährung konsequent korrigieren. Dazu kann es vorteilhaft sein, Bioaktivstoffe in Form von Nahrungsergänzungsmitteln einzunehmen, um Defizite an Vitaminen, Mineralien und Spurenelementen auszugleichen, ohne den Blutzucker zu erhöhen.
Das ist schwierig, aber es gibt hier Mittel, die diese Aufgabe vorzüglich erfüllen können.

Gedanken aus der Wiedemann Therapie

In Zusammenhang mit meinen letzten Ausführungen möchte ich Ihnen einige Gedanken näher bringen, die ich mir nach dem Lesen der Wiedemann Therapie gemacht habe. Interessant ist in den Abhandlungen, dass auf die Ernährung der gesamten Bevölkerung und den daraus entstehenden Nachteilen eingegangen wird. Machen Sie sich Ihre eigenen Gedanken, ob Ihre Ernährung und speziell die Ihres Kindes gut, brauchbar oder schlecht ist. Überlegen Sie weiterhin, ob Sie immer in Ernährungsfragen das Beispiel sind, das Kinder brauchen:

Wenn man sich heute in Deutschland mit der Gesundheit der Bevölkerung befasst, stellt man fest, dass eine Vielzahl von Fitness-Centern aus dem Boden wächst und in den Büchereien die Abteilung „WELLNESS" immer mehr Exemplare ausstellt, um dem Leser ein gesünderes Leben vorzustellen und ihn zu einer gesünderen Lebensweise zu bewegen.
Andererseits stellt der aufmerksame Beobachter aber auch fest, dass im Krankenversicherungswesen vieles im Argen liegt und der „Patient", quasi zwangsweise immer mehr zur Eigenverantwortung und trotz hoher Krankenversicherungsbeiträge, auch immer häufiger zur Zuzahlung bei Behandlungskosten und Medikamentenkosten gezwungen ist.

Wohin führt das?

In einem Buch über die „Wiedemann-Therapie" (Titel: Regeneration & Regulation) kann man nachlesen, dass in Industriestaaten alle 24 Stunden zwischen 50 bis 80 % der Erwachsenen Chemodrogen einnehmen.

„Für viele Menschen ist der unkontrollierte Griff zum Tablettenröhrchen schon eine Art Reflexbewegung geworden, um Schmerzen und Depressionen zu vertreiben oder aber, um vorübergehend Fitness und Spannkraft zu steigern oder vorzutäuschen" (Zitat aus Regeneration & Regulation).
„Ich gebe Ihnen erst mal eine Spritze gegen die Nebenwirkung der nächsten Spritze", steht in dem angeführten Buch zynisch gemeint zu lesen.

Um zu unserem Thema überzuleiten, lassen Sie mich noch ein Zitat des Heidelberger Pathologen Prof. Dörr anführen.
„Die instinktlose Lebensführung, der Missbrauch an Genussmitteln, die missverstandene Freiheit des modernen Menschen, das eigene Leben und die eigene Gesundheit zu ruinieren, bedeuten bei der inneren Verflechtung der Einzelschicksale in einem modernen staatlichen Gemeinwesen eine starke soziale Last".

Und im Fall der hyperaktiven Kinder unter Umständen auch eine „kriminelle" Last.

Deshalb muss die Frage erlaubt sein, ob es in Anbetracht von geschätzten

50 Prozent der deutschen Bevölkerung mit Übergewicht
10 Millionen mit erhöhtem Blutdruck
4 Millionen mit Leberschäden
3 Millionen mit chronischer Bronchitis und
2 Millionen mit Krebs sowie einer Vielzahl von degenerativen Erkrankungen des Bewegungsapparates, Bandscheibenschäden usw.

für das Gemeinwohl, die Altersversorgung der Bevölkerung und vor allem die Betroffenen sinnvoll ist, möglicherweise aggressiv machende Psychodrogen, wie das in RITALIN® und MEDIKINET® enthaltene

METHYLPHENIDAT zu verordnen, anstatt zunächst zu versuchen, über die Ernährung Schadensbegrenzung zu erreichen und dadurch krankhafte Erscheinungen einzudämmen.

Paracelsus hat einmal gesagt: „Der Arzt behandelt nur, die Natur heilt." Besser oder verständlicher ist: „Der Patient selbst ist der Arzt und der Arzt ist nur sein Gehilfe."
So ist die Situation speziell in Deutschland auch rechtlich zu sehen.

Belastungen werdender Mütter

Wenn man die Ernährung hyperkinetischer Kinder überprüft, glaube ich, dass man sich zuerst vor Augen führen sollte, welche Belastung der Körper einer werdenden Mutter zu verarbeiten hat. Und diese Probleme kann wissenschaftlichen Studien zufolge das Baby übernehmen.

Individuelle und Beziehungsprobleme, Arbeitsstress, Umweltgifte in Verbindung mit Verkehrslärm, Staus und Hektik, Belastungen durch künstliche Hormone, Impfungen und Klimaveränderungen durch teilweise stundenlange Urlaubs- oder Arbeitsreisen in andere Zeit- und Klimazonen, Handy, Computer usw. usw.
Der Körper einer werdenden Mutter hat im Gegensatz zu unseren Müttern und Großmüttern tausende von Stressfaktoren zu verarbeiten, mit denen das im Mutterleib entstandene und sich entwickelte Kind bereits seine liebe Mühe hat.

Ich glaube, und während meiner Recherchen wurde diese Vermutung immer wieder bestätigt, dass die erste Ursache für ein vermehrtes Auftreten von Verhaltensstörungen bereits im Mutterleib, und zwar bereits während und unmittelbar nach der Konzeption gesetzt wird und ungesunde Ernährung, Mangelerscheinungen und Stress wesentliche Kriterien für die Programmierung des Ungeborenen Kindes darstellen.

Sicher haben fast alle werdenden Mütter mit ähnlichen Problemen zu kämpfen und nicht jedes Kind zeigt (Gott sei Dank) hyperkinetische Verhaltensstörungen. Doch jedes Individuum, jede werdende Mutter reagiert anders. Aber scheinbar verarbeiten nicht alle werdenden Mütter die Vielzahl der Stressoren unserer modernen Zeit.

Sonderfall Ernährung

Hier wird meine Vermutung im Übrigen durch kompetente Wissenschaftler bestätigt. Prof. Dr. Hüther beschreibt in seinem Buch NEUES VOM ZAPPELPHILIPP eine Reihe von möglichen Ursachen bei der Entstehung der Hyperaktivität. Probleme an den Verbindungen der Dopamin produzierenden Zellen sind nur ein Bereich, der auf die möglichen Ursachen Einfluss nehmen kann.

Interaktionsstörungen der werdenden Mutter sind seinen Forschungen zufolge eine wesentliche Ursache für die häufigen Verhaltensstörungen der Kinder.

Doch alle die bisher aufgezählten möglichen Entstehungskriterien müssen noch durch den Punkt Ernährung ergänzt werden. Dabei ist es aber aus meiner Sicht einfacher, die Ernährung als mögliche oder erkannte Ursache einer Verhaltensstörung umzustellen, als andere Ursachen, wie mögliche Impfschäden, Schwermetallbelastungen oder genetische Voraussetzungen zu bekämpfen oder zu beseitigen.

Leider leben wir in einer Zeit, in der trotz (scheinbar) gesunder Ernährung durch Lebensmittelzusatzstoffe, Lebensmittelfarben, Phosphate oder andere Stoffe, die in unserem Fleisch, im Obst, Gemüse oder sogar zum Teil im Wasser vorhanden sind, das Risiko einzukalkulieren ist, durch einen dieser Stoffe gesundheitliche Probleme, wie Allergien, Nesselsucht, Neurodermitis oder eben auch Verhaltensstörungen zu bekommen.

Folgende Stoffe, Nahrungs- und Lebensmittel stehen verstärkt im Verdacht im Zusammenhang mit hyperkinetischen Verhaltensstörungen zu stehen und sollten überprüft werden:

Phosphate	**Süßstoffe**	**Nüsse**	**Konservierungsstoffe**
Weizen	**Glutamat**	**Wasser**	**Verdickungsmittel**
Zucker	**Kuhmilch**	**Umweltgifte**	**Anitoxidationsmittel**
Reis	**Hafer**	**Farbstoffe**	**Emulgatoren**
Nitrite	**Nitrate**	**Sorbit**	**und andere**

In ihrem im HEYNE Verlag erschienen Buch *„Kursbuch Eltern: Das hyperaktive Kind"* beschreibt Dr. Anne CALATIN, dass viele Krankheitsbilder vor der Wirtschaftskrise nahezu unbekannt waren und erst mit der „Fresswelle" immer häufiger auftraten.

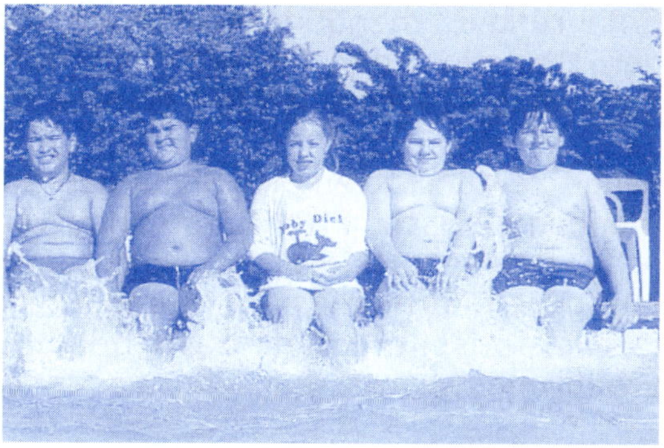

Sie beschrieb, aus meiner Sicht eindruckvoll, die Gründe für das Nachlassen der Qualität unserer Nahrungsmittel und die Gründe für viele ernährungsbedingte Erkrankungen.
Dabei erklärte sie, das Brot früher ausschließlich aus Weizen und Roggen hergestellt wurde, und zwar vom Dorfbäcker, der es mit eigenem produzierten Sauerteig „ansetzte" – alle paar Tage frisch backte und dieses Brot auch erst nach zwei bis drei Tagen angeschnitten und gegessen wurde.

Das Mehl stammte vom Müller – das Getreide vom Bauern aus der Umgebung. Kunstdünger, künstliche Triebmittel und ähnliche, ausschließlich auf die Erzielung eines möglichst hohen Gewinns ausgerichtete Herstellungsprozesse wurden nahezu nicht verwendet.
Weißbrot, Brötchen und Kuchen gab es nur auf Bestellung und ausschließlich an Sonn- oder Feiertagen.

Beim Kolonialwarenhändler erhielt man in der Nachkriegszeit Grieß und Haferflocken. Der Zucker war nicht gebleicht, sondern ein brauner, feuchtklebriger unraffinierter Rohr- oder Rübenzucker und wurde in Papiertüten gefüllt.
Der Metzger schlachtete selbst und produzierte seine Würste aus warmen Fleisch, ohne Phosphate als Quellmittel.

Butter und Margarine wurden sparsam verbraucht und das Obst und Gemüse kam – unbelastet – aus dem eigenen oder des Nachbars Garten.

Hyperaktive Kinder sind der Wissenschaftlerin nicht aufgefallen, als sie eine Dorfschule mit ca. 50 Kindern besucht hat. Eine kleines Mädchen hatte manchmal Asthma - Neurodermitis war unbekannt.

Während der ganzen Jahre, in denen ich mich nun mit ADS, den Erscheinungsformen, den Ursachen und der Behandlung beschäftigt habe, ist mir eines aufgefallen – nämlich – dass bei fast allen Kindern die

Ernährung in irgendeiner Weise korrigiert werden musste. Viele Kinder litten auch unter Allergien, deren Ursachen ebenfalls häufig in der Ernährung des betroffenen Patienten zu suchen und zu finden waren.

Lange Zeit bestritten die „Schulmedizin" und Psychiatrie den Zusammenhang zwischen der Entstehung von Krankheiten und der Ernährung. Diese starre Haltung weicht langsam auf. Und man kann den mutigen, unermüdlichen Therapeuten nur danken, dass sie durch ihre praktische Arbeit dazu beigetragen haben, dass sich das Ernährungsbewusstsein langsam ändert.

Natürlich kann man wieder einmal diskutieren und hinterfragen, ob die festgestellten Verhaltensauffälligkeiten ihre Ursache bereits in der mangelhaften Ernährung der Eltern der auffälligen Kinder haben oder die Essensgewohnheiten evtl. aufgrund des Verhaltens des Kindes verkommen sind. Man muss beides untersuchen.

Die Kinder, die Sie kennen, ernähren sich nicht nur von Hamburger, Döner und Pommes Frites?

Können Sie sich dann freuen? Ich glaube nicht. Denn selbst in scheinbar *gesunden* Lebensmitteln lauern Gefahren, die den Verdacht erhärten, dass gerade sie die Ursache für Allergien, Verhaltensstörungen, Nesselsucht und andere Krankheitsbilder sein könnten.

In diesem Zusammenhang sollten Sie im Rahmen einer Untersuchung eines verhaltensauffälligen Kindes vor allem folgende Stoffe kennen und das Kind auf Unverträglichkeiten gegen diese Stoffe testen lassen.

Im Einzelnen stehen die folgenden Stoffe im Verdacht, negative Auswirkungen auf den menschlichen Organismus haben zu können. Alle die genannten Lebensmittelzusatzstoffe bergen für anfällige Kinder die Gefahr, negative körperliche und/oder geistige Reaktionen auszulösen.

Ich möchte Sie in kurzer Form für die Problematik sensibilisieren. Erschöpfend abhandeln kann ich das Thema im Rahmen dieses Buches nicht. Doch ich möchte Sie in die Lage versetzen, einen Überblick darüber zu gewinnen, welche „verdächtigen" Stoffe gefunden und durch eine entsprechende Reaktion in ihrer negativen Wirkung eliminiert werden können.

Lebensmittelzusatzstoffe

Friedich Klammroth ist Heilpraktiker und hat seit mehreren Jahren praktische Erfahrungen bei der Behandlung hyperkinetischer Kinder mittels einer individuellen Diät gesammelt.
Er geht aufgrund seiner Erfahrungen davon aus, dass neben den Belastungen des Organismus durch die Ernährung vor allem Impfungen und Lebensmittelzusatzstoffe die Auslöser hyperkinetischer Verhaltensstörungen sein könnten.
Insgesamt 33 empfohlene Impfungen, die bis zum vollendeten 1. Lebensjahr gegeben werden sollen, hat er gezählt.

Bereits in den 70er Jahren formulierte ein Kinderarzt namens **Ben Feingold** in den USA die ***Farbstoffhypothese***, die besagt, dass die in den Nahrungsmitteln enthaltenen Farbstoffe toxisch (= giftig) wirken. Feingold berief sich auf seine selbst gemachten Erfahrungen mit seinen Patienten und konnte dadurch behaupten, dass z.B. die künstlichen Lebensmittelfarbstoffe das Verhalten eines Menschen massiv beeinflussen können.
Feingold schildert in seinem Buch „***Why your child is hyperactive***" einen Fall, in dem ein so genannter „Weglassversuch", also der Verzicht auf künstliche lebensmittelfarbstoffenthaltende Produkte massive positive Verhaltensveränderungen bewirkte.

Ausgetestete Nahrungsmittel, die bei einer mit schwerem Nesselausschlag reagierten Patientin, die über zwei Jahre erfolglos in psychiatrischer Behandlung war und sehr aggressiv und feindselig mit ihrer Umwelt umging, wurden nach einem genauen Schema weggelassen und bewirkten Wunder.

Die „***Feingold Diät***" verbietet alle künstlich gefärbten Lebensmittel und alles, was das Antioxidans BHT (= Butylhydroxytoluol, E 321) enthält sowie alle Nahrungsmittel mit natürlichem Salcylate.
Feingold wurde oft angegriffen, dennoch erreichte er mit seiner Arbeit, dass in den USA eine große Menge unkontrolliert verwendeter Lebensmittelfarben verboten wurden.

Dies sollte uns zu denken geben, wenn im Land der unbegrenzten Möglichkeiten, mit Softdrinks, Hamburger und Pommes Frites eine wissenschaftliche Arbeit so viel Resonanz hervorrief, dass eine Reaktion auf die amerikanische Lebensmittelgesetzgebung erfolgte.

Eine Auflistung der gebräuchlichsten Lebensmittelzusatzstoffe finden Sie im Sammelsurium.

Phosphate

Ein immer wieder diskutierter Stoff in unserer Nahrungskette sind die Phosphate.

In der Lehre vom Verbrechen (= Kriminologie) wird auf die Schweizer Apothekerin Herta HAFER hingewiesen, die bereits 1984 in ihrem Buch „***Die heimliche Droge***" behauptete, Phosphatzusätze in unseren Nahrungsmittel sind die Auslöser für Verhaltensauffälligkeiten bei Kindern und Jugendlichen.

Auch Schulversagen, Jugendkriminalität, Pyromanie und Gewalttätigkeiten führt die Apothekerin in vielen Fällen auf zu viele Phosphate in unseren Nahrungsmitteln zurück.

Herta HAFER's „***Phosphattheorie***" wird immer wieder kritisiert und als nicht zutreffend angeprangert. Ich glaube zu Unrecht.

Denn ich kann aus Erfahrung berichten, dass der Verzicht auf bestimmte Lebensmittel, wie

Schmelzkäse,
Kondensmilch,
Softdrinks,
mit Backpulver hergestellte Backwaren,
Würste, wie Bockwurst, Bratwurst, Wiener, Frankfurter und Lyoner

ebenso positive Verhaltensänderungen begünstigen, wie der Verzicht auf Nahrungsmittel, die aufgrund ihres natürlichen Phosphatgehaltes negative Reaktionen verursachen könnten.

Dies sind

Eier, wegen des phosphathaltigen Lezithins,
Nüsse, Mandeln, Esskastanien sowie daraus hergestellte Produkte,
Kakao und Schokolade,
Vollkornprodukte, vor allem Haferflocken,
Milch und Quark und die meisten
Früchte, insbesondere Zitrusfrüchte.

Hier kann ich nur empfehlen, durch Allergietests, psychokinesiologische Tests und andere geeignete Testreihen die negativ wirkenden Stoffe auszutesten und dann gewisse Zeit, die mit dem zuständigen Therapeuten abgesprochen werden sollte, auf diese Nahrungs- oder Lebensmittel zu verzichten und die Reaktionen genau festzuhalten.

Unter dem Untertitel „**Hypoglykämie, Aggression, Kriminalität**" berichtet Dr. A. Calatin von einer Gruppe von Quolla-Indios, die im südlichen Peru hoch in den Anden leben und die durch ihre Gewalttätigkeiten aufgefallen sind. Bei einer ethnologischen Untersuchung durch Ralph Bolton konnte bewiesen werden, dass Mitglieder der Quolla-Indianer in Peru durch den vermehrten Konsum von Kartoffeln im Vergleich zu anderen Andenstämmen, die vermehrt Mais verzehren, häufiger zu Gewalttätigkeiten neigten.

Den Schilderungen über die Gewalttätigkeiten der Indianer und die Studie, dass der Blutzuckerwert im engen Zusammenhang mit dem Verhalten stand, lassen auch kriminologisch interessante Rückschlüsse zu. Je tiefer der Blutzuckerwert unter dem Normalwert lag, desto größer war die Bereitschaft zur Gewalt. Dabei ist jedoch zu berücksichtigen, dass der Glukosestoffwechsel in den Höhenlagen der Anden beschleunigt und der Blutzuckerspiegel der Einwohner ohnehin durchschnittlich niedrig ist.
Die Ergebnisse sind also nicht ohne weiteres auf europäische oder deutsche Verhältnisse zu übertragen.

Parallelen zwischen der Begehung von Gewalttaten und dem unersättlichen Hunger auf Zucker und Süßigkeiten, wie bei vielen Hyperkinetikern in unseren Breiten, lassen sich jedoch durchaus ziehen oder sollten zumindest überdacht werden. In diesem Zusammenhang möchte ich noch einmal an verschiedene, in diesem Buch geschilderte Fallbeispiele hinweisen.

Die weiteren Nahrungsmittel, die in vielen Fällen ursächlich für Verhaltensstörungen zu sein können:

Weizen

Der bereits vor ca. 5000 Jahren im eurasischen Raum aus Wildgräsern kultivierte Weizen ist heute eines der wichtigsten Grundnahrungsmittel des Menschen, vor allem im europäischen Raum.

Semmeln, Brezeln, Plundergebäck, Nudeln, Soßenbinder sind vom Menschen geschaffene Lebensmittel, die nahezu täglich in großen Mengen verspeist werden.

Weizen in der Form des Weizenkornes enthält 60 bis 70 % Kohlenhydrate, ca. 2 % Fett und etwa 12 % Protein, wovon ein hoher Anteil das so genannte Klebereiweiß oder *Gluten* ist. Wichtig ist der hohe Gehalt an Ballaststoffen, Vitamin E und B, Mineralstoffen und Spurenelementen.

Klingt alles sehr gesund. Doch wenn wir uns auf der Welt etwas informieren, werden wir feststellen, dass speziell in Ägypten, Pakistan und Iran die Bevölkerung hauptsächlich von unfermentierten Weizenfladen ernährt wird.
Als Folgen wurden Zwergenwuchs, sexuelle und geistige Unterentwicklung sowie ausgeprägter Zinkmangel festgestellt.

Bei Kindern, die auf Weizen hyperkinetisch reagieren, geht man nach bisherigen Untersuchungen davon aus, dass die Hauptursache mit großer Wahrscheinlichkeit in einer Allergie gegen die Weizenproteine liegt. Allergien gegen Weizenproteine sind beispielsweise auch als Bäckerasthma bekannt. Hier wären im Fall hyperkinetischer Kinder spezifische Untersuchungen erforderlich.

Soweit eine Glutenunverträglichkeit vorliegen könnte, zeigt sich diese bereits beim Säugling, der häufig nach Einnahme der ersten Breimahlzeiten mit Verdauungsstörungen reagiert, die sich durch einen aufgeblähten Bauch zeigen. Der Stuhlgang ist fettig und lehmfarben und wechselt mit wässrigen Durchfällen.

Der Säugling schreit viel, zieht die Beine an den Bauch und ist sehr druckempfindlich. Man bezeichnet dieses Krankheitsbild als ZÖLIAKIE, die sich eigentlich im Dünndarm abspielt. Inwieweit sich die ZÖLIAKIE auf den Gehirnstoffwechsel auswirkt, ist noch nicht ausreichend genug erforscht.

Dr. Anne CALATIN schreibt in ihrem Buch *Das hyperaktive Kind,* dass es bei schwerer ZÖLIAKIE zu allgemeinen Mangelerscheinungen und einer Unterversorgung des Gehirns mit Nährstoffen, Mineralien und Spurenelementen kommt und dies allein schon zu Fehlfunktionen führen kann.

In der Praxis hat sich in solchen Fällen eine glutenfreie Diät bewährt, die nach vorausgegangenen Untersuchungen auch im Fall hyperkinetischer Kinder eine positive Wesensänderung bewirken kann.

Allerdings möchte ich Ihnen noch einige Anregungen zum Brot machen.

In Frankreich, wo die berühmten „Baguettes" täglich mit Weizenmehl produziert werden, legt man größten Wert auf eine lange Fermentierung des Teiges, da sie das Brot offensichtlich so bekömmlich macht. Anders als in Deutschland verwendet man in Frankreich zum Brotbacken nur – wie altmodisch – reines Weizenmehl, reine Hefe und keinerlei Backhilfen und Zusätze. Der Teig wird über 24 Stunden *geführt* und soll nicht wie bei uns in nur 20 Minuten aufgehen.

Doch auch französische Empfehlungen für die Babyernährung haben vielleicht dazu beigetragen, dass in Frankreich hyperkinetische Kinder noch in der Minderheit sind. Natürlich fallen auch in unserem Nachbarland die guten Essgewohnheiten und die Auswahl qualitativ hochwertiger Zutaten der überall fortschreitenden Entwicklung zu Fast Food zum Opfer. Doch lange nicht so ausgeprägt wie in Deutschland.

Bei der Ernährung der Babys achtet man ganz besonders auf bestimmte, über lange Jahre bewährte Verhaltensregeln.
So soll ab dem 3. Monat Brei nur mit dem Löffel – ab dem 5. Monat auch Ei und Fisch und mit dem 1. Lebensjahr auch ein Steak klein geschnitten gegeben werden.
Französische Großmütter sagten ihren Töchtern zur Kinderernährung: Das Baby bekommt kein Mehl und keinen Brei aus Weizenprodukten vor dem 8. Monat. Zu diesem Zeitpunkt soll es etwa acht kg wiegen und acht Zähne haben.
Ab dem 8. Lebensmonat soll nur glutenfreier Weizen zur Breizubereitung verwendet werden.
Vor dem 2. Jahr darf das Kleinkind keine Kuchen, Plätzchen und ähnliches essen – bis zum 18. Monat kein Brot. Kakao und Schokolade sind in Frankreich vor dem 18. Monat tabu. Speiseeis ist vor dem 3. Lebensjahr verboten.

Sicher ist auch in der französischen Ernährung nicht alles Gold was glänzt, doch die Franzosen kämpfen bei weitem nicht so extrem gegen die Fettleibigkeit ihrer Kinder. Ob schon die Ernährung unserer Babys und der Backprozess unserer Brote so viele Nachteile für unsere Kinder mit sich bringt?

Abschließend möchte ich darauf hinweisen, dass es sich bei Dinkel um einen Urweizen handelt. In der Praxis vertragen viele Kinder Dinkelmehlerzeugnisse besser als Weizenprodukte. Falls Sie Ihr Kind jedoch austesten lassen, sollten Sie auch daran denken, dass Dinkel mit unserem Weizen verwandt ist und es deshalb auch zu Unverträglichkeiten kommen kann.

Zucker

Damit unser menschlicher Motor läuft, ist Zucker wichtig! Eine Aussage, die bedingt richtig ist. Doch überprüft man die Mengen, die von Jahr zu Jahr steigen, wird man feststellen, dass sich mit dem wachsenden Zuckerverbrauch - nahezu parallel - auch die Anzahl der diagnostizierten hyperkinetischen Verhaltensstörungen bei Kindern häuften.

Nach zahlreichen Studien, die ab 1980 zur Frage „ist hoher Zuckerverzehr eine Ursache für Hyperkinese oder allgemeine Verhaltensstörungen?" durchgeführt wurden, ist insbesondere durch die Studien von *Keith Conners* davon auszugehen, dass täglich hoher Zuckerkonsum die Aufmerksamkeit deutlich mindert und zwar unabhängig vom Intelligenzquotienten oder der Erziehung.
Conners hat seine wissenschaftlichen Erkenntnisse in seinem Buch *Feeding the Brain (Nahrung für das Gehirn)* dokumentiert.

Ein weiteres Experiment führte Jane Goldman von der Universität Connecticut mit Vorschulkindern durch, die zuckerhaltige Getränke erhielten, während die Vergleichsgruppe ein Placebo erhielt. Es wurde festgestellt, dass die Kinder, die die zuckerhaltigen Getränke getrunken hatten, ihre gestellten Aufgaben wesentlich schlechter lösen konnten, als die Kinder der Vergleichsgruppe.Doch hier spielte die Zeit nach der Kontrolle eine entscheidende Rolle. Die Wirkung oder besser die Unterschiede zwischen den Vergleichsgruppen zeigten sich erst eine Stunde bzw. eine weitere halbe Stunde nach Versuchsbeginn. Zu diesem Zeitpunkt waren nämlich keinerlei Unterschiede mehr feststellbar.

Was heißt dieses Ergebnis für uns?

Die Erkenntnisse über den Zuckerkonsum und dessen Wirkung auf Hyperkinetische sind recht unterschiedlich. Ein Weglassversuch bringt dem Kind kaum Nachteile und eröffnet dem Therapeuten dennoch eine gute Möglichkeit, eine eventuelle Ursache der Verhaltensstörung zu finden oder auch ausschließen zu können.

Dabei könnte man speziell bei Unverträglichkeiten gegen Zucker die Vorteile der Süßstoffe nutzen, wenn man die richtigen einsetzt. Der menschliche Körper oder Organismus kann auf alle Dinge unserer Welt mit Unverträglichkeiten oder Allergien reagieren.
Genau deshalb weise ich immer wieder auf die genaue Analyse der Ernährungsgewohnheiten bei hyperkinetischen Kindern hin. Alle Nahrungs- und Lebensmittel, Kleidungsstücke, Schmuckgegenstände und Therapeutika können bei hunderten von Menschen Positives bewirken und bei einem geringen Prozentsatz von Überprüften zu Unverträglichkeiten führen. Dies ist kein Anzeichen für die grundsätzliche Problematik des Stoffes, sondern ein individuelles Problem des Menschen, der gerade auf den ausgetesteten und zu negativen Reaktionen führenden Stoff empfindlich reagiert.
Dies kann auch bei der Verwendung von Süßstoffen passieren.

Süßstoffe

Die Tatsache, dass viele hyperaktive Kinder auf handelsüblichen Zucker verzichten sollten, weil er für sie unverträglich ist, wirft natürlich die Frage auf, ob nicht die handelsüblichen und in Deutschland zugelassenen Süßstoffe eine Alternative zu Zucker darstellen könnten.

Bereits bei meinen Erörterungen zum Thema „Zucker" habe ich darauf hingewiesen, dass es auffällig ist, dass parallel zu dem zunehmenden Zuckerverbrauch pro Kopf auch die festgestellten hyperkinetischen Fälle stiegen. Ausgetestete Süßstoffe können deshalb eine gute Alternative im Ernährungsplan hyperaktiver Kinder sein, das will ich vorwegnehmen.

Zugelassen sind in Deutschland u.a. Saccharin, Cyclamat, Aspartam und Azesulfam.

Bei Süßstoffen handelt es sich um Zuckerersatzstoffe, die – vereinfacht ausgedrückt - chemisch nichts mit Zucker oder Kohlenhydraten zu tun haben, aber die Möglichkeit bieten, unsere Speisen kalorienarm und kohlenhydratfrei oder – reduziert zu süßen. Je nach entsprechender chemischer Zusammensetzung haben die Süßstoffe nämlich auch unterschiedliche Eigenschaften.

Verschiedene Süßstoffe können z.B. durch Stoffwechselvorgänge zu einer Senkung der Ausschüttung von Dopamin führen, also einem Stoff, der immer wieder im Zusammenhang mit Verhaltensstörungen genannt wird.
Dies könnte dann einen Vorteil darstellen, wenn sich die These einiger Mediziner bewahrheitet, dass Verhaltensstörungen nicht auf einen Dopaminmangel, sondern vielmehr auf einen Dopaminüberschuss beruhen könnten.

Die Entstehung der Hyperaktivität ist ja noch nicht befriedigend erforscht. Deshalb kann auch die These des Dopaminüberschusses derzeit nicht widerlegt werden. Verschiedene Süßstoffe, die in der Lage sind, die Dopaminausschüttung zu senken, könnten durchaus einen positiven Effekt erzielen, wenn es um die Verwendung im Rahmen der Ernährung oder Nahrungsergänzung geht.

Doch nicht nur Süßstoffe mit Dopamin senkender Wirkung sind uns bekannt. Andere Süßstoffe können die Serotonin-Produktion hemmen. Wieder andere zeichnen sich durch diverse besondere Eigenschaften aus.

Die Vorgänge im Hirnstoffwechsel, die durch Süßstoffe ausgelöst werden können, sind sehr kompliziert, weshalb ich im Rahmen dieser Ausführungen nicht auf die vielen Süßstoffe eingehen und ihre Vorteile oder möglichen Nachteile erläutern möchte.

Aus diesem Grund kann man – aus meiner Sicht – auch nicht grundsätzlich von „schlechten“ oder „guten“ Eigenschaften dieser Lebensmittel sprechen. Zu unterschiedlich sind die Reaktionen der einzelnen Kinder.
Genau deshalb habe ich im Rahmen dieses Buches immer wieder auf die Notwendigkeit einer genauen Überprüfung der Ernährung und der eventuell bestehenden Unverträglichkeiten hingewiesen.

Aspartam zum Beispiel, das dem Zucker am nächsten kommt und quasi aus natürlichen Stoffen, nämlich aus verschiedenen Aminosäuren zusammengesetzt ist, finden wir in Kaugummis, kalorienarmen Erfrischungsgetränken, Fertigprodukten und Süßspeisen. Aspartam ist seit 1990 in Deutschland zugelassen. Dennoch geistern immer wieder negativ angehauchte Meldungen durch die Gazetten.

Doch wichtig sind nicht unterschiedliche Zeitungsmeldungen über ein Lebensmittel, sondern im Fall hyperaktiver Kinder immer eine therapeutisch überprüfte Schaden-/Nutzen-Einschätzung.

Natürlich kann jeder Stoff, jedes Nahrungs- und Lebensmittel im Einzelfall eine Unverträglichkeitsreaktion auslösen.

Doch ich habe in den letzten Jahren immer wieder erfahren müssen, dass speziell bei einem erforderlichen Verzicht auf Zucker, ausgetestete Süßstoffe eine gute Alternative darstellen können.

Wie auch für Diabetiker, können Süßstoffe die Möglichkeit bieten, die oft geliebten Süßspeisen in den Ernährungsplan für das hyperkinetische Kind aufzunehmen, um so unter Umständen sogar einen kleinen Anreiz für das akzeptieren anderer, einschränkender Ernährungsumstellungen zu schaffen.

Dabei will ich Ihnen natürlich nicht vorenthalten, dass in den letzten Jahren immer wieder über den Einsatz von Süßstoffen spekuliert wurde. Viele Gerüchte wurden in Umlauf gebracht und viele Menschen, die auf den Einsatz dieser Mittel angewiesen waren, wurden unsicher.

Doch die Tatsache, dass besonders Diabetiker seit Jahren Erfahrungen mit den verschiedensten Süßstoffen sammeln konnten, lässt den Schluss zu, dass gegen die Verwendung von Süßstoffen nichts einzuwenden ist, wenn Ihr Kind ausgetestet wurde und auf das entsprechende, zuckerfreie Süßungsmittel nicht mit Unverträglichkeit oder einer Allergie reagierte.

Glutamat

Glutamat wurde in Japan erfunden und sollte zweitklassige Zutaten für die Zubereitung von Speisen aufwerten. Heute finden wir das Gewürz in Currywurst, Chips, Burgers, Pizza usw.

Die zugelassenen Höchstmengen von Glutamat in Lebensmitteln, insbesondere in Fertigprodukten sind gesetzlich festgelegt. Doch bei unverpackten Produkten wie Frischwurst beim Metzger ist keine Ausweisung des Glutamatanteils erforderlich.

Wie wir alle wissen, essen unsere Kinder gerne Pizza, Burger, Currywurst und Frischwurst vom Metzger. Dabei nehmen sie permanent Glutamat auf.

Bei hyperaktiven Kindern, die einen Unverträglichkeitstest durchführen ließen, konnte festgestellt werden, dass sie auf Glutamat mit der typischen Zappeligkeit und Konzentrationsschwäche reagierten. Zusätzlich litten sie aber an Bauchweh, Übelkeit, Kopfweh und Migräneanfällen. Als Verhaltensmaßregel für hyperkinetische Patienten sollten glutamat-haltige Produkte aus dem Speiseplan gestrichen werden. In vielen Fällen konnte nämlich nach Verzicht auf Glutamat ein beschwerdefreies Leben dokumentiert werden.

Kuhmilch

Früher als unverzichtbares Nahrungsmittel für Kinder ausgewiesen, ist die Kuhmilch heute immer wieder in die Diskussion geraten.
Milchschorf bei Babys ist nur eine Erscheinung, die darauf hinweist, dass auch Kuhmilch negative Auswirkungen auf den Körper zeigen kann. Kuhmilch wird von vielen Allergologen nur zur Ernährung von Kälbern für sinnvoll gehalten. Sie verweisen darauf, dass viel zu viele Kinder allergisch auf dieses Naturprodukt reagieren und sie deshalb nicht unbedingt im Ernährungsplan die noch zu Großmutters Zeiten zugedachte wichtige Rolle einnehmen sollte.

Tatsache ist, dass auch viele Hyperkinetiker allergisch auf Kuhmilch und Milchprodukte reagieren und sich das Weglassen häufig als kluge Entscheidung erwiesen hat.
Die Frage, was Sie Ihrem Kind dann als Ersatz geben sollen, ist nicht generell zu beantworten. Sie sollten unbedingt Tests zur Prüfung der Unverträglichkeit durchführen lassen, wenn Ihr Kind neben den Verhaltensstörungen zusätzlich unter Allergien, Neurodermitis oder Heuschnupfen leidet. Wird eine Unverträglichkeit festgestellt, so hat sich in vielen Fällen die Vormilch von Kühen und Schafen – genannt Colostrum – als nicht oder minder allergen erwiesen.

Umweltgifte

Über das Thema Umweltgifte ließe sich ein eigenes Buch schreiben. Doch wesentlich erscheint mir die Feststellung, dass in den letzten Jahren durch die Erfahrungen praktischer Ärzte alle die Stoffe in den Verdacht geraten sind, die in Zusammenhang mit hyperaktiven Verhaltensstörungen stehen, die direkt oder indirekt auf das Gehirn wirken und es schädigen. Man spricht medizinisch von neurotoxischem Verhalten dieser Umweltgifte.
Konkret lassen sich giftige Schwermetalle, wie Quecksilber, das in den Amalgamfüllungen der Zähne enthalten ist, Aluminium, Blei, Cadmium, Pestizide und organische Lösungsmittel aufführen.

Bei der Behandlung eines verhaltensgestörten Kindes kann man z.B. durch eine psychokinesiologische Behandlung – deren Fähigkeiten unverträgliche Stoffe aufzuspüren ich höher einschätze, als die anderer Testmöglichkeiten – Schwermetallbelastungen sicher analysieren und gleichzeitig die Mittel austesten, die zur *Ausleitung* der Schwermetalle geeignet sind.
Auch andere Umweltgifte können mit psychokinesiologischen Tests gefunden und behandelt werden.
Dass sich Schwermetallbelastungen ganz extrem auf den Gemütszustand eines Menschen auswirken können, habe ich an einem Beispiel im Bekanntenkreis erleben müssen.

Der Sohn eines bekannten Orthopäden verfiel innerhalb weniger Monate ohne vorherige Anzeichen in eine extrem depressive Phase, die vom Wunsch begleitet wurde, sich umzubringen. Immer wieder gelang es den Eltern, den Selbstmordversuch ihres Sohnes zu verhindern.
Die Selbstmordgedanken ließ sich der Knabe nicht ausreden.
Nach einer Austestung wurde festgestellt, dass er eine massive Schwermetallbelastung hatte. Maßnahmen der Ausleitung – in diesem Fall mit Algenpräparaten – führten letztlich zum Erfolg.
Der junge Mann hatte bereits die Schwermetallbelastung seiner Mutter, ausgelöst durch viele Amalgamfüllungen der Zähne übernommen und hatte diese Belastung durch eigene Amalgamfüllungen erhöht.
Da sich Schwermetalle im Gehirn ablagern und dort negative Auswirkungen auf die Psyche bewirken können, besserte sich der Zustand dieses Mannes nach der Ausleitung von Woche zu Woche. Er hat mittlerweile einen stabilen psychischen Zustand erreicht.
Die Selbstmordgedanken sind verschwunden.

Reis

Immer wieder konnte ich in der Vergangenheit feststellen, dass der oft gepriesene Reis von vielen Kindern nicht vertragen wurde. Da es sich um ein Naturprodukt handelt, sollte vor einer Platzierung auf dem Speiseplan eines hyperkinetischen Kindes mit geeigneten Methoden, wie Elektroakupunktur, Cytotoxischen Tests oder der Kinesiologie ausgetestet werden, ob eine Unverträglichkeit vorliegt.

Hafer

Diese Getreideart enthält wie Weizen Gluten. Deshalb ist es bei Testungen immer wieder zur Feststellung gekommen, dass die Bestandteile des Hafers das Regulationssystem stören und es deshalb zu Problemen kommen kann.

Zum Hafer verweise ich auf meine Abhandlungen zum Weizen.

Nüsse

Als ich noch zur Schule ging vertrat man die Meinung, dass das so genannte *Studentenfutter,* eine Mischung aus verschiedenen Nüssen und Rosinen, eine vorzügliche Hirnnahrung darstellt. Viele Eltern steckten ihren Kindern als Pausenverpflegung *Studentenfutter* in den Ranzen.
Leider musste ich in den letzten Jahren immer wieder Berichte lesen, in denen man von massiven Unverträglichkeiten gegen Nüsse berichtete. Ausschläge und viele Befindensstörungen können diese Naturprodukte offensichtlich auslösen.

Sie sollten bei Ihrem hyperkinetischen Kind überprüfen, ob es in Schokoriegel eingebettet oder auch sonst als *kleines Zwischendurch* Nüsse oder Produkte aus oder mit Nüssen liebt und isst.

Auch hier halte ich einen Weglassversuch – nach einer ausführlichen allergologischen Testung – für eine überlegte Maßnahme, bevor das Problem mit Medikamenten angegangen wird.

* * *

Die Liste der verdächtigen Nahrungs- und Lebensmittel, die sich negativ auf das Verhalten auswirken können, ließe sich noch fortführen, doch ich denke, dass ich die Wesentlichsten vorgestellt habe und Ihnen dadurch näher bringen konnte, wie massiv sich die Ernährung auf körperliches und geistiges Wohlbefinden auswirken kann.

Das Hirn, offensichtlich Zentrum der Verhaltensstörungen hyperkinetischer Buben und Mädchen, sammelt, koordiniert, steuert, leitet und bewertet alle Arten von Informationen, die aus unserem Körper oder auch durch unsere Umwelt auf uns einwirken. Deshalb ist eine Austestung der Stoffe unerlässlich, die ihr hyperkinetisches Kind belasten könnten. Sie müssen wie ein Detektiv vorgehen und genau analysieren, welche Stoffe Störungen verursachen könnten, bevor sie einen geeigneten Arzt aufsuchen.

Schaffen es zum Beispiel fettlösliche Stoffe mittels Durchdringen der Blut-Hirn-Schranke ins Gehirn zu gelangen, können sie dort neurotoxisch wirken und verschiedene Störungen auslösen. Und gerade bei fettlöslichen Stoffen, wie Lebensmitteln und Pestiziden, sollten Sie auch an den Lieblings-Wollpullover denken. Der könnte nämlich aus einer Wolle gefertigt sein, die von Schafen aus einem Land stammt, in dem die Felder noch massiv mit Pestiziden besprüht worden sind. Ich habe vor einigen Jahren ein Beispiel erlebt, bei dem durch die pestizidverseuchte Wolle aus Australien massive gesundheitliche Beschwerden entstanden sind.
Deshalb analysieren Sie Ihr Leben und das Ihres Kindes, überprüfen Sie Ernährung und Essensgewohnheiten. Es wird sich für Sie, Ihre Familie und das Kind lohnen.

Therapeutische Möglichkeiten

Aufgrund meiner praktischen Erfahrungen plädiere ich dafür, dass bei verhaltensauffälligen Kindern in jedem Fall der behandelnde Arzt die Ernährung sehr detailliert im Rahmen seiner Anamnese und Diagnose erfragen, bewerten und ggf. umstellen sollte.
Ein umfangreicher Allergie- bzw. Unverträglichkeitstest ist aus meiner Sicht unverzichtbar. Herkömmliche Allergietests sind allerdings nicht immer so sensibel. Sie sollten deshalb mit dem Arzt über weitergehende Testmöglichkeiten sprechen.

Ein Großteil unserer Kinder – verhaltensauffällige besonders – ernähren sich sehr einseitig. Und die Eltern gehen in vielen Fällen mit schlechtem Beispiel voran; das haben wir bereits festgestellt.

Häufig lässt sich über die Ernährung bereits eine deutliche Verhaltensverbesserung erreichen, wenn die Eltern mit gutem Beispiel vorangehen. Hier ist es aber erforderlich, dass auch die Großeltern und vor allem der Vater die Verhaltensweise der Mutter, die meist einsichtig ist und auch bereit, ihr eigenes Verhalten zum Wohl des Kindes zu ändern, mitziehen.
Nur eine konsequente Einhaltung eines berichtigten Ernährungsplanes, exakt festgelegte und eingehaltene Essensrituale und Überzeugungskraft können das verhaltensgestörte Kind dazu bringen, selbst Verantwortung für die richtige Ernährung zu übernehmen und so eine positive Verhaltensänderung zu erreichen.

Es darf auf keinen Fall passieren, dass sich die Mutter in Absprache mit dem Therapeuten zu einer konsequenten Einhaltung der Ernährungsvorgaben oder Diät entschließt und die Großeltern oder der Vater dies durch wenig Selbstdisziplin untergraben.
Immer wieder fiel nämlich in den letzten Jahren auf, dass die Väter die Verhaltensstörung des Sprösslings als Problem der Mutter ansahen und nicht bereit waren, mit dem Kind den Arzt aufzusuchen und gemeinsam mit ihm und der Mutter ein Therapiekonzept auszuarbeiten und durchzuführen. Häufig standen die Mütter alleine mit dem Problem, was in der Folgezeit häufig auch zu familiären Problemen führte.
Sicher denken jetzt aber einige Leser, dass sie sich doch immer gut ernährt haben und auch ihre Kinder doch viel Obst und Gemüse serviert bekommen.

Wenn das so ist, befinden Sie sich, zumindest was die Ernährung Ihres Kindes anbelangt, auf einem guten Weg.

Doch Sie sollten auch bedenken, dass, und zu diesem Ergebnis kam in erschreckender Weise die zitierte Studie, die von der Firma **Berner** in Auftrag gegeben worden war, viele Nahrungsmittel nicht einmal die Mindestanforderungen im Hinblick auf die enthaltenen Vitamine, Mineralien oder Spurenelemente enthalten.

Der Ernährungswissenschaftler und Physiker **Berner**, der sich seit Jahren mit der Entwicklung hochwertigster Nahrungsergänzungsmittel beschäftigt und durch verschiedenste Fälle, in denen das von ihm entwickelte CELLAGON VITALE beachtliche Erfolge bei der Begleitung einer Behandlung von hyperkinetischen Kindern erzielte, wurde von Konkurrenten gerichtlich angegangen, weil er über die nachlassenden Vitamin- und Mineralstoffanteile in unseren Nahrungs- und Lebensmitteln schrieb. Die Konkurrenz behauptete, die Untersuchungsergebnisse, die Berner veröffentlicht hatte, wären falsch.

Doch die Feststellungen waren richtig und belegten, dass viele Obst- und Gemüsesorten nicht mehr den wünschenswerten Anteil an Vitaminen, Mineralien und Spurenelementen enthielten. Da die Mittel von Berner keine Medikamente, sondern Nahrungsergänzungsmittel sind, die mit den enthaltenen Bioaktivstoffen Defizite in der Ernährung ausgleichen können, verloren seine Gegner bei den angestrebten Gerichtsterminen.

Obst und Gemüse enthalten nicht mehr das was sie versprechen und die Wahrscheinlichkeit durch die Ernährung alle nötigen Stoffe aufzunehmen, ist nicht garantiert. Diese Feststellung sollte man vor allem in Bezug auf die Behandlung hyperkinetischer Kinder beachten. Das heißt, Sie müssten Ihrem Kind Unmengen an Obst, Gemüse, Fleisch und sonstigen Lebensmitteln verabreichen, um die Mindestmengen der nötigen Nährstoffe aufzunehmen und vor allem auch die ordnungsgemäße Verwertung der eingenommenen Speisen zu gewährleisten.
Der **Heilpraktiker Klammenroth** berichtete mir im Rahmen eines schriftlichen Erfahrungsaustausches von sehr guten Erfolgen mit hyperaktiven Kindern, die sich an einen speziellen Ernährungsplan gehalten haben.
Eine kurze Übersicht seiner Therapien finden sie im Sammelsurium.

Im Buch von **Dr. Anne Calatin** kann man nachlesen, dass auch sie die besten Erfahrungen mit einer intensiven Anamnese und der Ausforschung von Nahrungsmitteln gemacht hat, die Allergien auslösen können.

Alle die genannten Ärzte und Wissenschaftler stehen mit ihren Theorien und therapeutischen Erfahrungen hinsichtlich einer Überprüfung der Ernährung, speziell bei verhaltensgestörten Patienten nicht allein. Immer mehr Therapeuten berichten von positiven Ergebnissen bei der Behandlung von hyperkinetischen Patienten in Zusammenhang mit einer genauen Überprüfung der Essgewohnheiten und einer entsprechenden Ernährungsumstellung. Das dadurch oft auch Allergien erfolgreich behandelt wurden, ist einfach eine praktisch festgestellte Erfahrung, für die keine Doppelblindstudie nötig war, wie dies die Wissenschaft fordert.

Natürlich ist in den wenigsten Fällen die alleinige Umstellung der Ernährung oder eine regelrechte Diät nicht ausreichend, um einen entsprechenden Therapieerfolg zu erreichen. Oft genug sind ergänzende Therapiekonzepte erforderlich, um auf ein Medikament wie RITALIN® verzichten zu können und den gewünschten Behandlungserfolg, das heißt eine Normalisierung des Verhaltens des Probanden, eine verbesserte Konzentration und den Abbau von depressiven oder aggressiven Phasen zu erreichen.

Auch ich kann von einem Fall berichten, in dem ich ein angeblich hyperaktives Kind nach einer psychokinesiologischen Überprüfung nach der Methode von Dr. Klinghart mit der Empfehlung einer Ernährungsumstellung und der Gabe eines Nahrungsergänzungsmittels (in diesem Fall CELLAGON VITALE, das die Funktionen des Hirnstoffwechsels aus meiner Erfahrung heraus nachhaltig unterstützte) zu einem Arzt geschickt habe, der eine Therapie ausarbeitete, das Nahrungsergänzungsmittel weiter empfohlen hat und mit dem „Therapie-Paket" eine nachhaltige Verbesserung der Verhaltensauffälligkeit des 8-jährigen Patienten erreichte.

Ich warne aber davor, meine Ausführung als allgemein gültige Aussage zu werten und davon auszugehen, dass in jedem Fall die gleichen geschilderten Maßnahmen zum Erfolg führen. Jedes Kind ist anders – reagiert anders. Genau aus diesem Grund ist immer eine umfangreiche Anamnese durchzuführen und ein individueller Therapieplan aufzustellen. Dies ist im Übrigen auch die Vorgabe, die die Hersteller METHYLPHENIDAT-haltiger Medikamente machen, wenn ihr Präparat eingesetzt werden soll. Nachzulesen ist dies im Beipackzettel und in den Ärzte- und Apotheker-Informationen.

Grundsätzlich – und ich hoffe dies ist auch für Laien verständlich – benötigt jeder Mensch eine hirngerechte Ernährung, vor allem wenn er an Verhaltensstörungen leidet. Dazu gehören:

> ***Kohlenhydrate, die Gehirn und Nerven kontinuierlich, aber in Schüben, Energie liefern,***

Eiweiße zur Rohstofflieferung für die Nervenzellen, um Botenstoffe aufzubauen,

Vitamine, Mineralstoffe und Spurenelemente zur Steuerung und Regulierung des Stoffwechsels in den Nervenzellen,

Lecithine bzw. Phospholipide, die die Nervenzellen elastisch halten.

Ich brauche keine Doppelblindstudien, um meine Erfahrungen hier zu dokumentieren. Sicher ist die Wissenschaftlichkeit einer Studie nach bestimmten, festgelegten Kriterien wichtig. Aber wenn ich durch eigene Erfahrungen, zum Beispiel durch einen Weglassversuch, Positives bewirken kann, stehen bei mir (hoch)wissenschaftliche, nachvollziehbare Doppelblindstudien im zweiten Glied.

Auch die Life-Style Zeitschrift „**Fit for Fun**" beschäftigte sich im Rahmen eines Artikels über Kinderernährung mit dem Thema der Hyperaktivität und kommt zu der Ansicht, dass gerade die versteckten Zusatzstoffe in den Nahrungsmitteln unserer Kinder ursächlich für das häufige Auftreten des „Phänomens" ADHS in Frage kommen könnten. Die Zeitschrift zitiert in ihrem Artikel die Aussage von **Professor Josef Egger** (Klinikum Meran), der davon ausgeht, dass sich 70 Prozent der Kinder durch eine individuell ausgearbeitete Diät heilen ließen. Dabei steht auch Professor Egger nicht allein mit seinen Thesen, dass die Diät in erster Linie so aussehen müsste, dass keine Fertiggerichte, keine Farb- und Zusatzstoffe im Ernährungsplan der Kinder aufgenommen werden dürften.

Auch die Arbeitskammer Wien hat beispielsweise in einer im Jahr 2000 veröffentlichten Liste über die Zutaten einer Milchschnitte den Zusatzstoff **Dinatriumdiphosphat** gefunden, der zwar zugelassen ist, jedoch im Zusammenhang mit der Entstehung von Hyperaktivität immer wieder diskutiert wird.

Es ist unbestritten, dass bisher nach wissenschaftlichen Kriterien noch nichts bewiesen ist.

Doch Sie können einen Versuch starten, in dem Sie Ihrem Kind einen „**Weglass–Versuch**" „schmackhaft" machen, das heißt sie streichen einige Wochen Würstel, Limo, Gummibärchen, Snacks und Schokolade und beobachten Ihren Schützling dann genau.

Sicher – ein Kind von der Notwendigkeit derartiger Maßnahmen zu überzeugen, ist sicherlich schwer und es ist die Phantasie und Überzeugungskraft der Eltern gefragt.

Sie glauben das nützt nichts? Sie haben schon so viel gehört und ausprobiert, ohne den gewünschten Erfolg. Natürlich haben Sie schon einiges über Ernährungsumstellungen gehört, die bei hyperkinetischen Kindern positive Verhaltensveränderungen gezeigt haben. Ich habe erfahren, dass Ernährungsumstellungen sehr positive Wirkungen zeigen können, wenn sie konsequent eingehalten werden.

Ähnliche Erfahrungen hat auch meine Seminar-Partnerin Dr. Hedi Vogl mit den von ihr betreuten Patienten gemacht. Auch sie empfiehlt ihren „kleinen" Patienten in vielen Fällen zur Unterstützung der Therapie CELLAGON VITALE oder vereinzelt auch orthomolekulare Mittel (= Arzneimittel). Dabei hat sie seit mehreren Jahren durchschlagende Erfolge zu verzeichnen, zumal sie ihren Patienten Behandlungskonzepte anbieten kann, die – obgleich sie zum Teil nicht von den Krankenkassen übernommen werden – auch für einen normal verdienenden Patienten oder dessen Eltern bezahlbar sind.
Doch ich denke, dass mancher von Ihnen hier massive Zweifel hegt, wenn ich den Ernährungsaspekt so intensiv behandle.

Warum eigentlich? Haben Sie nicht schon von den schädlichen Wirkungen gehört, die erhöhter Alkoholkonsum verursachen kann? Oder von Kleinkindern, die keinen Spinat vertragen, Verstopfung oder Blähungen bekommen? Haben Sie nicht schon davon gehört, dass die mexikanischen *Hutchol*-Indianer Schokolade als „Glücksmittel"" essen und das darin enthaltene Serotonin positive Wirkungen auf das Gehirn und die Stimmung zeigt? Serotonin ist ein Neurotransmitter, der im Hirnstoffwechsel eine entscheidende Rolle spielt.

All diese bekannten geschilderten Auswirkungen von Lebensmitteln sind in erster Linie körperlicher Natur. Doch auch die Psyche, die Nerven, das Gemüt kann von Lebensmitteln positiv und negativ beeinflusst werden.

Denken Sie nur an Baldrian oder Hopfen und deren beruhigende Wirkung oder die Wirkungen der verschiedensten Kräuter und Pflanzen auf menschliche Organe. Nüsse, wie im „Studentenfutter" in Kombination mit Rosinen gegessen, sollen „Gehirnnahrung" darstellen.

An der Wirkweise unserer Lebensmittel auf unseren Organismus gibt es keine Zweifel. Viele Kräuter oder Arzneipflanzen sind, wie die Namen schon sagen, in Fertigarzneimitteln verarbeitet, weil ihre heilende Wirkung bekannt ist. Sehr komplexe Stoffwechselvorgänge in unserem Körper bewirken die Entfaltung der Inhaltsstoffe der konsumierten Pflanzenteile oder Kräuter.

Liegt es da nicht auf der Hand, dass Nahrungsmittel ebenfalls positive und negative Wirkungen auf den menschlichen Körper und Geist entfalten können? Könnten nicht verschiedene Nahrungs- oder Genussmittel auch das Verhalten von Kindern beträchtlich und für die Umwelt wahrnehmbar beeinflussen? Könnten nicht die vermehrt festgestellten Verhaltensauffälligkeiten unserer Kinder nicht die Folge jahrzehntelanger falscher Ernährung sein?
Viele Studien sprechen dafür.

Vitamin- und Mineralienmangel konnten immer wieder als Ursache für Mangelerscheinungen und Verhaltensunregelmäßigkeiten sowie als Auslöser von Allergien entlarvt werden. Unsere „modernen" Ernährungsgewohnheiten verursachen in vielen Fällen eine regelrechte Überschwemmung des Körpers mit Fettsäuren und Zucker. Ein ausgewogenes Laugen- und Säureverhältnis in unseren Lebensmitteln ist oft nicht gegeben und verursacht körperliche und seelische Beschwerden. Dabei steigen aber die Anforderungen an unsere Kinder täglich. Das Hirn muss Schwerstarbeit leisten und wird dabei häufig unzureichend versorgt.

Wenn man sich mit dem Phänomen der Verhaltensauffälligkeiten bei hyperkinetischen Kindern befasst, taucht immer wieder die These vom Dopaminmangel im Gehirn auf. Die These scheint widerlegt, doch Stoffwechselvorgänge dürften mit an Sicherheit grenzender Wahrscheinlichkeit für die Verhaltensmuster von Hyperkinetikern verantwortlich sein.

Die Dopaminmangeltheorie als Ursache für ADS / ADHS ist in die Kritik geraten. Die Ernährungsgewohnheiten in vielen Familien werfen die Frage auf, ob die Eltern, bei denen Pommes Frites, Döner, Schokolade und Fertiggerichte der Hauptteil ihrer und der Ernährung der Kinder ist, wissen, dass Nervenzellen Rohstoffe benötigen, die geeignet sind, die für den Stoffwechsel nötigen Rohstoffe aufzubauen und das Nervenzellen spezielle Aminosäuren benötigen, um die

Synthese von Neurotransmittern, auf die sich Nervenzellen quasi spezialisiert haben, ordnungsgemäß durchführen zu können.

Auch die Darmfunktion, die im Fall der Nervenzellen die Spaltung von Nahrungseiweiß in Aminosäuren übernehmen sollte, ist für den Stoffwechsel der Nervenzellen im Hirn und überall sonst im Körper außerordentlich wichtig.

Hier können Bioaktivstoffe, wie CELLAGON VITALE, die in erster Linie das Gehirn mit den nötigen Stoffen versorgen und sich so positiv auf den Gehirnstoffwechsel auswirken, eine gute Unterstützung zu gesunder, ausgewogener Ernährung darstellen.

Der Zeitfaktor spielt hier ebenso eine wichtige Rolle, da die Spaltung von Riesenmolekülen aus der Nahrung (z.B. Eiweiße und komplexe Kohlenhydrate) die Darmbakterien nicht sonderlich erfreuen, wenn sie einen unverhältnismäßig großen zeitlichen Aufwand betreiben müssen, um aus diesen Riesenmolekülen, die nur durch die Hilfe von Enzymen zerkleinert werden können, um die für die Darmwand durchgängigen Grundstoffe der Eiweiße – die Aminosäuren – zu bilden. Da die kleineren Eiweißpakete, so genannte Oligopeptide (***Oligo*** bedeutet kleiner als) schneller und müheloser die Darmwände durchdringen können, um vom Blutstrom z.B. zu den Nervenzellen im Gehirn transportiert werden zu können, liegt es auf der Hand, dass die Ernährung sehr wohl Einfluss auf den Informationsaustausch im Hirn nimmt.

Aus meiner Sicht wären hier speziell im Fall hyperkinetischer Kinder viel häufiger empirische Erkenntnisse, betreffend die Nahrungsumstellung, in die Behandlung mit einzubeziehen.

Kaum zu glauben, dass die Darmfunktion und die Änderung des Verhaltens miteinander zu tun haben könnten. Doch der Darm hat 24 Stunden am Tag Kontakt zu unserer Welt, in dem er die körperfremden Stoffe zerlegt, sortiert und zum Teil entgiftet, ehe sie in den Stoffwechsel des Körpers und auch des Gehirns aufgenommen werden können.

Um diese Funktion zu unterstützen, erscheint es auch einem Nicht-Wissenschaftler logisch, dass die „richtige" und ausgewogene Ernährung wichtig ist, um die Voraussetzungen für einen gut funktionierenden Organismus zu schaffen.

Da aber die natürlichen Nahrungsmittel offensichtlich Defizite beim Gehalt der nötigen Inhaltsstoffe aufweisen, kann es in vielen Fällen sehr nützlich sein, dem Körper die Bioaktivstoffe zuzuführen, die seine natürlichen Funktionen unterstützen können.

Nicht ohne Grund nimmt der Verbrauch guter Nahrungsergänzungsmittel in Europa permanent zu. Dass unsere Lebens- und Nahrungsmittel oft nicht mehr den benötigten Anteil an Mineralien, Vitaminen usw. haben, ist unbestritten.

Weshalb jedoch vermehrt Bestrebungen erkennbar sind, den Vertrieb von Nahrungsergänzungsmitteln europaweit einzuschränken, zu verbieten oder auf die Apotheken zu übertragen, lässt viele Hypothesen zu. Eine entscheidende könnte darin liegen, dass zuviele gesunde Menschen ganzen Wirtschaftszweigen den Umsatz kosten könnten. Doch es ist nur eine Hypothese.

Dipl.-Chem. Dr. Gerhard Steidl ist Wissenschaftler an der Universität Erlangen und beschäftigt sich seit 6 Jahren mit der Synthese von Ozoniden aus natürlichen Fettsäuren, der Erforschung ihrer chemischen Eigenschaften und biologischen Wirkungen. Das Thema rief bei der ***Karl und Veronica Carstens-Stiftung*** *starke Resonanz hervor, sie stellte eine großzügige 4jährige Unterstützung bereit.*
Herr Dr. Steidl trägt seit 17 Jahren als Chemiker zur Lösung medizinischer Fragen bei, weitgehend unvoreingenommen und unabhängig von herrschenden medizinischen Schulmeinungen. Seine wissenschaftlichen Informationen und Vorträge erfahren viel positive Resonanz.

Auch im Bereich der Kriminologie gelten die Theorien von Herta Hafer über die Entstehungen von Verbrechen durch zuviel Nitrate und Phosphate in unseren Nahrungsmitteln, noch heute, wenngleich viele Fachleute diese Theorien sehr kritisch sehen oder gar behaupten, sie wären durch nichts bewiesen.

Aber widerlegt werden konnten sie ebenfalls nicht. Deshalb sollten Sie sich umfassend über die Anamnese und Diagnostikmöglichkeiten zur Feststellung von Verhaltensauffälligkeiten informieren und – wie im Buch von Frau Dr. Hedi Vogl detailliert aufgelistet wird, dass voraussichtlich im Sommer 2005 erscheint – alle notwendigen Untersuchungen an sich oder Ihrem Kind durchführen lassen, um eine Gewissheit zu erhalten, dass nicht andere Faktoren, wie Mangelerscheinungen, Amalgambelastungen, Kieferdeformationen, Regulationsstörungen durch Narben usw. die Ursache für die Verhaltensauffälligkeiten darstellen könnten.

Nahrungsergänzungsmittel wie CELLAGON VITALE (= Lebensmittel) oder auch die Orthomolekular-Mittel (= Arzneimittel) können eine gute Ergänzung zu einer ausgewogenen Ernährung sein und den Behandlungserfolg bei hyperkinetischen Kindern unterstützen, sofern diese Mittel mit geeigneten Maßnahmen, wie z.B. Psychokinesiologie, aber auch anderen, ausgetestet werden.

Therapeutisch hat sich in vielen Fällen eine Therapie mit Para-Rizol, einer von Dr. Gerhard Steidl (Universität Erlangen) entwickelten Rezeptur aus Ozoniden und Bitterstoffen bewährt.

RIZOL ist eine Rezeptur mit Ozoniden und Bitterstoffen, unter anderen aus Wermut, die neben Bakterien und Pilzen auch Parasiten ausräumt. Dabei wirkt die Rezeptur speziell im anaeroben Milieu und offensichtlich auch im schlecht durchbluteten Gewebe, das relativ weit vom Darm entfernt liegt. Die bislang guten Therapieergebnisse bei psychisch eingestuften Symptomen, wie Hyperaktivität, Angst und Depression lassen sich auf der Tatsache begründen, dass das Mittel offensichtlich die Blut-Hirn-Schranke durchdringen kann.

Das Mittel wird nach der Verschreibung durch den Arzt in der Apotheke hergestellt. Apotheken, die das Mittel herstellen können, können Sie unter der E-Mail Adresse von Dr. Steidl (gerhard.steidl@rzmail.uni-erlangen.de) abfragen.

Der ein oder andere hat nach dem Studium meines Kapitels über den *Sonderfall Ernährung* den Eindruck, chinesisch gelesen zu haben. Doch so schwer zu verstehen ist die Sache mit der Ernährung nicht. Man muss nur den Mut haben, mal etwas Neues auszuprobieren und sich als Elternteil selbst kontrollieren und ggf. auch disziplinieren, dann hat man selbst und vor allem das Kind die Chance, nachhaltig etwas für die Gesundheit, das Verhalten und die Ruhe in der Familie zu tun.

Und genau an dieser Stelle möchte ich ein Fazit ziehen.

Fazit

Ernährungsfehler können zu Verhaltensstörungen und anderen schweren Krankheitsbildern führen. Diese Aussage gilt bei hyperkinetischen Kindern ebenso wie bei „normalen" Kindern und ist die wichtigste Feststellung meinerseits.
Falls Sie den Verdacht hegen, dass die Ernährung oder Inhaltsstoffe mitverantwortlich sein könnten für die Verhaltensauffälligkeiten Ihres Kindes, sollten Sie mit dem behandelnden Arzt folgende Fragen beantworten, um zu wissen, ob Ihr Kind wirklich hyperkinetisch ist oder die Verhaltensstörung andere Ursachen, z.B. die Ernährung hat.

Dann erst können Sie eine Erfolg versprechende Therapie beginnen.

Wichtige Fragen, die im Rahmen der Anamnese abzuklären sind:

Wie setzt sich die Ernährung meines Kindes zusammen?

Liebt es bestimmte Lebensmittel (Schokoriegel) besonders?

Welche Essensgewohnheiten werden in der Familie gepflegt?

Hat das Kind Allergien, Neurodermitis oder Heuschnupfen?

Reagiert das Kind nach dem Genuss bestimmter Speisen auffällig?
Haben wir eine Checkliste über Nahrungsmittel, die Verhaltensstörungen und Allergien auslösen können?

Sind Mangelerscheinungen feststellbar und kann ich sie mit Nahrungsergänzungsmitteln, wie CELLAGON VITALE oder orthomolekularen Mitteln ausgleichen?

Aber lassen Sie sich nicht von der Vielzahl der Informationen irritieren. Jedes Kind ist anders - jedes muss ausgetestet werden, um festzustellen, wo Unverträglichkeiten vorliegen können.

An die Arbeit!

Kapitel IV

Sammelsurium wissenswerter Publikationen

Sammelsurium

In den letzten Kapiteln habe ich versucht, Ihnen viele Argumente zu präsentieren, die in Ihnen den Entschluss stärken sollten, einen kompetenten Arzt zu suchen, der auch in der Lage ist Ihrem hyperaktiven Kind therapeutische Alternativen zu METHYLPHENIDAT und seinen chemischen Verwandten anzubieten.

Natürlich wird der eine oder andere Leser Zweifel hegen, ob auch jedes meiner Beispiele Informationen für seine spezielle Situation enthält.
Andere Leser, vermutlich speziell die, die scheinbar positive Erfahrungen mit einer medikamentösen Therapie gemacht haben, werden zunächst vieles in Zweifel ziehen.

Deshalb habe ich mich entschlossen, Ihnen einige interessante Artikel oder Passagen aus Veröffentlichungen in Büchern oder im Internet zu präsentieren, um Ihnen vor Augen zu führen, dass ich meine Emp fehlungen aufgrund mir vorliegender Erkenntnisse weitergebe und nicht aus reinem Wunschdenken.

Kriminologie:

Wie ich schon in einem Kapitel kurz beschrieben habe, liefere ich hier keine wissenschaftliche Kriminologiearbeit ab, sondern halte die Methode der Kriminologie für gut geeignet, das Thema Hyperaktivität & METHYLPHENIDAT zu behandeln.
Das Schaubild soll auch Laien verständlich machen, wie die Kriminologie arbeitet und welche Fragen sie beantworten soll.

Wenn also Jugendliche Kapitalverbrechen begehen oder in die Drogenszene abgewandert sind, muss man sich die Frage stellen, wo die Ursachen für dieses Verhalten liegen und welche Strategien man entwickeln kann, um diese Taten in Zukunft zu vermeiden.
Ähnlich verhält es sich in anderen Bereichen strafrechtlich oder kriminologisch relavanten Verhaltens. Die Kriminologie bietet gute Möglichkeiten, mit ihren Schemata Problemfelder abzuhandeln und Lösungen zu suchen.

Kriminologie

ist die Wissenschaft vom Verbrechen

Sie ist die empirische, natur- und sozialwissenschaftliche Erforschung der Kriminalität und kriminellen Menschen, der Verbrechensbegehung, der Verbrechensbekämpfung und –aufklärung, sowie der sozialen Verteidigung gegen das Verbrechen.

Die Kriminologie hat keine eigen Forschungsmethoden sondern bedient sich je nach Gegenstand der Forschungsmethoden der Bezugswissenschaften.

Die URSACHENFORSCHUNG bedient sich derzeit überwiegend der sozialwissenschaftlichen Methoden in Einzelfällen der klinischen (medizinischen) Forschungsmethoden.

Forschungsprinzipien (allgemein)

Reliabilität

Zuverlässigkeit ist dann gegeben, wenn das Ergebnis sich bei Wiederholung unter den selben Bedingungen wieder einstellt.

Validität

Gültigkeit ist dann gegeben, wenn das Ergebnis genau das misst, was man bei der Arbeit untersuchen wollte. Die Indikatoren zeigen genau das, was man ihnen intendiert.

Relevanz

(Bedeutsamkeit) ist dann gegeben, wenn das Ergebnis unmittelbare Praxisbezogenheit besitzt oder durch einfach Operationalisierung mittelbaren Praxisbezug gewinnen kann.

System der Kriminologie

K.-Phänomenologie

- Wie sieht Verbrechen aus?
- deskriptive Kriminologie (statistisch erfassen, ordnen, typisieren)

K.-Ätiologie

Wie entstehen Verbrechen?
Was ist die Ursache von Prozessen die zu Verbrechen führen?

K.-Bekämpfung/-kontrolle

Kriminalitätskontrolle
Wie kann VB verhindert/reduziert werden?

Die aktuelle Entwicklung aufgedeckter Drogenfahrten:

Hier kann ich Ihnen eine Grafik präsentieren, die real festgestellte Drogenfahrten dokumentiert. Der Statistik liegen die Fallzahlen von fünf Polizeidirektionen in Bayern zugrunde. Berücksichtigt sind dabei zwei mittelgroße Städte und drei Großstädte.
Aus datenrechtlichen Gründen kann ich die genauen Städtenamen hier nicht abdrucken.

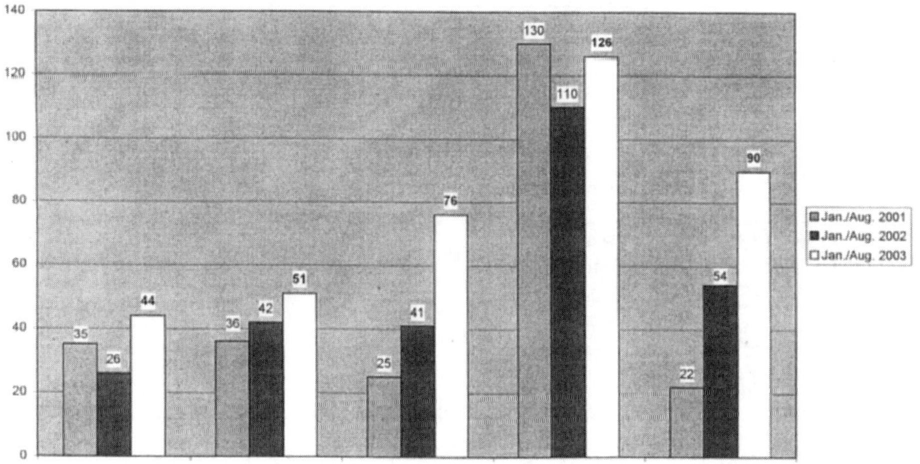

Dennoch ist für jeden Leser klar erkennbar, dass die festgestellten Fahrten unter Drogen- und/oder Medikamenteneinfluss in allen Städten massiv zugenommen haben.

Ich persönlich führe dies vor allem auf die gestiegene Kontrolltätigkeit und die ausgereiften Kontrollmöglichkeiten der Polizeibeamten auf der Straße zurück.

§§ 316, 315 c StGB (Strafgesetzbuch):

Was für manchen Laien außerordentlich schwer zu verstehen ist, möchte ich durch die grafischen Darstellungen der beiden wesentlichen Paragraphen verständlicher machen.

Nämlich die Fakten, die erfüllt sein müssen, wenn das verkehrsrechtliche Handeln eines hyperaktiven Kindes strafrechtlich relevant wird.

§ 316 StGB

III. Tatbestandsaufbau

Führen eines Fahrzeuges

im

Verkehr

trotz

FAHRUNTÜCHTIGKEIT (FU)

verursacht durch den Genuß

ALKOHOLISCHER GETRÄNKE
— hier: relative bzw. absolute FU —

oder

ANDERER BERAUSCHENDER MITTEL
— Rauschgifte, Medikamente —

IV. Erläuterungen

Führen eines Fahrzeuges

Als **Fahrzeuge** des öffentlichen Straßenverkehrs kommen in Betracht:

- alle mit Motorkraft angetriebenen Fortbewegungsmittel sowie
- Fahrräder
- Krankenfahrstühle
- (ab)geschleppte Kfz.
- Fuhrwerke
- Pferdeschlitten

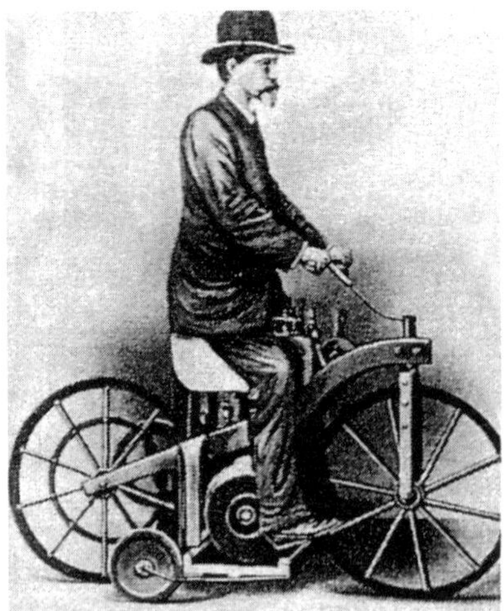

Erstes Motorrad (von Daimler, 1885)
Schamhaft in „Reitwagen" umbenannt.

§ 315 c StGB

III. Tatbestandsaufbau

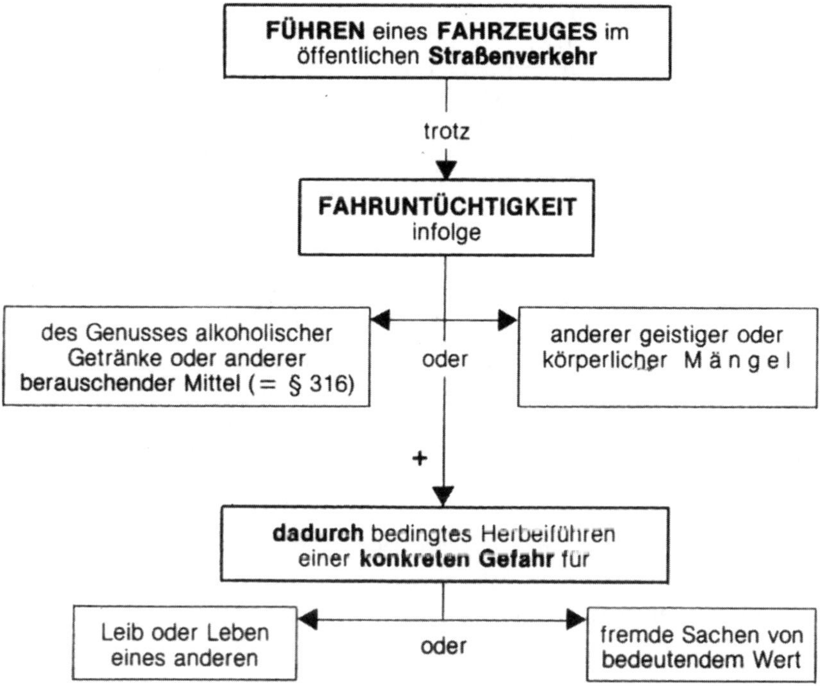

IV. Erläuterungen zu § 315 c I Nr. 1

TATHANDLUNG

- Führen eines Fahrzeuges
- im öffentlichen Straßenverkehr
- im Zustand der Fahruntüchtigkeit (FU)
- Herbeiführung einer konkreten Individualgefahr
- Kausalität zwischen FU und Gefahr

- **Führen eines Fahrzeuges**

Zu diesen Begriffen s. Ausführungen zu § 316 oben.

Fahrerlaubnisrechtliche Anfrage:

Während meiner Vorbereitungen für dieses Buch stieß ich immer wieder auf die Frage, wie denn die zuständigen Verkehrsbehörden reagieren, wenn ein Jugendlicher, der ständig METHYLPHENIDAT-haltige Medikamente einnimmt, einen *Antrag auf Erteilung einer Fahrerlaubnis* stellt. Normalerweise sollte er die ständig notwendige Einnahme bestimmter Medikamente oder körperliche bzw. geistige Besonderheiten angeben, wenn er den nötigen Antrag stellt.
Nach den Vorgaben des Straßenverkehrsgesetzes (StVG) muss der Jugendliche die charakterlichen Voraussetzungen mitbringen und zuverlässig sein.

Personen, die unter dem Einfluss von verbotenen Drogen oder Medikamenten beim Führen eines Fahrzeuges erwischt werden, kann die Straßenverkehrsbehörde den Führerschein entziehen oder den angetroffenen Verkehrsteilnehmer zu verschiedenen Tests bzw. einer medizinisch-technischen Untersuchung schicken, bevor sie einwilligt, dass der Angezeigte seinen Führerschein weiterhin behalten darf.
Hier gibt es zumindest auf den ersten Blick juristische Widersprüche.

Diese wollte ich von der zuständigen Behörde – in meinem Fall von der Bezirksregierung in Mittelfranken / Bayern – abgeklärt wissen. Ich schickte eine Anfrage los und erhielt die nachfolgend abgedruckte Antwort.

REGIERUNG VON MITTELFRANKEN

Regierung von Mittelfranken • Postfach 6 06 • 91511 Ansbach

Herrn
Horst Wimmer
[redacted]

[redacted]

Ihr Zeichen Ihre Nachricht vom	Unser Zeichen (Bitte bei Antwort angeben) Ihre Ansprechpartnerin/Ihr Ansprechpartner	E-Mail: herbert.hartel@reg-mfr.bayern.de Telefon / Fax 0981 53-	 Erreichbarkeit Promenade 27	 Datum
23.11.2003	310.1-3615-47/2003 Herr Hartel	1453 / 5453	Zi. Nr. 433	13.01.2004

Vollzug des Straßenverkehrsgesetzes (StVG) und der Fahrerlaubnis-Verordnung (FeV); Fahreignung bei Einnahme von psychoaktiv wirkenden Arzneimitteln

Sehr geehrter Herr Wimmer,

zu Ihrer Anfrage, deren Beantwortung sich leider etwas verzögert hat, dürfen wir Ihnen folgendes mitteilen:

1. Nach den einschlägigen fahrerlaubnisrechtlichen Bestimmungen (§ 14 FeV und Anlage 4 zur FeV) sowie den in den Begutachtungs-Leitlinien des Gemeinsamen Beirats für Verkehrsmedizin hierzu festgelegten Grundsätzen ist, wer Betäubungsmittel i.S. des Betäubungsmittelgesetzes einnimmt (ausgenommen Cannabis) oder von Ihnen abhängig ist, nicht in der Lage, den gestellten Anforderungen zum Führen von Kraftfahrzeugen gerecht zu werden. Damit ist die Eignung zum Führen von Kraftfahrzeugen ausgeschlossen.
   Dies gilt grundsätzlich nicht, wenn die Substanz aus der bestimmungsgemäßen Einnahme eines für einen konkreten Krankheitsfall verschriebenen Arzneimittels herrührt. Werden jedoch psychoaktiv wirkende Arzneimittel missbräuchlich (regelmäßig übermäßiger Gebrauch) eingenommen, so schließt auch dies die Eignung zum Führen von Kraftfahrzeugen stets aus.

2. Bewerber um eine Fahrerlaubnis der Klassen A, A1, B, BE, L, M und T sind rechtlich nicht verpflichtet, ihre „Krankengeschichte" im Fahrerlaubnisantrag anzugeben. Zwar ist in den Vordrucken häufig die Frage nach dem Vorliegen körperlicher oder geistiger Mängel enthalten, jedoch findet sich, wie das Bayer. Staatsministerium des Innern hierzu klarstellend mitteilte, für eine derartige Frage - zumindest in Bezug auf die Fahrerlaubnis der Klassen A, A1, B, BE, L, M und T - im geltenden Fahrerlaubnisrecht keine Grundlage. Insoweit ist ein aktives Ausforschen des Gesundheitszustandes des Antragstellers unzulässig. Soweit sich aber auf den Antragsformularen Fragen nach dem Gesundheitszustand befinden, deren Beantwortung auf freiwilliger Basis erfolgt und deren Nichtbeantwortung folgenlos bleibt, bestehen hiergegen keine Bedenken. Hierbei sind die Fragen zur Gesundheit als Möglichkeit zu verstehen, den Bewerber informativ darauf hinzuweisen, dass bestimmte Erkrankungen oder Mängel die

...

Briefanschrift
Postfach 6 06, 91511 Ansbach
Frachtanschrift
Promenade 27, 91522 Ansbach

Dienstgebäude
Promenade 27
Weitere Gebäudeteile
F Flügelbau
Th Thörmerhaus

Weitere Dienstgebäude
Bischof-Meiser-Str. 2/4
Turnitzstraße 28
Montgelasplatz 1

Telefon 0981 53-0
Telefax 0981 53-1206 und 53-1456
E-Mail poststelle@reg-mfr.bayern.de
Internet
http://www.regierung.mittelfranken.bayern.de

Öffentliche Verkehrsmittel
Bushaltestellen Schlossplatz oder Bahnhof der Stadt- und Regionallinien

Fahreignung einschränken oder ausschließen können und ihn insoweit eine Eigenverantwortung trifft (§ 2 FeV). Der Fahrerlaubnisbewerber hat dann - ggf. in Absprache mit seinem Arzt - eigenverantwortlich zu klären, ob und inwieweit bei ihm infolge einer konkreten Erkrankung körperliche oder geistige Mängel vorliegen, die seine Eignung zum Führen von Kraftfahrzeugen beinträchtigen oder womöglich gar völlig ausschließen. Es bleibt ihm jedoch unbenommen, dies. (auf freiwilliger Basis) ggf. auch im Benehmen mit der Fahrerlaubnisbehörde abzuklären.

Nur von Bewerbern um eine Fahrerlaubnis der Klassen C, C1, CE, C1E, D, D1, DE und D1E sowie der Fahrerlaubnis zur Fahrgastbeförderung ist nach den einschlägigen fahrerlaubnisrechtlichen Bestimmungen zum Nachweis der körperlichen und geistigen Eignung die Vorlage eines entsprechenden ärztlichen Zeugnisses oder Gutachtens vorgeschrieben. Für diese Fahrerlaubnisklassen ist daher im Fahrerlaubnisantrag eine entsprechende Frage nach körperlichen und geistigen Mängeln zulässig.

3. Bei einem Drogenkonsumenten schließt bereits der einmalige, belegte Amphetaminkonsum im Regelfall die Fahreignung aus, ohne dass es noch einer weiteren Abklärung des Konsumverhaltens und der Fahreignung durch die Einholung entsprechender ärztlicher Gutachten bedarf. Wird hingegen ein für einen konkreten Krankheitsfall ärztlich verordnetes methylphenitathaltiges Medikament bestimmungsgemäß eingenommen, so führt dies, wie bereits oben kurz ausgeführt, nicht ebenfalls automatisch und zwangsläufig zum Ausschluss der Fahreignung.

   Allerdings ist jedoch zu beachten, dass sich auch bei der bestimmungsgemäßen Einnahme von psychoaktiven Arzneimitteln, die anlässlich eines konkreten Krankheitsfalles ärztlich verordnet wurden, unter Umständen Auswirkungen auf das sichere Führen von Kraftfahrzeugen ergeben können. So ist auch in diesen Fällen bei nachgewiesenen Intoxikationen und anderen Wirkungen von Arzneimitteln, die die Leistungsfähigkeit zum Führen von Kraftfahrzeugen beeinträchtigen, die Fahreignung bis zu deren völligen Abklingen ausgeschlossen.
   Die Fahrerlaubnisbehörde hat daher in Fällen, in denen ihr bei Bewerbern um eine Fahrerlaubnis oder bei Inhabern einer Fahrerlaubnis die Einnahme von psychoaktiven Arzneimitteln bekannt wird, durch Einholung entsprechender ärztlicher Gutachten sehr sorgfältig zu prüfen, ob

   - es sich tatsächlich um die bestimmungsgemäße Einnahme von im konkreten Krankheitsfall ärztlich verordneten psychoaktiven Arzneimitteln handelt und
   - auch tatsächlich keine Intoxikationen oder andere Wirkungen, die die Leistungsfähigkeit beim Führen von Kraftfahrzeugen beieinträchtigen, vorliegen.

   Nur wenn beide Voraussetzungen gegeben sind, kann die Fahreignung bei der Einnahme psychoaktiv wirkender Medikamente bejaht und die beantragte Fahrerlaubnis erteilt oder eine bereits erteilte Fahrerlaubnis belassen werden.

Wir hoffen, dass Ihnen die vorstehenden Ausführen weiterhelfen können.

Mit freundlichen Grüßen

H a r t e l
Regierungsamtsrat

Zunahme der Amphetamin- und XTC-Sicherstellungen:

Aus dem Jahresbuch der *Hauptstelle für Suchtgefahren e.V.* entliehen sind die Sicherstellungsmengen der illegalen Drogen Amphetamin und Exstasy aus dem Jahre 2002.

Abb. 5: Amphetaminsicherstellungen
Entwicklung 1990–2000

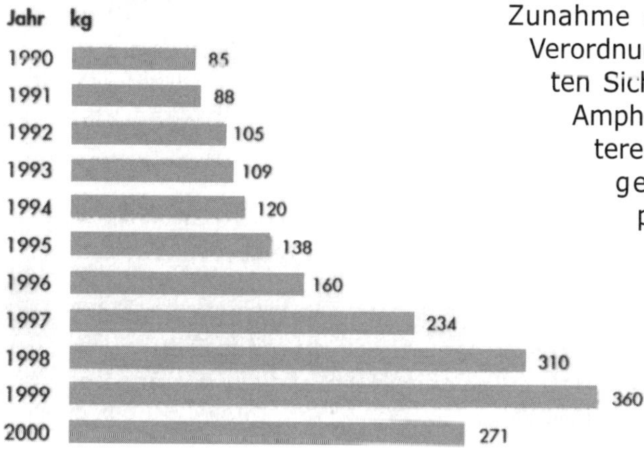

Quelle: Falldatei Rauschgift

Hier glaube ich, dass der Vergleich der Zunahme der METHYLPHENIDAT-Verordnungen und der abgebildeten Sicherstellungsmengen von Amphetamin und XTC sehr interessant ist, wenn man die gesamte gesundheitspolitische Situation beurteilen will.

Abb. 6: Ecstasy-Sicherstellungen
Entwicklung 1990–2000

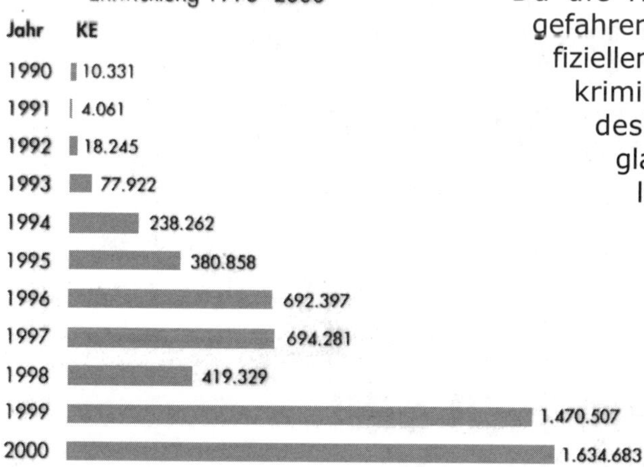

Quelle: Falldatei Rauschgift

Da die Hauptstelle für Suchtgefahren ihre Zahlen aus den offiziellen Statistiken des Bundeskriminalamtes und der Landeskriminalämter bezieht, glaube ich, dass diese Zahlen richtig sind und deshalb für einen Vergleich herangezogen werden können.

Killerkids-Problematik:

Ein tatsächlich erlebter und durch gerichtsmedizinische Gutachten untermauerter Fall brachte mich neben der abgebildeten Veröffentlichung in der Sonderbeilage *INSIGHT* der Washington Times auf den Verdacht amerikanischer Behörden, dass METHYLPHENIDAT, evtl. in Kombination mit Antiepileptika, Gewaltkriminalität auslösen könnte.

Obwohl dieser Artikel aus dem Jahr 1999 stammt und mittlerweile auch in Deutschland schreckliche Fälle bekannt geworden sind, die ebenfalls von hyperaktiven Jugendlichen, die unter Medikamenten standen, verübt worden sind, hat die Politik nur sehr unzureichend reagiert.

Ich habe mich entschlossen, Ihnen Auszüge aus dem zitierten Artikel abzudrucken.

Beim Lesen werden Sie feststellen, dass die Gewalttäter in den USA immer wieder unter RITALIN® standen und zum Teil zusätzlich FLUCTIN, PROZAC oder andere Psychopharmaka eingenommen hatten, bevor sie ihre Taten ausübten.

The boy had been prescribed Ritalin and Prozac. After killing his parents he went to school and opened fire in the cafeteria, killing two and wounding 22.

COVER STORY

Doping Kids

Though shocked by bizarre shootings in schools, few Americans have noticed how many shooters were among the 6 million kids now on psychotropic drugs.

By Kelly Patricia O'Meara

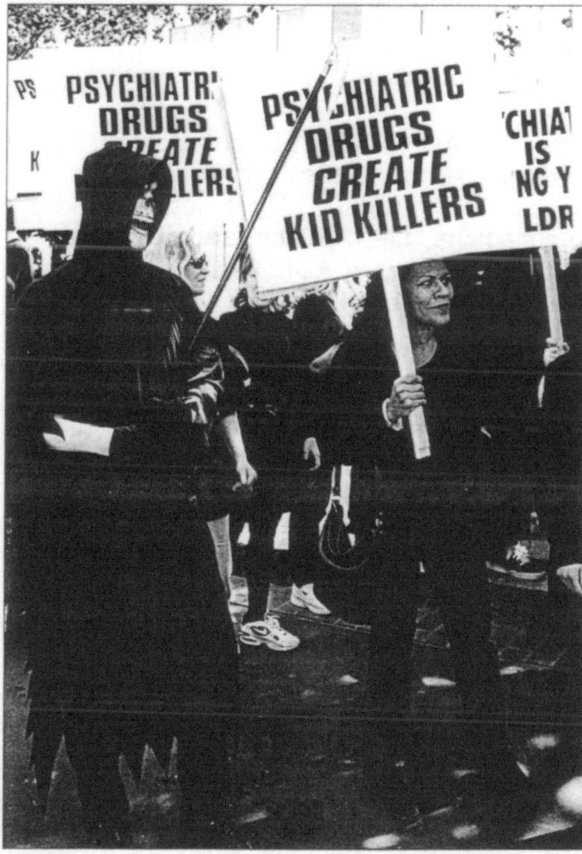

KELLY PATRICIA O'MEARA

Just say no: *Thousands picketed the American Psychiatric Association's Washington conference in May.*

Just three weeks after Eric Harris and Dylan Klebold went on their April 20 killing spree at Columbine High School in Littleton, Colo., President Clinton hosted a White House conference on youth violence. The president declared it a strategy session to seek "the best ideas from people who can really make a difference: parents and young people, teachers and religious leaders, law enforcement, gun manufacturers, representatives of the entertainment industry and those of us here in government."

There was, however, complete silence from the president when it came to including representatives from the mental-health community, whom many believe can provide important insight about the possible connection between the otherwise seemingly senseless acts of violence being committed by school-age children and prescription psychotropic drugs such as Ritalin, Luvox and Prozac.

There are nearly 6 million children in the United States between the ages of 6 and 18 taking mind-altering drugs prescribed for alleged mental illnesses that increasing numbers of mental-health professionals are questioning.

Although the list of school-age children who have gone on violent rampages is growing at a disturbing rate — and the shootings at Columbine became a national wake-up call — few in the mental-health community have been willing to talk about the possibility that the heavily prescribed drugs and violence may be linked. Those who try to investigate quickly learn

Internetempfehlungen bei unzureichender Wirkung von RITALIN® u.a.

Deshalb ist es sehr interessant, im Internet nach Seiten zu suchen, die sich mit dem Thema Hyperaktivität, RITALIN®, Psychopharmaka und ähnlichen Medikamenten beschäftigen.

Macht Ritalin süchtig?

Nein. Bis heute liegen keine Hinweise vor, welche darauf schliessen lassen, dass Ritalin süchtig macht. Zwar nehmen vereinzelt auch Drogensüchtige Ritalin (in grossen Mengen) zu sich, aber eine Ritalin-Abhängigkeit ist daraus nicht herzuleiten. Wenn dem so wäre, hätte sich diese Substanz auf dem Drogenmarkt längst etabliert. Dies ist aber, ganz im Gegensatz zu vielen Benzodiazepinen wie Rohypnol, Dormicum u.a.) nie geschehen.

Biedermann, einer der führenden ADHS-Forscher aus Boston, hat in einer prospektiven Studie zeigen können, dass mit Stimulanzien behandelte ADHS-Jugendliche ein um 85% weniger hohes Risiko für Drogenmissbrauch zeigen als solche, die nicht behandelt werden (Biedermann J. et al.: Pharmakothearpy of ADHD Reduces Risk for Substance Use Disorder, Pediatrics Vol 104,2, e20ff, 1999).

Ein gelegentlich beobachtetes Nachlassen der Wirkung darf nicht als Toleranzentwicklung missverstanden werden. Die verbesserte Reizselektion und die optimierte Wahrnehmung ermutigt die Betroffenen, ihren Handlungsspielraum zu erweitern und in (psychisches oder reales) "Neuland" einzutreten. Die höheren Anforderungen können dann allenfalls eine Dosissteigerung erforderlich machen.

Gerade in den USA, dem Land, in welchem das Medikament Ritalin bei Kindern sehr häufig eingesetzt wird, würde man sich hüten, den Kindern chemische Mittel zu verabreichen, die süchtig machen können.

Während eine Veröffentlichung einer – meines Erachtens – sehr seriösen Zeitung, wie der Washington Times, ganz offiziell den Verdacht äußert, dass die Gabe von METHYLPHENIDAT die Ursache für die festgestellten Kapitalverbrechen gesetzt haben könnte, kann man z.B. in der abgedruckten Internetseite nachlesen, dass gerade Psychopharmaka dann eingesetzt werden sollen, wenn das entsprechende Kind zu den 20 Prozent zu rechnen ist, bei denen RITALIN® nicht oder nur unzureichend wirkt.

Was macht man, wenn Ritalin nicht wirkt?

Bei bis zu 20 % der Patienten soll Ritalin nicht wirken. In diesen Fällen kann man entweder auf andere Stimulanzien (z.B. Dexamin, Ritalin SR) ausweichen oder aber tricyclische Antidepressiva (z.B. Tofranil) einsetzen.

Achtung: Häufig werden Stimulanzien unterdosiert, so dass fälschlicherweise angenommen wird, das Medikament wirke nicht. Einzelne Patienten benötigen hohe Tagesdosen.

Natürlich sollte man bei sog. Nonrespondern auch noch einmal die Diagnose überprüfen, auch wenn ein Ansprechen oder Nichtansprechen kein diagnostischer "Beweis" darstellt.

Häufig ist auch erst eine Kombination mit anderen Medikamenten wirklich effektiv. Hierzu gehören zur Behandlung depressiver Symptome sog. Serotonin-Wiederaufnahme-Hemmer (Fevarin, Fluctin, Cipramil, Zoloft u.a.).

So ist auch interessant, dass in dieser Internet-Veröffentlichung die Frage nach einem Suchtpotential METHYLPHENIDAT-haltiger Medikamente mit einem klaren „nein" beantwortet wird, wenn man....

Ärzte- und Apothekerinformation von NOVARTIS, dem Hersteller von RITALIN®:

... in der Produktinformation zu RITALIN® nachlesen kann, dass das Medikament sehr wohl in eine psychische Abhängigkeit führen kann. Dies ist umso fataler, als auch viele Ärzte behaupten, die verabreichten Medikamente mit METHYLPHENIDAT stellen die „besterforschten" Präparate dar, die für hyperaktive Kinder zur Verfügung stehen.

Apotheke e.K.

Datum: 26.08.2002

Seite: 1

Übersicht der Fertigarzneimittel Informationen.

3001915011 Ritalin╛(╛R╛) TAB Novartis Pharma GmbH

Eigenschaften

Kein Text dieser Kategorie zum Artikel vorhanden

Nebenwirkungen

Kein Text dieser Kategorie zum Artikel vorhanden

Indikationen

1. Hyperkinetische Verhaltensstörungen bei Kindern im Rahmen einer therapeutischen Gesamtstrategie.
2. Zwanghafte Schlafanfälle während des Tages (Narkolepsie) im Rahmen einer therapeutischen Gesamtstrategie.

Hinweise:
- Das Arzneimittel ist nicht in allen Fällen einer hyperkinetischen Verhaltensstörung indiziert und seine Anwendung sollte nur auf der Grundlage einer vollständigen Anamnese und Exploration des Kindes in Betracht gezogen werden.
- Die Entscheidung, Methylphenidat zu verschreiben, sollte von der ärztlichen Beurteilung der Chronizität und des Schweregrades der Symptome in Relation zum Alter des Kindes abhängig gemacht werden. Die Verschreibung sollte nicht allein aufgrund einzelner Verhaltensmerkmale erfolgen.
- Stehen die Symptome mit akuten Streßreaktionen in Verbindung, ist Methylphenidat im allgemeinen nicht indiziert.

Kontraindikationen

Das Arzneimittel darf nicht angewendet werden bei:
- endogener Depression
- Angsterkrankungen
- Magersucht
- Gilles-de-la-Tourette-Syndrom
- Erkrankungen mit schizophrener Symptomatik
- mittelschwerem und schwerem Bluthochdruck
- arterieller Verschlusskrankheit und schwerer Angina pectoris
- tachykarden Arrhythmien
- Zustand nach Schlaganfall
- Schilddrüsenüberfunktion
- erhöhtem Augeninnendruck

3001915011 Ritalin(R) - TAB Novartis Pharma GmbH

Mind. 2 h Abstand zu Antazida.

Laktation

Es ist nicht bekannt, ob die Arzneistoffe in relevanter Menge in die Muttermilch übergehen. Bei zwingender Indikation eventuell abstillen od. Stillpause.

Schwangerschaftshinweise

Keine ausreichenden Erfahrungen in der Schwangerschaft. Keine Hinweise auf erhöhtes embryotox./teratogenes Risiko beim Tier. (1. Trimenon).

Erhöhtes fetotoxisches Risiko (2. und 3. Trimenon).

Warnhinweise

Beeinträchtigung des Reaktionsvermögens, insbesondere wenn zusätzlich Alkohol getrunken wird.

Vorsicht psychische Abhängigkeit.

Alkoholeinnahme vermeiden.

Cave Engwinkelglaukom - besonders im akuten Anfall.

Kurzinfo

(√)Lagerartikel (x)deutsch PRODUKTGRUPPE: Monopräparat
(√)hat Interakt. ( )internat. ABGABEBESTIMMUNG: Betäubungsmittel
VERKEHRSKENNZ: im Handel AUSBIETUNG: 01.04.1954

DARREICHUNGSFORM
ABGABEFORM: fest
BEZEICHNUNG: Tabletten ANWENDUNGSFORM: fest
WIRKORT: systemisch APPLIKATIONSWEG: oral

HAUPTINDIKATION
- 49 Psychopharmaka
  - F Psychostimulantien
    - 01 Amphetamin und Analoge

ATC-CODE
- N Nervensystem
  - 06 Psychoanaleptika
    - B Psychostimulanzien und Nootropika
      - A Zentral wirkende Sympathomimetika

Landgerichtsurteil:

In diesem Zusammenhang hielt ich es für absolut notwendig, den Inhalt eines Gutachtens eines bayerischen Landgerichts bzw. eines Landgerichtsarztes abzudrucken, dass sehr anschaulich darstellt, wozu die Gabe von METHYLPHENIDAT über Jahre führen kann.
Ein Einzelfall – zugegeben –, aber diese Einzelfälle häufen sich.

Auch hier mussten aus datenschutzrechtlichen Gründen die Namen der Beteiligten geschwärzt werden.

(Seite 241 - 244)

Schreiben des Amtschefs des Bayerischen Staatsministeriums für Unterricht:

Sicherlich nicht ohne juristischen Grund hat der Amtschef des Bayerischen Staatsministeriums für Unterricht und Kultus im März 2003 ein Schreiben an die bayerischen Schulen herausgegeben, dessen Inhalt sich auf den unkritischen Gebrauch von Pillen für hyperaktive Kinder bezieht.

Der Verfasser dieses Schreibens hat sich sicherlich auch Gedanken über die rechtlichen Konsequenzen gemacht, die auf einen Lehrer zukommen können, wenn dieser einem Schüler, z.B. auf Empfehlung der Eltern, in der Schule METHYLPHENIDAT-haltige Medikamente abgibt.

Das abgedruckte Schreiben, das mir die Mutter eines Schulkindes zur Verfügung stellte, ist aus meiner Sicht ein wichtiges Dokument, das verdeutlicht, dass auch führende Beamte im Schuldienst bedeutende Gründe haben müssen, dass Thema ausführlich zu erörtern. Wären die Medikamente so unbedenklich, glaube ich kaum, das ein derartiges Schreiben in Umlauf gebracht worden wäre.

Zum Nachdenken regt allerdings meine Feststellung an, dass ich bei meinen Vorträgen viele Lehrer kennen lernte, die nichts von der Existenz dieses Schreibens wussten.

(Seite 245 - 247)

Landgerichtsarzt bei dem **Landgericht Nürnberg-Fürth**
Fürther Straße 110 90429 Nürnberg
Eingang: Adam-Klein-Straße 58/II Telefon 0911/321-1638 u.-1640 Telefax 321-1645
U-Bahn U 1 (+ U 11) Haltestelle Bärenschanze / Buslinien 35+38+39 Haltestelle Maximilianstraße

Staatsanwaltschaft bei dem
Landgericht Nürnberg-Fürth
z.Hd. Herrn StA (Grl) [redacted]
Fürther Str. 112

90429 Nürnberg

Staatsanwaltschaft
Nürnberg-Fürth
Eing. 14. MAI 1999
........Akten.......................Anlagen

Nürnberg, den 11.05.99 /Gl

Aktenzeichen: **353 Js** [redacted]
Betrifft: [redacted] geb. am [redacted]
wegen Handel treiben mit Btm

Auf Ersuchen der Staatsanwaltschaft bei dem Landgericht Nürnberg-Fürth erstatte ich das nachfolgende

psychiatrische G u t a c h t e n

über Herrn [redacted], geb. am [redacted], wohnhaft [redacted]

Das Gutachten beruht auf Kenntnis der übersandten Akte und auf einer ambulanten gutachterlichen Untersuchung.
In dem Gutachten soll sich zur Frage der Schuldfähigkeit des Beschuldigten zur Tatzeit und zu den Voraussetzungen des § 17 II BZRG geäußert werden.

Herr [redacted] kam am 03.05.99 alleine zur gutachterlichen Untersuchung in unsere Dienststelle.

Angaben von Herrn [redacted]

Er wisse, daß es bei der Untersuchung um seine Schuldfähigkeit gehe.

Auf die Bitte hin, etwas über seinen Drogenkonsum zu erzählen:

Das Medikament Ritalin nehme er seit seinem 10. Lebensjahr, täglich 2 – 3 Tabletten.

Derzeit nehme er es immer noch regelmäßig.

Seine Gesellenprüfung wolle er noch mit dem Medikament machen.

Vom Zivildienst sei er wegen dem Ritalin ausgesteuert worden.

Wenn etwas nicht klappe ärgere er sich, er wolle dann vom Kopf abschalten und nehme eine Droge. Er wisse es vom Kopf her schon, daß er es nicht dürfe, aber er mache es.

Ohne Ritalin bringe er die Leistung bei der Arbeit nicht.

Zum Thema Drogenkonsum wolle er sich nicht weiter äußern.

Eigenanamnese:

Mit 2 Jahren Schalleitungsschwerhörigkeit, Legen von Paukenröhrchen.

Mit 4 Jahren Operation wegen Innenohrschwerhörigkeit.

Mit 7 Jahren Operation wegen Hodenhochstand.

Mit 9 Jahren wurde die Diagnose ADHD (= Attention – Deficit/Hyperactivity Disorder) gestellt.

Behandelt worden sei er mit Ritalin und Amphetaminsaft im Wechsel, außer während der Schulferien.

Er hätte das Ritalin 2 – 3 Wochen vor der polizeilichen Durchsuchung abgesetzt.

Er hätte damals wegen einer neuen Freundin Auftrieb gehabt.

Er hätte die 12 g Amphetamin (Speed) zum Eigenverbrauch gekauft.

Sein Vater sei stv. Direktor des Gymnasiums in [redacted]

Herr [redacted] legte ein Attest des behandelnden Kinderarztes Dr. med. [redacted], vor.
Aus dem Attest ergibt sich, daß Herr [redacted] seit September 1989 mit dem Medikament Ritalin behandelt wird.

Befund:

Herr [redacted] war bei der gutachterlichen Untersuchung wach, bewußtseinsklar und in allen Qualitäten vollständig orientiert.
Er war recht kooperativ und machte ausreichend Angaben – lediglich zum Thema Drogenkonsum wollte er sich nicht weiter äußern.
Seine Stimmungslage ausgeglichen und unauffällig.
Auffassung und Konzentration waren nicht gestört.
Das Denken formal regelrecht, keine Wahnideen oder Halluzinationen feststellbar.
Er verfügt über eine recht gute Intelligenz (Realschulabschluß mit der Note 2,3).

Beurteilung:

In dem Gutachten soll sich zur Frage der Schuldfähigkeit des Beschuldigten [redacted] zur Tatzeit und zu den Voraussetzungen des § 17 II BZRG geäußert werden.
[redacted] wird wegen seines ADHD-Syndroms seit 10 Jahren mit dem als Betäubungsmittel einzustufenden Medikament Ritalin behandelt.
Seinen eigenen Angaben zufolge hatte er die 12 g Amphetamin zum Eigenverbrauch gekauft.

Durch die langjährige Einnahme des Medikamentes Ritalin ist es bei Herrn [redacted] zu einer (von ihm nicht gewollten bzw. von ihm zu verantwortenden) Abhängigkeit gekommen.

Seit 10 Jahren ist Herr [redacted] daran gewöhnt, daß er durch die Einnahme des Ritalins sein Verhalten sowie seine beeinträchtigte Aufmerksamkeit positiv beeinflussen kann.

Man muß davon ausgehen, daß durch die jahrelange ärztliche Behandlung ein Suchtverhalten bei Herrn [redacted] hervorgerufen wurde.

Durch das Konsumieren von Amphetamin (Speed) ist eine ähnliche Befindlichkeit wie durch Ritalin herzustellen.

Es ist Herrn [redacted] vorzuwerfen, daß er – trotz Kenntnis der Strafbarkeit – das Betäubungsmittel Amphetamin erworben hat. Die Einsichtfähigkeit in das Verbotene des Tuns kann hier unterstellt werden.

Bezüglich des Hemmvermögens bei Tatbegehung ist hervorzuheben, daß es sich bei Herrn [redacted] eben um einen medikamentenabhängigen jungen Mann handelt.

Aus ärztlicher Sicht wär das Hemmvermögen bei Tatbegehung zumindest im Sinne des § 21 StGB erheblich vermindert.

Zum § 17 II BZRG kann abschließend gesagt werden, daß der Erwerb des Amphetamins auf seine zugrundeliegende Sucht zurückzuführen ist.

I.A.:

Dr. med. J. Untereiner
Medizinaldirektor
Facharzt für Psychiatrie und Psychotherapie
Facharzt für Öffentl. Gesundheitswesen

Der Amtschef des
Bayerischen Staatsministeriums
für Unterricht und Kultus

An die
Regierungen, Ministerialbeauftragten
und Volksschulen

per e-mail an alle
Realschulen und Gymnasien
in Bayern

München, 15.03.2002

Az.: VI/8- S7363-4/108 347

Unkritische Verordnung von Medikamenten bei Aufmerksamkeitsdefizitsyndrom

Sehr geehrte Damen und Herren,

in letzter Zeit erhielten das Bayerische Staatsministerium für Unterricht und Kultus sowie das Bayerische Staatsministerium für Gesundheit, Ernährung und Verbraucherschutz wiederholt Hinweise, dass Kindern mit einem Aufmerksamkeitsdefizit- bzw. Hyperaktivitätssyndrom möglicherweise unkritisch das Betäubungsmittel Methylphenidat verschrieben wird.

Dieser Wirkstoff findet sich in den Fertigarzneimitteln „Ritalin" der Firma Novartis Pharma GmbH Nürnberg und „Medikinet" der Firma Medice Iserlohn. Aufgrund des psychischen Abhängigkeitspotentials ist der Wirkstoff Methylphenidat, ein Abkömmling von Amphetamin, den verkehrsfähigen und verschreibungsfähigen Betäubungsmitteln der Anlage III des Betäubungsmittelgesetzes zugeordnet. Amphetamine sind synthetische antriebssteigernde Drogen, die eine wachmachende Wirkung haben. In niedrigen Dosen bei Kindern angewendet wirkt Methylphenidat beruhigend und führt zu einer besseren Konzentration. Angewendet wird es insbesondere bei hyperkinetischen Verhaltensstörungen bei Kindern im Rahmen einer therapeutischen Gesamtstrategie (Aufmerksamkeitsstörung, Hyperaktivität, Impulsivität und emotionale Instabilität).

Hausadresse	U-Bahn-Haltestelle	Telefon	Telefax	e-mail
Salvatorstraße 2 80333 München	Odeonsplatz U3, U4, U5, und U6	(089) 2186-2506	(089) 2186-2815	poststelle@stmukwk.bayern.de

Arzneimittel mit Methylphenidat sollen nur nach sorgfältiger Diagnose und nur im Rahmen eines umfassenden medizinischen Behandlungskonzeptes angewendet werden, das auch die Beratung der Eltern sowie psychotherapeutische und psychosoziale Behandlungs- und Betreuungsmaßnahmen für die jungen Patienten einbezieht. Unter Beachtung dieser Kriterien ist die medizinische Therapie unter Einsatz eines solchen Präparats in der Lage, den betroffenen Kindern und Jugendlichen zu helfen, in der Schule aufmerksam lernen zu können und ihre tatsächliche Leistungsfähigkeit zu erreichen.

Gelegentlich werden auch Lehrkräfte darum gebeten, eigene Beobachtungen des Schülerverhaltens einzubringen, die in der Diagnose und im Therapieverlauf berücksichtigt werden oder - insbesondere bei Schülerinnen und Schülern der Grundschule - auf die Einnahme des Medikaments zu achten, wenn eine Einnahme während des Vormittags erforderlich ist. Die Verschreibung solcher Präparate hat sich in letzter Zeit gesteigert, was u.a. darauf zurückzuführen ist, dass das Aufmerksamkeitsdefizit-Syndrom häufiger thematisiert wird und deshalb mehr Eltern einen Arzt aufsuchen. Da aber ein schädlicher Missbrauch beim Einsatz dieser Medikamente nicht immer ausgeschlossen werden kann, möchte ich Sie herzlich bitten, in den Schulen auf diese Problematik aufmerksam zu machen. In persönlichen Beratungsgesprächen zwischen Lehrern oder Beratungsdiensten und Eltern betroffener Kinder sollten mögliche Nebenwirkungen bei nicht sorgfältiger Diagnose und Überwachung (z.B. Schlafstörungen) zur Sprache kommen. In Zweifelsfällen stehen die Gesundheitsämter zur Beratung und Unterstützung zur Verfügung. Die Gesundheitsämter sind laut Gesundheitsministerium auch bereit, an allgemeinen Informationsveranstaltungen für Eltern teilzunehmen.

Ob und wann ein solches Medikament zu verordnen ist, entzieht sich selbstverständlich der Beurteilungsmöglichkeit durch Lehrkräfte. Die Entscheidung darüber obliegt alleine dem Arzt in Zusammenarbeit mit den Eltern. Medizinisch nicht geschulte Lehrkräfte können verordnete Therapien weder beurteilen noch überwachen. Die Schule, und hier vor allem Schulpsychologen, Beratungslehrer und pädagogische Betreuer, können den betroffenen Eltern nur fachliche Informationen und die Gesprächs- und Beratungsbereitschaft zu Themen wie beispielsweise Aufmerksamkeitsstörungen, Leistungsstörungen, Konzentrationsstörungen anbieten.

In diesem Zusammenhang darf ich Sie auch noch einmal auf eine Handreichung (mit begleitendem Video) hinweisen, die vom Staatsinstitut für Schulpädagogik und Bildungsforschung erarbeitet wurde und sich der Thematik „Aufmerksamkeitsgestörte, hyperaktive Kinder und Jugendliche im Unterricht" widmet. Die Handreichung kann beim Auer-Verlag erworben werden.

Mit freundlichen Grüßen

Erhard
Ministerialdirektor

Politische Bemühungen:

Viele von Ihnen werden nun über das Argument nachdenken, ob nicht ein totales Verbot METHYLPHENIDAT-haltiger Medizin die Lösung wäre.

Ich denke nicht, weil jedes Medikament seinen Sinn und Zweck haben kann. Es liegt nicht am Medikament selbst, sondern an dem, was der Arzt, Therapeut oder auch die Eltern eines hyperaktiven Jugendlichen daraus machen.

Die marktwirtschaftlichen Grundfragen zu Angebot und Nachfrage gelten auch bei betäubungsmittelhaltigen Medikamenten.

RITALIN® ist seit den 50er Jahren auf dem Pharmamarkt. Doch erst in den letzten Jahren erfuhr es durch die Behandlungsmethoden amerikanischer Ärzte und Psychologen den bekannten Umsatzschub.

Die Politik hätte hier längst reagieren müssen, wie dies in Nachbarländern, wie Dänemark der Fall ist.

Doch bisher blieb es hauptsächlich bei beruhigenden Schreiben von Mitgliedern des Bundestags oder der Drogenbeauftragten der Bundesregierung.

Ein Exemplar eines derartigen Schreibens stelle ich Ihnen vor. Es zeigt, dass man in politischen Kreisen sehr wohl weiß, dass bei der Behandlung hyperkinetischer Kinder viele Fragen offen sind und auf eine befriedigende Beantwortung warten.

Aber ich habe den Eindruck, dass auch viele unserer Politiker warten. Die Zeit heilt viele Wunden, sagt man. Ob dies im Fall hyperaktiver Kinder die richtige Taktik ist, bezweifle ich.

Viel besser wäre es, wenn man von Seiten der Politik auch Voraussetzungen schaffen würde, alternative Therapiemöglichkeiten in den Katalog der Behandlungen aufzunehmen, die von den gesetzlichen Kassen übernommen werden, als sich in scheinbar wissenschaftlichen Diskussionen zu verlieren und dadurch die Voraussetzungen für eine Umsatzsteigerung METHYLPHENIDAT-haltiger Pillen aufrecht zu erhalten.

Deutscher Bundestag
14. Wahlperiode

Drucksache 14/
13.03.2002

Antrag
der Abgeordneten Rosel Neuhäuser, Ekin Deligöz, Ingrid Fischbach, Klaus Haupt, Rolf Stöckel

Methylphenidat bei ADHS verantwortungsbewusst einsetzen

Der Bundestag wolle beschließen:

I. Der Deutsche Bundestag stellt fest:

Immer häufiger wird bei Kindern die Diagnose "Aufmerksamkeitsdefizit und Hyperaktivitätssyndrom" (ADHS) gestellt.
ADHS tritt vermutlich bei 2-10% aller Kinder und Jugendlichen in Deutschland auf. Genaue Erhebungen zur Epidemiologie gibt es jedoch bislang noch nicht.
Mit dem Störungsbild ADHS wird eine im Vergleich zu dem sonstigen Entwicklungsstand eines Kindes übermäßige Unaufmerksamkeit, Impulsivität und Hyperaktivität bezeichnet (vgl. Diagnostic Statistical Manual of Mental Disorders - DMS IV). Der Begriff der Unaufmerksamkeit bringt hierbei die Schwierigkeit dieser Kinder zum Ausdruck, begonnene Aufgaben konsequent zu Ende zu führen. Mit Impulsivität ist vor allem ein vorschnelles, unbedachtes Verhalten umschrieben. Der Begriff der Hyperaktivität weist auf eine überhöhte motorische Unruhe hin.
Die typischen Probleme von Kindern mit ADHS zeigen sich insbesondere dann, wenn längere Aufmerksamkeit sowie zielgerichtete Tätigkeiten verlangt werden (z.B. in der Schule, bei den Hausaufgaben oder bei Gruppenaktivitäten). Die Lebensqualität der Kinder und ihre sozialen Kontakte sind durch die Störung stark beeinträchtigt. Für Eltern, Erzieher und Ärzte ist es nicht immer leicht, mit den ständig "unter Strom" stehenden Kindern umzugehen.

Eine Diagnose des ADHS gestaltet sich schwierig. Die wissenschaftliche Diskussion zu den medizinischen Ursachen von ADHS sind bisher noch nicht abgeschlossen. Man ist sich unter den Wissenschaftlern noch uneins über die Ursachen der Erkrankung.
In der öffentlichen Diskussion wird daher häufig die Frage aufgeworfen, ob es sich bei ADHS lediglich um eine "Modeerkrankung" handele. Festgemacht wird dies an der Tatsache, dass es sich bei den aufgeführten Symptomen des ADHS um ureigene Charakteristika des kindlichen Wesens handelt - ungebremste Impulsivität, geringe Ausdauer und überschießende Energien.
In der medizinischen Wissenschaft geht man jedoch von einer ernstzunehmenden Erkrankung aus, deren Symptome durch ein für den Entwicklungsstand des Betroffenen abnormes Ausmaß geprägt sind und vor dem Alter von 6 Jahren auftreten. Derzeit geht man in der medizinischen Wissenschaft davon aus, dass das ADHS psychophysiologische Ursachen hat und durch eine Störung in der Informationsverarbeitung des Gehirns (Dopaminstoffwechsel) verursacht ist.

Aus diesem Grunde versucht man die Krankheit medikamentös mit Hilfe des Wirkstoffes Methylphenidat (Ritalin®, Medikinet®) zu behandeln, das zu einer Konzentrationserhöhung von Dopamin im Gehirn führt. Mit dieser Form der Behandlung von ADHS hat es in den letzten Jahren in Deutschland spürbare Erfolge gegeben, die für viele Kinder und ihre Angehörigen positive Auswirkungen mit sich gebracht haben.

Doch die Behandlung mit Methylphenidat ist nicht unproblematisch:

Methylphenidat, das in die Gruppe der Amphetamine gehört und abhängig machen kann, fällt unter das Betäubungsmittelgesetz. Es wird als ein in seiner Wirkung nicht zu unterschätzendes Medikament eingesetzt, um zu erreichen, was Eltern und Erziehern nicht mehr gelingt: die vielen überdrehten, unaufmerksamen Kinder ruhig zu stellen, um konzentriertes Lernen zu ermöglichen.
Dabei drängt sich die Frage auf, ob eine so herbeigeführte Ruhigstellung der Kinder nicht mit einer Schädigung in Form von Nebenwirkungen und einer möglichen Medikamentenabhängigkeit erreicht wird.
In der Arzneimittelliste der Ärzte ("Rote-Liste") werden immerhin mögliche Nebenwirkungen wie, Angst, Schlaflosigkeit und Verfolgungswahn aufgeführt. Letztendlich lässt sich nicht sagen, in welchem Ausmaß die Nebenwirkungen der Lebensqualität einzelner Kinder nicht eher schaden. Zudem liegen keine wissenschaftlichen Untersuchungen über Langzeitfolgen der Einnahme von Methylphenidat vor.

Die Verbrauchszahlen der letzten Jahre zeigen, dass bei der Anwendung des Arzneimittels Methylphenidat diese Unsicherheiten nicht immer ausreichend Beachtung findet. Der unter dem Betäubungsmittelgesetz stehende Wirkstoff Methylphenidat mit seinem prinzipiell hohen Abhängigkeitspotential, scheint allzu leichtfertig verschrieben zu werden.
Besonders besorgniserregend ist hierbei die Tatsache, dass ein großer Teil der Methylphenidat-Verordnungen nicht von Kinderärzten oder Kinderpsychiatern vorgenommen wird, sondern auch vor allem von Hausärzten, aber auch Laborärzten, HNO-Ärzten, Frauenärzten, Radiologen und sogar von Zahnärzten. Nicht selten kommt es daher zu Fehldiagnosen in Abgrenzung zu anderen ähnlichen Störungsbildern, die nicht hirnorganische Ursachen haben. So ist das ADHS von Störungen des Sozialverhaltens und bestimmten Lebensgewohnheiten, wie z.B. übermäßigem Fernsehkonsum als Auslöser einer Hyperaktivität, nur schwierig abzugrenzen.
Die Folgen einer Einnahme von Methylphenidat im Falle einer solchen Fehldiagnose sind ebenfalls noch ungeklärt. Trotzdem wird das Medikament an Kinder und sogar Säuglinge verabreicht, deren Körper sich noch in der Entwicklung befindet.

Die Daten der Bundesopiumstelle zeigen, dass von 1993 bis 2000 der Verbrauch von Methylphenidat auf das 13,6-fache gestiegen ist. In den letzten beiden Jahren kam es jeweils zu einer Verdopplung der ausgelieferten Mengen an Methylphenidat.
Diese alarmierenden Daten zeigen, dass für die Sicherung eines verantwortungsbewußten Einsatzes von Methylphenidat zur erfolgreichen Behandlung des ADHS, unbedingt weitere gesetzliche Rahmenbedingungen geschaffen werden müssen.

In Fachkreisen besteht national und international Übereinstimmung darin, dass eine ausschließlich medikamentöse Behandlung ungenügend ist.
Da ADHS vor allem das Sozialverhalten des Kindes beeinflusst, sollten neben einer sorgfältigen medikamentösen Behandlung des Kindes auch psychotherapeutische Behandlungs- und Betreuungsmaßnahmen miteinbezogen werden. Ein solcher multimodaler Therapieansatz findet in Deutschland leider nur selten seine Anwendung. Eine umfassende Aufklärung über Hyperaktivität und alternative Behandlungsansätze muss vorangetrieben werden.

II. Der Deutsche Bundestag unterstützt folgende von der Bundesregierung eingeleitete Maßnahmen:

Der Deutsche Bundestag anerkennt, dass im Rahmen der Diskussion um den Einsatz von Methylphenidat die Bundesregierung die Bestimmung zur Prävalenz von ADHS in den vom Robert-Koch-Institut für das Jahr 2002 vorbereiteten Kinder- und Jugendgesundheitssurvey mit einbezogen hat.

In diesem Sinne begrüßt der Deutsche Bundestag ebenfalls den von der Bundesregierung geplanten Aufbau einer systematischen Analyse der Verordnungsdaten über Methylphenidat, die den ansteigenden Verbrauch von Methylphenidat analysieren soll.

Der Deutsche Bundestag begrüßt die Beauftragung der Bundeszentrale für Gesundheitliche Aufklärung, eine Informationsbroschüre zu ADHS und seiner Behandlung herauszugeben. So können Eltern und Erzieher in Form eines handlichen Informationsmaterials über die Schwierigkeiten der Diagnose und Behandlung von ADHS informiert werden.

Der Deutsche Bundestag würdigt die Förderung kooperierender Versorgungsstrukturen (Kompetenznetzwerk ADHS) im Sinne eines multimodalen Behandlungsansatzes unter Einbeziehung des Lebensumfeldes des Kindes.

III. Der Deutsche Bundestag fordert die Bundesregierung auf,

1. ***bei der Bundesärztekammer darauf hinzuwirken, dass Diagnostik und Therapie des ADHS nur durch hierfür qualifizierte Ärzte durchgeführt wird.*** Mit einer solchen Maßnahme kann dem Kernproblem einer unsicheren ***oder*** Fehldiagnose des ADHS sowie einer allzu leichtfertigen Verordnung von Methylphenidat entgegengewirkt werden. Es bedeutet eine Verbesserung des verantwortungsbewussten Einsatzes von Methylphenidat, wenn nur fachlich qualifizierte Ärzte eine Diagnose stellen, die unter Berücksichtigung des umfassenden multimodalen Behandlungsansatzes eine Behandlung mit Methylphenidat kompetent betreuen können;

2. zusätzlich zu der Erhebung zur Epidemiologie des ADHS, weitere wissenschaftliche Untersuchungen zum Verlauf der Krankheit einzuleiten ***insbesondere zum Vorkommen im Erwachsenenalter und der genauen Störung der Stoffwechselerkrankung (Dopaminstoffwechsel).*** Die wissenschaftliche Diskussion über die Ursachen des ADHS ist noch nicht abgeschlossen. Hier müssen Wissenslücken geschlossen werden;

3. die Forschung im Bereich der Langzeitfolgen der Einnahme von Methylphenidat voranzutreiben. ***Dies ist gerade für die Verabreichung an Kinder vordringlich, deren Körper sich noch in der Entwicklung befindet.*** Dazu zählen:
   - Untersuchungen zur Auswirkung eines auf das Gehirn und seine Informationsverarbeitung wirkenden Stoffes auf das Wachstum und die Entwicklung des Gehirnes bei Säuglingen, denen der ***Wirkstoff verschrieben*** wird.
   - Untersuchungen zum Abhängigkeitspotential von Methylphenidat, die ein besonderes Augenmerk auf die Auswirkungen von Methylphenidat im Falle einer Fehlindikation legen;

4. verstärkt Ärzte, Eltern und Erzieher über ***den*** Stand der Wissenschaft und die ***mit*** der Anwendung von Methylphenidat ***verbundenen Vor- und Nachteile*** aufzuklären. Hierzu gehören z.B.:

Drucksache 14/ - 4 - Deutscher Bundestag - 14. Wahlperiode

- Informationsquellen wie z.B. die Leitlinien der Deutschen Gesellschaft für Kinder- und Jugendpsychiatrie und -psychotherapie auch für Nicht-Fachleute lesbarer und verständlicher zu formulieren.
- ***In die Fachinformation der Hersteller*** Informationen über das international anerkannte multimodale Behandlungsprinzip und über Gefahren einer einseitigen und leichtfertigen Behandlung ***aufzunehmen*** .

Berlin, den 13. März 2002

Rosel Neuhäuser
Ekin Deligöz
Ingrid Fischbach
Klaus Haupt
Rolf Stöckel

AOK Warnung:

Sie werden sich vielleicht wundern, aber selbst die AOK hat bereits Warnmeldungen publiziert.

Einen von vielen Artikeln, die durch Deutschlands Presselandschaft wanderten, habe ich Ihnen zur Verfügung gestellt.

Sollte dieser oder ähnliche Artikel geeignet sein, die gesetzlichen Krankenkassen zu überzeugen, den Versuch zu unternehmen, auch alternative Therapien – vielleicht anfangs nur versuchsweise – zu bezahlen, um empirische Werte über die Wirksamkeit und Wirtschaftlichkeit der Behandlungsmethode zu gewinnen?

Medikamente für zappelige Kinder?

Die AOK und Mediziner schlagen Alarm:
Ritalin wird oft unnötigerweise eingenommen

Der Fall Dänemark:

Hier präsentiere ich Ihnen eine kleine Abhandlung über die dänische Art mit dem Problem ADS / ADHS umzugehen.

Auch in unserem nördlichen Nachbarland kennt man die Probleme der hyperkinetischen Kinder. Doch dort geht man – sicher auch aufgrund einer anderen gesellschaftspolitischen und erzieherischen Struktur anders mit dem Problem um.

Man bezeichnet ADS als DAMP, aber nicht alle Wissenschaftler verwenden diesen Begriff.

Kinder von 0 bis 18 Jahren werden in Dänemark vom PPR (Paedogogisk Psychologisk Radgiving) betreut, das von den Kommunen unterhalten wird und mit einem Team von Logopäden, Ergotherapeuten, Förderlehrern, Schulpsychologen und klinischen Psychologen besetzt ist.
Das PPR steht jedem Bürger zur Verfügung.

Dadurch ist es möglich, dass Kinder mit Bewegungs- oder Wahrnehmungsproblemen schon sehr frühzeitig betreut werden. Fünf bis sieben Prozent der dänischen Kinder sollen ihre Schwierigkeiten aufgrund einer festgestellten Stoffwechsellage haben.

Unter Einbindung der Eltern wird die Individualisierung des Unterrichts bereits im Vorschulalter begonnen. Hier effektiv zu arbeiten, ist natürlich nur deshalb möglich, weil die Kinder in Dänemark bis zur 9. Klasse zusammenbleiben und spezialisierte Sonderpädagogen die DAMP-Kinder auch außerhalb des Klassenraumes begleiten können.

Auch Möglichkeiten der Berufsfindung, ganz nach den Fähigkeiten der DAMP-Kinder, existieren und haben letztlich sicherlich ihren Beitrag dazu geleistet, dass die Arbeitslosenzahl in Dänemark von zwölf auf sechs Prozent sank.

Einen großen Anteil an diesem Erfolg haben auch die Produktionsschulen, die aufgrund ihrer Struktur schwer vermittelbare junge Menschen, zu denen zum Großteil auch DAMP-Kinder zu rechnen sind, für die maximale Zeitdauer von vier Jahren in ein Integrationsprogramm vermitteln können.

Doch auch in Dänemark ist nicht alles Gold was glänzt. Der Staat übt nämlich trotz aller sozialen Vorteile gegenüber den deutschen Gepflogenheiten Druck auf seine Bürger aus, da er nach vier Jahren in einem Integrationsprogramm viele Vergünstigungen streicht, wenn die Integration misslingt.

Lesern, die an genaueren Informationen über die dänischen oder auch griechischen Verhältnisse interessiert sind, möchte ich das Buch *ADS: verstehen – akzeptieren – helfen* von Thilo Fitzner und Werner Stark empfehlen.

Eine Buchinformation finden Sie im Anhang.

Prof. Dr. Hüther:

Der Wissenschaftler, mit dem ich einige wenige Male persönlichen Kontakt hatte, empfahl mir das Buch *Die RITALIN®-Gesellschaft. ADS: Eine Generation wird krankgeschrieben.*
Es wurde von Richard DeGrandpre geschrieben und erschien 2002 im Beltz Verlag.

Prof. Hüther gab in einem SPIEGEL-Interview eine Stellungnahme ab, die losgelöst von kontroversen Diskussionen zeigt, weshalb die bekannten Medikamente zur Behandlung von Hyperkinetikern so konkurrenzlos sind und weshalb die derzeit praktizierte medikamentöse Behandlung zwar der schnellste, aber sicher auch der gefährlichste Weg der Therapie ist.

SPIEGEL: Wenn aber das Medikament so gut wirkt, was ist dann so schlimm daran, es zu verschreiben?

Hüther: Ich sorge mich vor allem um langfristige Folgen. Rattenversuche zeigen, dass Methylphenidat, die Hauptsubstanz im Ritalin, in jungen Gehirnen anders als in alten wirkt. Wenn die Tiere vor der Geschlechtsreife Ritalin erhalten, entwickelt sich ihr Gehirn nicht optimal: Die Dopamin produzierenden Zellen verzweigen sich deutlich weniger. Bei ausgewachsenen Tieren hingegen scheint der Stoff keine strukturellen Veränderungen im Gehirn zu bewirken.

SPIEGEL: Viele Kinder verbringen heute den Großteil ihres Lebens in Kindergärten oder bei Tagesmüttern.

Hüther: Die könnten auch Bindungssicherheit geben - allerdings nicht, wenn sich ein Erzieher um vierzig Kinder kümmern muss. Wir haben uns eine Welt geschaffen, in der die Bedürfnisbefriedigung der Erwachsenen ziemlich gut funktioniert, die Kindern aber nicht mehr gerecht wird. Wenn wir das nicht schleunigst ändern, werden Gewalt und Manipulationsanfälligkeit zunehmen. Die vernichtenden Ergebnisse der Bildungsstudie Pisa sind nichts anderes als ein weiteres Indiz dafür. Die Kinder halten uns einen Spiegel vor mit ihren Verhaltensstörungen. Wir können darin lesen, dass wir etwas falsch machen, wenn wir nicht begreifen, dass die Entwicklung des kindlichen Hirns kein Selbstläufer ist.

Zehn Millionen weltweit schlucken Ritalin

Pillen stellen Kinder ruhig: mit bösen Folgen

Neurobiologe Gerald Hüther warnt: Das Medikament könnte später die Parkinson-Krankheit begünstigen

HAMBURG (dpa). – Der Göttinger Neurobiologe Gerald Hüther hat vor möglichen Spätfolgen des Medikaments Ritalin gewarnt, das in großem Maß bei der Behandlung von hyperaktiven Kindern verschrieben wird.

Auch wenn es dafür noch keine Nachweise gebe, könne Ritalin unter Umständen die Parkinson-Krankheit begünstigen, sagte Hüther. Es wird gegen Hyperaktivität (ADHS) vor allem bei Grundschulkindern verschrieben, die wegen mangelnder Selbstkontrolle im Klassenzimmer auffällig werden.

Weltweit schlucken rund 10 Millionen Kinder den Wirkstoff Methylphenidat. Experten gehen von mindestens 160 000 ADHS-kranken Kindern in Deutschland aus. Allein im Zeitraum von 1995 bis 2000 habe die Pharmaindustrie ihren Ritalin-Absatz in Deutschland um das Zehnfache auf 13,5 Millionen Tagesdosen gesteigert.

Nach Darstellung Hüthers, Professor für Neurobiologie an der Psychiatrischen Klinik der Universität Göttingen, verhindert Ritalin, dass im Hirn ständig der anregende Botenstoff Dopamin ausgeschüttet wird. Bei Versuchen mit jungen Ratten sei die Entwicklung der Dopamin produzierenden Zellen durch Ritalin aber auch langfristig beeinträchtigt worden. Spätfolgen seien auch beim Menschen nicht ausgeschlossen, sagte der Wissenschaftler. In einigen Jahren könnten viele Parkinson-Fälle bereits bei 40-Jährigen auftreten.

„Kinder sollten so selten wie möglich die Erfahrung machen, dass sie nur mit einer Pille funktionieren können", verlangte Hüther. Anstatt mit Ritalin müssten mehr Kinder mit Psychotherapien behandelt werden. Dafür fehle es allerdings an Behandlungsmöglichkeiten in Deutschland. Außerdem könne extremer Reizanfälligkeit bereits in der Erziehung entgegengewirkt werden – durch verlässliche Beziehungen und einem Umgang mit den Kindern, bei dem diese immer wieder neue Aufgaben gestellt bekommen. Ohne Verhaltenstherapie sollte Kindern keine ruhig stellenden Pillen verschrieben werden.

Aus der NORDBAYERISCHEN ZEITUNG vom 12.03.2002

Auch in unserem Nachbarland, der Schweiz, die allgemein sehr tolerant mit den verschiedensten Therapien, den Ausbildungen zu Heilberufen, aber auch mit dem Drogenproblem umgeht, hat man erkannt, dass in der Behandlung hyperaktiver Kinder mit RITALIN® und ähnlichen Medikamenten ein großes Gefahrenpotiential lauern könnte.

Protokoll des Zürcher Kantonsrates

87. Sitzung, Montag, 12. Februar 2001, 8.15 Uhr

http://www.google.ch/search?q=cache:GK0T7EnsV2wJ:www.kantonsrat.zh.ch/internet/Protokolle/PDOC/Pdoc2001/krp087.doc+ritalin+und+C3%A4t&hl=de&ie=UTF-8

Der Weg des geringsten Widerstandes – auf Kosten einer gesunden und zukunftsorientierten Jugend – ist natürlich das Verabreichen von psychiatrischen Medikamenten wie zum Beispiel **Ritalin**. Dabei wird ausser Acht gelassen, dass die Gesellschaft sich noch die viel schlimmeren Probleme einhandelt, denn die Nebenwirkungen von **Ritalin** führen massiv zu Schlaflosigkeit, Appetitlosigkeit und Magenbeschwerden, Übererregbarkeit mit entsprechender Gewaltbereitschaft, Müdigkeit, Traurigkeit, Ängstlichkeit, Kopfschmerzen und vielen weiteren.

ÄRZTEKAMMER
HAMBURG
Körperschaft des öffentlichen Rechts

Ärztekammer Hamburg · Postfach 76 01 09 · 22051 Hamburg

Frau
[redacted]

[redacted] Hamburg

Referat
Berufsordnung
AZ: 106/2003
Diktatz. 94
Telefon-Durchwahl:
040/ 22 802-435

23. September
2004

Ihre Beschwerde über Herrn [redacted] und [redacted]

Sehr geehrte Frau [redacted],

die Ärztekammer hat zwischenzeitlich Einsicht in die staatsanwaltschaftliche Akte nehmen können und ist zu der Einschätzung gelangt, dass ein berufsrechtlich relevantes Fehlverhalten nicht nachzuweisen ist.

Mit freundlichen Grüßen

Dr. med. Ass. jur. Kiehn
Referat Berufsordnung

Bankverbindungen.
Hamb. Landesbank, BLZ 200 500 00, Konto-Nr. 103 150
Deutsche Apoth. u. Ärztebank, BLZ 200 906 02, Konto-Nr. 000 1346 113
Postbank Hamburg, BLZ 200 100 20, Konto-Nr. 274 06-206

Humboldtstraße 56 · 22083 Hamburg
Telefon 040 / 22 802-596 · Fax 040 / 220 99 80
aekhh@aerztekammer-hamburg.de

Hamburger Abendblatt

Neun Jahre Haft für Mord an Großeltern

Tobias wollte seine Familie „von einem Fluch befreien". Seine Schwester wurde vom Großvater missbraucht.

Von Ludger Fertmann

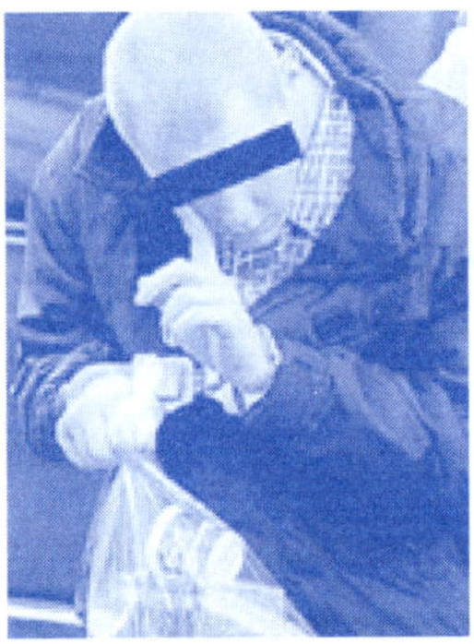

Tobias (15) auf dem Weg in den Gerichtssaal. Drinnen nahm er das Urteil sofort an. Es ist damit rechtskräftig. Foto: DPA

Hildesheim - Staatsanwalt Wolfgang Scholz machte gestern in seinem Plädoyer vor der Jugendkammer des Hildesheimer Landgerichts keinen Hehl aus seinem Erschrecken über einen der brutalsten Doppelmorde, der je von einem deutschen Jugendgericht verhandelt worden ist. Der 15 Jahre alte Tobias aus Lamspringe hatte seine Großeltern „regelrecht hingerichtet". Dafür wurde Tobias gestern zu neun Jahren Jugendhaft verurteilt.

Das Jugendstrafrecht sieht für Mord eine Höchststrafe von zehn Jahren vor, doch sein umfassendes Geständnis wirkte sich strafmildernd aus. Das Gericht folgte außerdem der Feststellung des Jugendpsychiaters, Tobias habe „einen Fluch von der Familie nehmen wollen".

Tobias war fest davon überzeugt, dass sein Großvater seine damals erst zehnjährige Schwester sexuell missbraucht hatte, als er seinen Mordplan schmiedete. Zur Tatzeit lag der Polizei bereits seit Monaten eine entsprechende Missbrauchsanzeige vor, passiert aber war bis dahin wenig.

Am Abend des 27. März überfiel er seine Großeltern in deren Haus in Lamspringe, streckte den 69-jährigen Großvater mit einem selbst gebastelten eisernen Baseballschläger zu Boden und würgte seine gehbehinderte 65-jährige Großmutter mit einer Drahtschlinge bis zur Bewusstlosigkeit. Weil beide noch röchelten, holte er ein Brotmesser aus der Küche, schnitt ihnen die Kehlen durch. Er wollte sichergehen, dass der Albtraum um den bekannt despotischen Großvater zu Ende war. Ob der Hauptschüler, der an krankhafter Hyperaktivität (ADHS) leidet, nur vermindert steuerungsfähig war, ließ die Jugendstrafkammer offen.

Seit langem hegte der Jugendliche eine Abneigung gegen seinen Großvater. Dieser habe sich wie ein Tyrann verhalten, sagte Verteidiger Raban Funk.

Als im Januar dieses Jahres Vorwürfe aufkamen, der Großvater habe die Schwester sexuell missbraucht, zog Tobias mit seiner Schwester und seinen Eltern aus dem Haus der Großeltern aus. „Beim Angeklagten schlug die jahrelange Abneigung in Hass um“, meinte der Vorsitzende Richter Volker Heckemüller.

Funk benannte gestern offen den schrecklichen Widersinn der Tat, der Tobias selbst vielleicht noch gar nicht richtig klar geworden ist. Er wollte die Familie von einem Fluch befreien und hat ihr einen zweiten noch schlimmeren Fluch aufgeladen.

Der Tatort Lamspringe ist nur drei Kilometer entfernt von dem Ortsteil, wo seine Eltern und seine kleine Schwester weiterhin leben werden. Eine Ansammlung von Dörfern, wo Gerüchte sprießen und wo auch die beiden Komplizen von Tobias mit ihren Familien wohnen.

Da ist seine 18 Jahre alte Freundin, mit der er sich nach der Tat verlobt hat. Sie war in den Plan eingeweiht und hat es am 27. März auch mit Tränen nicht geschafft, ihn abzuhalten. Und da ist der 17-jährige Vetter, der ebenfalls seit Wochen von dem grausamen Vorhaben wusste.

Beiden Mitwissern sind Staatsanwaltschaft und Gericht weit entgegengekommen. Sie wurden nur wegen Nichtanzeige einer schweren geplanten Straftat nur zu Bewährungsstrafen verurteilt. Als Mittäter hätten sie auch entsprechend höhere Strafen tatsächlich absitzen müssen.

Die Eltern stehen demonstrativ zu ihrem Sohn - und auch die Nachbarschaft. Der Vorsitzende Richter Volker Heckemüller hat wohl deshalb in der Urteilsbegründung besorgt festgestellt, „das Maß an Verständnis sei zuweilen zu ausgeprägt gewesen“.

Vielleicht hilft Tobias die vom Gericht verordnete Therapie in Jugendhaft, das Ausmaß seiner Tat zu begreifen. Das Jugendstrafrecht stellt den Erziehungsgedanken in den Vordergrund. Tobias wird höchstens 24 Jahre alt sein, wenn er wieder freikommt.

Erschienen am 16. September 2004 in Norddeutschland

Alle die abgedruckten Schreiben, Auszüge und Abhandlungen können natürlich nur ein Auszug aus dem riesigen Angebot von Informationen zum Thema Hyperaktivität sein.

Auslandsreisen mit METHYLPHENIDAT:

In vielen Ländern des SCHENGENER Abkommens, aber auch anderen, bekommen Sie im Rahmen einer Urlaubsreise unter Umständen Probleme mit den dortigen Behörden, wenn Sie Medikamente wie RITALIN® oder MEDIKINET® im Koffer haben.
Deshalb möchte ich Ihnen das Muster einer Bescheinung vorstellen, die Ihnen Schwierigkeiten ersparen kann. Die Behörden, die Ihnen diese Bescheinigung beglaubigen, habe ich Ihnen ebenfalls abgedruckt.

Zuständige Behörden
für die Beglaubigung der Bescheinigung für das Mitführen von Betäubungsmitttel gemäß Art. 75 Schengener Durchführungsabkommen

Bundesland:	Behörde:
Baden-Würtemberg	Gesundheitsämter
Bayern	Gesundheitsämter
Berlin	Landesamt für Gesundheit u. Soziales Berlin Abt. III Storkower Str. 97 10407 Berlin Tel.: 030-9022-3722 Fax.: 030-9022-3617
Brandenburg	Landesamt für Soziales u. Versorgung Abt. Landesgesundheitsamt Dezernat Apotheken, Arzneimittel u. Medizinprodukte Wünsdorfer Platz 3 15838 Wünsdorf Tel.: 033702-711-57 Fax.: 033702-711-01
Bremen	Sentaor für Arbeit, Frauen Gesundheit, Jugend u. Soziales der freien Hansestadt Bremen Gesundheitsabteilung Birkenstr. 34 28195 Bremen Tel.: 0421-361 9567 Fax: 0421-361 9321

Hamburg	Gesundheitsamt des jeweiligen Bezirkes
Hessen	Gesundheitsämter
Mecklenburg-Vorpommern	Gesundheitsämter
Niedersachsen	Nieders. Ministerium für Frauen, Arbeit und Soziales Hinrich-Wilhelm-Kopf-Platz 2 30159 Hannover Tel.: 0511-120 4016 Fax: 0511-120 4293
Nordrhein-Westfalen	Gesundheitsämter
Rheinland Pfalz	Landesamt für Soziales, Jugend und Versorgung Referat 55 Baedekerstr. 2-10 56073 Koblenz Tel.: 0261-4041-211 Fax: 0261-4041-353
Saarland	Gesundheitsämter
Sachsen	Gesundheitsämter
Sachsen-Anhalt	Landesamt für Versorgung und Soziales Dezernat 33 Neustädter Passage 15 06122 Halle Tel.: 0345-6912-330 Fax.: 0345-6912-302
Schleswig-Holstein	Kreisgesundheitsbehörden
Thüringen	Thüringer Ministerium für Soziales, Familie und Gesundheit Abt. Gesundheit Referat 65 Werner-Seelenbinder-Str. 6 99096 Erfurt Tel.: 0361-3798-650 Fax: 0361-3798-860

Bescheinigung für das Mitführen von Betäubungsmitteln im Rahmen einer ärztlichen Behandlung - Artikel 75 des Schengener Durchführungsabkommens -

A Verschreibender Arzt:

(Name) (Vorname) (Telefon) (1)

(Anschrift) (2)

(Stempel des Arztes) (Datum) (Unterschrift des Arztes) (3)

B Patient:

(Name) (Vorname) (4)

(Nr. des Passes oder eines anderen Ausweisdokumentes) (5)

(Geburtsort) (6)

(Geburtsdatum) (7)

(Staatsangehörigkeit) (8)

(Geschlecht) (9)

(Wohnanschrift) (10)

(Dauer der Reise in Tagen) (11)

(Gültigkeitsdauer der Erlaubnis von/bis - max. 30 Tage) (12)

C Verschriebenes Arzneimittel:

(Handelsbezeichnung oder Sonderzubereitung (13)

(Darreichungsform) (14)

(Internationale Bezeichnung des Wirkstoffs) (15)

(Wirkstoff-Konzentration) (16)

(Gebrauchsanweisung) (17)

(Gesamtwirkstoffmenge) (18)

(Reichdauer der Verschreibung in Tagen - max. 30 Tage) (19)

(Anmerkungen) (20)

D Für die Beglaubigung zuständige Behörde:

(Bezeichnung) (21)

(Anschrift) (Telefon) (22)

(Stempel der Behörde) (Datum) (Unterschrift der Behörde) (23)

Hinweise zur Mitnahme von Betäubungsmitteln durch Patienten bei Auslandsreisen

(Stand: 01. Juli 2001)

Allgemeines

Nach den Bestimmungen der BtMVV[1] darf ein deutscher Arzt Betäubungsmittel in angemessener Menge verschreiben. Der Patient darf die aufgrund ärztlicher Verschreibung erworbenen Betäubungsmittel nach § 4 Abs. 1 Nr. 4 b BtMG[2] in Verbindung mit § 15 Abs. 1 BtMAHV[3] in der für die Dauer der Reise angemessenen Menge als Reisebedarf aus- oder einführen.

Bei der Mitnahme von Betäubungsmitteln durch einen Patienten sind jedoch die nach deutscher Rechtslage nachstehend beschriebenen Regelungen zu beachten:

Reisen in die Staaten des Schengener Abkommens

Bei Reisen bis zu 30 Tagen in Mitgliedstaaten des Schengener Abkommens (**zur Zeit Deutschland, Belgien, Dänemark, Finnland, Frankreich, Griechenland, Island, Italien, Luxemburg, Niederlande, Norwegen, Österreich, Portugal, Schweden und Spanien**) kann die Mitnahme von ärztlich verschriebenen Betäubungsmitteln mit einer vom Arzt ausgefüllten und durch die oberste Landesgesundheitsbehörde oder eine von ihr beauftragte Stelle beglaubigten Bescheinigung erfolgen. Das Formular kann bei der Bundesopiumstelle angefordert werden. Zum Ausdruck ist neutrales Papier zu verwenden.

Bei Reisen, die länger als 30 Tage dauern, empfehlen wir, wie unter "Reisen in andere Länder" beschrieben, zu verfahren.

§ 5 BtMVV wird durch das Schengener Abkommen nicht außer Kraft gesetzt. Insbesondere sind die Regelungen, die die Mitnahme des Substitutionsmittels betreffen, auch hier zu beachten.

Die Regelung über das Mitführen von Betäubungsmitteln in die Vertragsstaaten des Schengener Abkommens gilt auch bei der Einreise in die Bundesrepublik Deutschland für in einem anderen Mitgliedsstaat ansässige Personen, selbst wenn sie Betäubungsmittel mitführen, die zwar im Herkunftsland, nicht aber in der Bundesrepublik Deutschland verschreibungsfähig sind. Dagegen ist die Einfuhr von in einem anderen Mitgliedsstaat des Schengener Abkommens verschriebenen Betäubungsmitteln durch deutsche Staatsangehörige in die Bundesrepublik Deutschland außer in der für die Dauer der Heimreise benötigten Menge rechtswidrig.

Reisen in andere Länder

Bei Reisen in andere Länder sollte der Patient eine beglaubigte Kopie der ärztlichen Verschreibung oder eine ärztliche Bescheinigung (möglichst in englischer Sprache) mit sich führen, die Angaben über die Einzel- und Tagesgabe enthält, um eine Abschätzung zu ermöglichen, ob die mitgeführten Betäubungsmittel der Dauer der Reise angemessen sind. Es ist dem Patienten ferner anzuraten, die Rechtslage in dem zu bereisenden Land vor Antritt der Reise jeweils individuell zu klären und sich eventuell erforderliche Genehmigungen für das Mitführen der Betäubungsmittel von der entsprechenden Überwachungsbehörde des Reiselandes zu beschaffen. Auskünfte dazu kann die jeweilige diplomatische Vertretung des Ziellandes in Deutschland erteilen.

Sofern eine Mitnahme von Betäubungsmitteln nicht möglich ist, sollte zunächst geklärt werden, ob die benötigten Betäubungsmittel selbst (bzw. ein äquivalentes Produkt) im Reiseland verfügbar sind und durch einen dort ansässigen Arzt verschrieben werden können.

Sollte auch dieses nicht möglich sein, so daß die Betäubungsmittel aus Deutschland beschafft werden müssen, wäre dies nur über ein den Regeln der Vereinten Nationen sowie den jeweils nationalen Bestimmungen entsprechendes Ein-/Ausfuhrgenehmigungsverfahren zulässig. Das bedeutet, daß zunächst ein Einführer im Gastland (ein Arzt oder eine Apotheke) gefunden werden muß, der die erforderliche Einfuhrgenehmigung von der dortigen Überwachungsbehörde einholt. Die Einfuhrgenehmigung ist eine Voraussetzung für die Erteilung der Ausfuhrgenehmigung. Als Ausführer kommt nur eine Apotheke oder eine Pharmafirma in Betracht, wobei unter Vorlage der Einfuhrgenehmigung die Erlaubnis zur Ausfuhr und die Ausfuhrgenehmigung bei der Bundesopiumstelle beantragt werden müssen. Erlaubnis und Ausfuhrgenehmigung sind gebührenpflichtig.

Aufgrund dieses sehr aufwendigen Verfahrens wird diese Möglichkeit der Patientenversorgung jedoch nur in seltenen Ausnahmefällen zum Zuge kommen.

Die Mitnahme von Betäubungsmitteln durch beauftragte Personen ist nicht zulässig, da Betäubungsmittel nur reisebegleitend ausschließlich für den eigenen Bedarf mitgeführt werden dürfen.

Ein Service von MEDIKINET®

Eine interessante Abhandlung fand ich zum Thema **REBOUND-Effekt**, die ich Ihnen nicht vorenthalten möchte.

Ich möchte vor allem darauf hinweisen, dass sich auch Befürworter einer Therapie mit Medikamenten nicht vor der Tatsache verschließen können, dass die verabreichten Medikamente besonders in Rebound Phasen zu Aggressivität und Depression führen können.

Außerdem kann das Kind dann trotz Medikament viele Tätigkeiten nicht ausführen.

5. Was ist der Rebound-Effekt?

Durch den schnellen Anstieg des Wirkstoffspiegels und den raschen Abfall bei der Einnahme von Ritalin, Medikinet und Equasym *kann* es zum Ende der Wirkzeit zu einem Rebound-Efekt kommen. Nicht alle ADS'ler, die Ritalin/Medikinet/Equasym nehmen, haben einen Rebound.

Während des Rebounds wirken die Kinder noch zappeliger und unausgeglichener als ohne Medikament. Sie leiden unter starken Stimmungsschwankungen und sind extrem leicht reizbar.

Vorbeugung ist möglich. Der Rebound-Effekt kann verringert/vermieden werden, wenn das Ausschleichen des Medikaments zum Ende der Wirkzeit verlangsamt wird.

Da die Medikamente eine bekannte Wirkungsdauer haben, kann man die Uhrzeit des Beginns des Rebounds voraussehen. Nun ist es möglich eine halbe Stunde vor Einsetzen des Rebounds eine halbe Ritalin/Medikinet zu geben. Dadurch wird die Zeit des Ausschleichens des Medikaments verlangsamt. Der Rebound kann gemildert oder vermieden werden.

Die genaue Dosierung muss mit dem Arzt besprochen werden.

Hilfen: Das Kind kann in der Reboundphase keine Anforderungen erfüllen oder Frustrationen ertragen. Es wird schnell aggressiv oder depressiv. Deshalb ist es hilfreich für das Kind, wenn es in dieser Zeit selbst bestimmen darf, was es tun möchte. Manche Kinder wollen alleine sein. Andere wollen Kassette hören oder fern sehen. Hier kann man ein entsprechendes Video aufzeichnen, das zu dieser Zeit gesehen werden kann (z.B. eine Sendung, die das Kind ohnehin sehen möchte, die aber zu einer anderen Zeit gesendet wird).

Abendessen, Zähneputzen, Ranzen packen, Hausaufgaben kontrollieren etc. sollte *nicht* in der Rebound-Phase erledigt werden.

Außerdem ist es günstig, wenn Freunde bis zu diesem Zeitpunkt nach Hause gegangen sind, wenn der Vater nicht gerade in dieser halben Stunde nach Hause kommt (falls es nicht anders geht, das Kind nicht mit einer ausführlichen Begrüßung überlasten, das kann auch halbe Stunde später stattfinden), wenn Geschwisterkinder die Ruhezeit des Kindes akzeptieren können.

Bei Ritalin SR, dl-Amphetamin, Captagon und Concerta tritt der Rebound-Effekt i.d.R. nicht oder nicht so stark auf, da diese Medikamente eine längere Wirkzeit haben und somit ohnehin langsamer aus dem Körper ausgeschlichen werden.

Bei der internationalen Konferenz „Euroem 2004" (Euro Electromagnetics), die im Juli 2004 in Magdeburg stattfand, traf sich alles, was im Bereich der Mikrowellentechnik Rang und Namen hat.
Erschreckende Zukunftsversionen wurden vorgestellt. Waffensysteme und ihre zerstörerischen Fähigkeiten, über die Dr. MUNZERT bereits vor Jahren berichtete. (E-mail: Rmunzert@t-online.de)
Wenn man sieht, welche Energie und Möglichkeiten der Manipulation von Menschen Mikrowellen entwickeln können, verwundert es nicht, dass sie auch als Möglichkeit der Entstehung hyperkinetischer Verhaltensstörungen immer wieder in der Diskussion stehen.

Orwells Zukunftsversionen scheinen sich zu erfüllen.

MIKROWELLEN-VERBRECHEN

Neue Technologie und Kriminalität
Aktuelle Erkenntnisse und Quellen

Es gibt neue Tatwaffen für Kriminelle. Technische Entwicklungen werden nicht selten von Verbrechern mißbraucht. Durch die illegale Anwendung innovativer Technologien werden HighTech-Waffen möglich.

Moderne Mikrowellentechnik

Menschen werden nicht erschossen, sondern in ihren Wohnräumen über längere Zeit mit (hochfrequenten/gepulsten) elektromagnetischen Wellen attackiert. Hochleistungsmikrowellen können gezielt gegen Menschen gerichtet werden. Entsprechende Waffen nutzen die Wirkung elektromagnetischer Felder auf den menschlichen Organismus. Sie verletzen, zerstören und töten mit elektromagnetischer Energie.

Schon 1994 machte ein Expertenbericht des Internationalen Kommittees des Roten Kreuzes auf Mikrowellen-Waffen aufmerksam: **"Innerhalb weniger Jahre hat die Mikrowellentechnologie eine dramatische Evolution durchgemacht. Die Entwicklung neuer Geräte zur Erzeugung und Abstrahlung von Mikrowellen ermöglicht einen völlig neuen Waffentyp: Hochleistungsmikrowellen-Waffen"** (Tuor & Morton 1994, S. 113 [30]).

DIE WELT [26] bezeichnet Mikrowellen-Waffen als Waffen des 21. Jahrhunderts. In der Süddeutschen Zeitung [17] empfiehlt ein Waffenexperte der Polizei die Anschaffung von Mikrowellen-Waffen. In Hinblick auf Kenntnis und Anwendung von Mikrowellen-Waffen haben bestimmte Verbrecher zur Zeit leider einen Vorsprung vor der deutschen Polizei. Dies ist für die Opfer äußerst nachteilig und gefährlich.

Im Rahmen meiner Abhandlung der möglichen Entstehungsursache hyperaktiven Verhaltens durch zu häufige Ultraschalluntersuchung möchte ich hier im Sammelsurium die Ergänzung anbringen, dass man offensichtlich alle Möglichkeiten ausschöpft, die die Ultraschalltechnik bietet und dabei kaum auf Warnhinweise namhafter Wissenschaftler, wie Dr. Liebeskind, achtet.

Doch wohin diese uneingeschränkte Nutzung der Technik führt, bleibt abzuwarten.

24 - Samstag, 23. Oktober 2004

Ultraschall aus dem Studio

Ein Fototermin noch vor der Geburt

VON WOLFGANG WILL

Ultraschallaufnahmen von Ungeborenen können seltsame Blüten treiben. „Und das", sagt die junge Münchenerin und zeigt auf ein bizarres Foto an der Wand in ihrem Schlafzimmer, „und das war Achim in der 32. Woche". Dieser Achim liegt inzwischen in seinem Bettchen, ist sechs Monate alt. Die seltsame Aufnahme wurde per Ultraschall in einem ungewöhnlichen Fotostudio in Potomac/ Washington angefertigt, in 3-D-Ultraschalltechnik. Der Nachwelt und Achim selbst also ist überliefert – schön gerahmt! -, wie das Kind im Mutterleib aussah. Noch einmal: dreidimensional und in Farbe, so weit es die gibt.

Ultraschallaufnahmen von Föten wurden bisher – meist um die 20. Woche der Schwangerschaft – ausschließlich zu medizinischen Zwecken angefertigt, etwa um das Geschlecht zu bestimmen oder um mögliche Krankheiten oder Deformationen des Ungeborenen zu erkennen. Solche für das ungeübte Auge im Grunde wirren, kaum zu definierende Aufnahmen – Negerkampf im Tunnel, hätte man früher gesagt – wurden stolz auch Freunden und Verwandten gezeigt: „Guckt doch mal . . ."

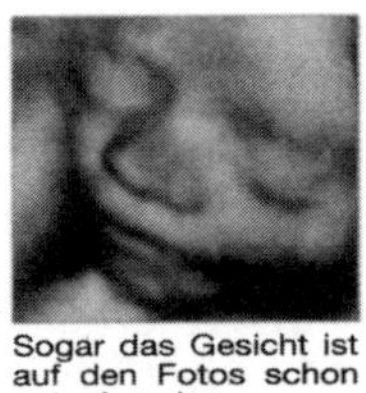

Sogar das Gesicht ist auf den Fotos schon gut erkennbar.

Das ist zwar noch Gegenwart, aber in gewisser Weise auch Vergangenheit. Denn inzwischen haben sich in den USA einige Spezialfotolabors etabliert, die mit modernsten Ultraschallgeräten Fotos und Videos der Ungeborenen herstellen – und das, im Gegensatz zu vielen der rein medizinischen, mit unglaublicher Klarheit, in kleinstem Detail. Deshalb kann die werdende Mutter Shirlesa Glaspie (24) aus Lanham/Maryland auch schwärmen: „Ich bin in der 30. Woche, ich habe auf dem Video gesehen, wie er gähnt, seine Zunge heraus streckt, wie er lächelt. Jetzt kann ich mir besser vorstellen, was in meinem Bauch vor sich geht, wenn der Kleine sich dreht und wendet."

Matt Evans, der solche Aufnahmen mit seiner Firma www.baby-insight.com herstellt, versieht seine Fötusvideos sogar mit Begleitmusik. Für 260 Dollar gibt es das Video, zwei große und zehn Passformatfotos. „Unsere Technologie wird von Monat zu Monat besser", sagt er, „die werdenden Mütter stehen geradezu Schlange. Deshalb werden wir bis Ende 2005 insgesamt 75 solcher Ultraschallstudios errichten". Er denkt auch an Filialen in Europa, will sich dazu aber aus Konkurrenzgründen noch nicht näher äußern.

Spezialgeräte liefern General Electric, Siemens sowie Philips and Medison. Sie kosten zwischen 25 000 und 150 000 Dollar. Matt Evans von Baby Insight kaufte ein gebrauchtes der Marke GE Voluson 730 für 75 000 Dollar, verschweigt aber die Lieferadresse. Denn er fürchtet ein Eingreifen der Food and Drug Administration, die nicht nur für Medikamente, sondern auch für medizinisch-technische Geräte zuständig ist. Schließlich ist es rechtlich und medizinisch nicht unumstritten – zumindest in einigen US-Bundesstaaten -, ob Nichtmediziner in dieser Weise aktiv werden dürfen.

Einige Ärzte sowie US-Aufsichtsgremien befürchten, dass so genannte „Laien-Aufnahmen" zu falschen medizinischen Diagnosen führen könnten. In dieser Richtung äußerte sich auchdie US-Gesellschaft für Ultraschallmedizin (American Institute of Ultrasound in Medicine). Sie kolportieren diesen Fall: Eine Patientin dachte aufgrund einer nichtmedizinischen Ultraschallvideoaufnahme, ihr Baby sei gesund – bei einer ärztlichen Untersuchung dagegen stellten sich ungewöhnliche Chromosomenkonditionen heraus, die zu schweren Körperbehinderungen hätten führen können. Die junge Frau beendete die Schwangerschaft.

Alle derzeit gebräuchlichen Diagnose-Ultraschallgeräte, so versichert die US-Ultraschallgesellschaft aber auch, stellen keinerlei Gefährdungen dar, weder für Mutter noch für Kind. Diese Ansicht vertritt auch die Berliner Internistin Dr. Larissa Niederstadt.

Ausschnitt aus der Nordbayerischen Zeitung vom 23.10.2004

Alternative Therapien / Erfahrungsaustausch / Ausbildung:

Zum Schluss möchte ich Ihnen noch ein Angebot machen, auf das in den letzten Monaten bereits mehrfach Mediziner und sonstige Therapeuten zurückgekommen sind.
Zusammen mit meiner Seminarpartnerin, Frau Dr. med. Hedi Vogl – die voraussichtlich 2005 ein Buch veröffentlicht, das sich hauptsächlich mit den alternativen Therapiemöglichkeiten beschäftigt und dabei ins Detail geht – habe ich ein Seminarteam aus Strafverteidigern, Rechtsmedizinern, Hautärzten, mit dem Schwerpunkt Ernährung, sowie einem Fachmann für die RIZOL-Therapie zusammengestellt, das interessierten Ärzten und Heilpraktikern seine praktischen Erfahrungen weitergibt und ein gutes Forum für einen fruchtbaren Erfahrungsaustausch bietet.

Für Interessenten ist eine kurze Seminarübersicht und die nötige E-Mail Adresse auf Seite 274 abgedruckt.

Kurzdarstellung der Therapien:

▪ Osteopathie

Die Osteopathie ist eine ganzheitlich arbeitende manuelle Medizin, die vor allem im Bereich der Krankenvorsorge und bei chronischen Schäden eingesetzt wird. Dabei sollen die Selbstheilungskräfte des Patienten durch Wiederherstellung der Beweglichkeit des Skeletts und auch der Organe geweckt werden. Denn die Osteopathie geht davon aus, dass zwischen der Wirbelsäule und dem Eingeweidesystem enge Beziehungen bestehen; jedes Organ hat eine eigene Beweglichkeit. Durch Spannungen oder Verklebungen der Organbefestigungen kann diese Beweglichkeit gestört werden. Diese muß hergestellt werden, um wieder eine Art von Energiegleichgewicht zu bekommen, bevor die Verschiebungen sich verfestigt haben. Jede Beweglichkeitsänderung im Bewegungsapparat führt zu einer Funktionsstörung, die wiederum eine Krankheit auslösen kann, wobei die Durchblutung der betroffenen Gewebe vermindert wird.

Parietale Osteopathie:

Hier wird versucht, Störungen im Skelettsystem (Gelenke, Bänder, Sehnen, Muskulatur der Arme und Beine und der Wirbelsäule) durch mobilisierende Techniken zu beheben, besonders wichtig ist hierbei das Verhältnis der Wirbelsäule zu den Organen. Kann sich ein Wirbel nicht mehr richtig bewegen, kann dies zu Störungen an den inneren Organen führen.

Viszerale Osteopathie:

Sie beschäftigt sich mit dem Hüllensystem von Muskeln, Nerven und Organen, wobei die Beweglichkeit dieser Weichteile enorm wichtig ist. Eine Einschränkung der Organbeweglichkeit führt zu einer Nährstoffunterversorgung des Organs und somit wächst die Gefahr für Infektionen.

Craniale Osteopathie:

Sie versucht die minimalen Bewegungen im Schädel zu verbessern, um Krankheiten wie Migräne, Ohrgeräusche usw. zu therapieren. Die Osteopathie geht davon aus, dass im Körpergewebe Beeinträchtigungen der **Psyche** - wie Traumen usw. - ihre Spuren hinterlassen. Mit der Craniosacralen Therapie können psychisch bedingte Spannungsmuster aufgelöst werden. Zur cranialen Arbeit gehören aber auch die sogenannten Somato-Emotional-Release-Techniken.

Bei **Säuglingen und Kindern** sind Bewegungseinschränkungen noch nicht verfestigt. Zum Beispiel kommt es durch den Geburtsvorgang manchmal zu Kompressionsstörungen des Kopfes, die wiederum dazu führen können, daß die Säuglinge schreien, wobei man aber keine Ursache feststellen kann. Hier bietet die Osteopathie die Möglichkeit, die selbstregulierenden Kräfte zu aktivieren.

Oftmals wird die Osteopathie bei Kindern jedoch vorbeugend eingesetzt.

Bei welchen Kindern kann die Osteopathie eingesetzt werden?

Kinder aller Altersstufen (vom Säuglinge bis zum Jugendlichen)

Was kann behandelt werden?

- Geburtstraumata (z.B. Zangengeburt, Steißlage, sehr starke Preßwehen)
- Schlafstörungen
- Schrei/Spuckkinder
- Hyperaktivität
- Ohrenentzündungen
- Wirbelsäulenverkrümmungen
- Sehstörungen
- Sportverletzungen
- Schiefhals
- Erkrankungen der oberen Luftwege
- Lernschwierigkeiten

Immer wieder habe ich mich in den verschiedensten Kapiteln über die wichtige Rolle der **Ernährung** bei der Ursachenforschung und Behandlung hyperkinetischer Kinder ausgelassen.

Die angeführte Untersuchung, die die Firma BERNER in Auftrag gegeben hatte, um festzustellen, ob tatsächlich bei Obst- und Gemüsesorten, die jedermann auf unseren Märkten kaufen kann, die erforderlichen Vitamine und Mineralien vorhanden sind, ist aus meiner Sicht äußerst interessant.

Das Ergebnis, das ich Ihnen auszugsweise auf den nächsten Seiten vorstelle, deckt sich mit den Untersuchungen, die die WELT am SONNTAG bereits 2001 veröffentlicht hatte.

Gemüsefenchel Italien

4103943	Einheit	von	bis	Mittelwert	Messwert	% vom Mittelwert	Abweichung
Kalium	mg/100 g	339	612	494	340	69 %	- 31 %
Magnesium	mg/100 g	-	-	49	13	27 %	- 73 %
Calcium	mg/100 g	100	117	109	43	39 %	- 61 %
Eisen	mg/100 g	-	-	2,7	0,20	7 %	- 93 %
Phosphor	mg/100 g	-	-	51	34	67 %	- 33 %
Mangan	µg/100 g	-	-	-	100	-	-
Kupfer	µg/100 g	57	60	59	70	120 %	20 %
Zink	µg/100 g	-	-	250	100	40 %	- 60 %
						Mittelwert:	- 47 %
Vitamin B_1	µg/100 g	100	350	230	26	11 %	- 89 %
Vitamin C	mg/100 g	60	120	93	11	12 %	- 88 %

Möhren Italien

4103940	Einheit	von	bis	Mittelwert	Messwert	% vom Mittelwert	Abweichung
Kalium	mg/100 g	201	346	290	280	97 %	- 3 %
Magnesium	mg/100 g	15	24	18	9,3	52 %	- 48 %
Calcium	mg/100 g	25	52	41	29	71 %	- 29 %
Eisen	mg/100 g	0,40	4,8	2,1	0,18	9 %	- 91 %
Phosphor	mg/100 g	30	44	35	26	74 %	- 26 %
Mangan	µg/100 g	120	360	210	100	48 %	- 52 %
Kupfer	µg/100 g	47	280	52	70	136 %	36 %
Zink	µg/100 g	180	2100	303	100	33 %	- 67 %
						Mittelwert:	- 35 %
Vitamin B_1	µg/100 g	50	100	69	46	67 %	- 33 %
Vitamin C	mg/100 g	-	-	7	0,90	13 %	- 87 %

Blattspinat TK Iglo							
4103951	Einheit	von	bis	Mittelwert	Messwert	% vom Mittelwert	Abweichung
Kalium	mg/100 g	470	742	633	380	60 %	- 40 %
Magnesium	mg/100 g	39	88	58	71	122 %	22 %
Calcium	mg/100 g	80	190	126	130	103 %	3 %
Eisen	mg/100 g	2,8	6,6	4,1	0,79	19 %	- 81 %
Phosphor	mg/100 g	37	70	55	45	82 %	- 18 %
Mangan	µg/100 g	250	1090	474	210	44 %	- 56 %
Kupfer	µg/100 g	70	200	97	110	114 %	14 %
Zink	µg/100 g	220	790	585	520	89 %	- 11 %
						Mittelwert:	**- 21 %**
Vitamin B_1	µg/100 g	66	180	110	140	127 %	27 %
Vitamin C	mg/100 g	15	120	52	31	60 %	- 40 %

Broccoli Spanien							
4103942	Einheit	von	bis	Mittelwert	Messwert	% vom Mittelwert	Abweichung
Kalium	mg/100 g	282	560	373	400	107 %	7 %
Magnesium	mg/100 g	22	28	24	27	113 %	13 %
Calcium	mg/100 g	80	130	105	52	50 %	- 50 %
Eisen	mg/100 g	-	-	1,3	1,1	85 %	- 15 %
Phosphor	mg/100 g	76	87	82	86	105 %	5 %
Mangan	µg/100 g	-	-	260	310	119 %	19 %
Kupfer	µg/100 g	52	200	126	59	47 %	- 53 %
Zink	µg/100 g	270	1300	605	480	79 %	- 21 %
						Mittelwert:	**- 12 %**
Vitamin B_1	µg/100 g	90	102	99	110	112 %	12 %
Vitamin C	mg/100 g	110	118	115	67	58 %	- 42 %

Apfel							
4103950	Einheit	von	bis	Mittelwert	Messwert	% vom Mittelwert	Abweichung
Kalium	mg/100 g	100	175	144	84	58 %	- 42 %
Magnesium	mg/100 g	2,8	9	6,4	2,6	41 %	- 59 %
Calcium	mg/100 g	3,6	11	7,1	2,2	31 %	- 69 %
Eisen	mg/100 g	0,26	0,85	0,48	0,06	13 %	- 87 %
Phosphor	mg/100 g	7	17	12	4,8	40 %	- 60 %
Mangan	µg/100 g	35	100	48	28	58 %	- 42 %
Kupfer	µg/100 g	34	160	53	16	30 %	- 70 %
Zink	µg/100 g	35	220	103	< 50		- 100 %
						Mittelwert:	**- 66 %**
Vitamin B_1	µg/100 g	15	60	35	26	74 %	- 26 %
Vitamin C	mg/100 g	3	25	12	0,52	4 %	- 96 %

Ursache ist die moderne Landwirtschaft, sagen englische Forscher

Obst und Gemüse verlieren an Qualität

London *cc* – Die moderne Landwirtschaft macht es möglich: Das Obst und Gemüse bietet auch einen optischen Anreiz zum Kaufen. Äpfel sind wie genormt, Kartoffeln und Orangen nach Größe verpackt, der frische Spinat leuchtet in appetitlichem Grün. Ein Fortschritt, wenn man das heutige Angebot mit dem vor zwei Generationen vergleicht.

Doch dieser Fortschritt hat auch ganz wesentliche Nachteile. Die Qualität von Obst und Gemüse hat seit rund 50 Jahren erheblich abgenommen, wie englische Ernährungswissenschaftler festgestellt haben. Der Wunsch des Kunden, nur das zu kaufen, was seinem Auge gefällt, hat zu einem dramatischen Rückgang an Mineralien und Spurenelementen in den Früchten geführt.

Der Wissenschaftler David Thomas aus Sussex untersuchte verschiedene Obst- und Gemüsesorten auf diese Stoffe und verglich die Ergebnisse mit Daten aus den frühen 40iger Jahren. Das Ergebnis: Die Anteile lebenswichtiger Mineralien gingen in diesem Zeitraum bei einigen Sorten um weit mehr als 50 Prozent zurück. So sank der Anteil von Natrium in Stangenbohnen auf nahezu Null. Natrium ist ein wichtiger Stoff für das Nervensystem und die Muskelbildung. Brokkoli verlor in fünf Jahrzehnten rund 75 Prozent seines Kalziums, das Zähne und Knochen stärkt. Gleich groß ist der Verlust bei Möhren an Magnesium. Es schützt den Körper vor Herzleiden, Asthma und Nierensteinen. Bei Spinat nahm der Eisengehalt um durchschnittlich 60 Prozent ab (siehe Grafik).

Ernährungswissenschaftler Thomas sieht die Ursachen für den Qualitätsverlust bei Obst und Gemüse bei der modernen Landwirtschaft. So würde immer mehr Kunstdünger auf die Felder gebracht, der das Wachstum der Nutzpflanzen fördert. Doch Mineralien würden mit dem Dünger nicht mitgeliefert. Der Boden sei in dieser Hinsicht längst ausgelaugt. Die Untersuchung von Thomas untermauert eine Studie, die das British Food Journal 1997 veröffentlicht hatte.

Der Ernährungsexperte Professor Tim Lang von der Thames Valley University kommentierte die Studie von Thomas mit der Warnung: "Wir sterben hauptsächlich an Herzkrankheiten und Krebs. Der Rat der Ärzte lautet, dass wir weniger Fett, dafür aber mehr Obst und Gemüse essen sollen. Doch was hilft uns das, wenn wir die Pflanzen verändern, die ursprünglich eine vernünftige Prophylaxe waren? Die Züchter haben Produkte entwickelt, die hübsch aussehen, gegen Krankheiten resistent und erstaunlich lange lagerungsfähig sind. Doch das Wertvollste haben sie vernachlässigt – die Mineralien und Spurenelemente."

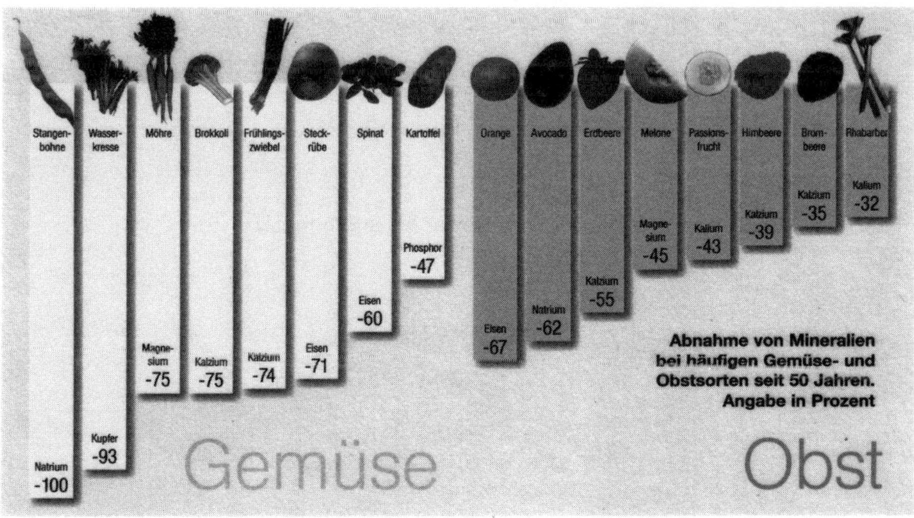

Abnahme von Mineralien bei häufigen Gemüse- und Obstsorten seit 50 Jahren. Angabe in Prozent

WELT am SONNTAG – Nr. 11 – 18. März 2001

Lebensmittelzusatzstoffe (E-Nummern)

■ = Gesundheitlich bedenklich, möglicher Allergieauslöser
○ = Gelegentliche Reaktionen beobachtet

Farbstoffe

	E 100	Kurkumin
	E 101	Lactoflavin (Riboflavin)
■	E 102	Tartrazin
■	E 104	Chinolingelb
■	E 110	Gelborange S
	E 120	Echtes Karmin, Karminsäure, Cochenille
■	E 122	Azorubin
■	E 123	Amaranth
■	E 124	Cochenillerot A
■	E 127	Erythrosin
	E 131	Patentblau V
	E 132	Indigotin (Indigo-Karmin)
	E 140	Chlorophylle a + b
	E 141	Kupferhaltige Komplexe der Cholorophylle und Chlorophylline
	E 142	Brillantsäuregrün
	E 150	Zuckerkulör
	E 151	Brillantschwarz BN
	E 153	Carbo medicinalis vegetabilis
	E 160 a – f	Carotine und Carotinoide
	E 161 a – g	Xanthophylle
	E 162	Beetenrot, Betanin
	E 163	Anthocyane
	E 170	Calciumcarbonat
	E 171	Titandioxid
	E 172	Eisenoxide und -hydroxide
	E 173	Aluminium
	E 174	Silber
	E 175	Gold
■	E 180	Rubinpigment BK (Litholrubin)

Konservierungsstoffe

	E 200 – E 203	Sorbinsäure und Sorbate
■	E 210 – E 213	Benzoësäure und Benzoate
■	E 214 – E 219	p-Hydroxibenzoësäureester (PHB-Ester)
■	E 220 – E 227	Schwefeldioxid und Sulfite
■	E 230	Biphenyl (Diphenyl)
■	E 231 – E 232	Orthophenylphenol und Natrium-Salz
■	E 233	Thiabendazol
	E 236 – E 238	Ameisensäure und Formiate
■	E 280 – E 283	Propionsäure und Propionate

Antioxidationsmittel

	E 300 – E 304	L-Ascorbinsäure und Ascorbate
	E 306 – E 309	Tocopherole
■	E 310 – E 312	Gallate
■	E 320	Butylhydroxianisol (BHA)
■	E 321	Butylhydroxitoluol (BHT)

Verdickungsmittel, Geliermittel

	E 400 – E 405	Alginsäure mit Alginate
	E 406	Agar-Agar
	E 407	Carrageen
	E 410	Johannisbrotkernmehl
○	E 412	Guarkernmehl
	E 413	Traganth
	E 414	Gummi arabicum
	E 415	Xanthan
	E 440 a + b	Pektine
	E 461	Methylcellulose
	E 466	Carboximethylcellulose

Emulgatoren, Stabilisatoren

	E 322	Lecithine
	E 470 – E 475	Salze, Glyceride und Ester von Speisefettsäuren

Säuerungsmittel, Säureregulatoren

	E 260 – E 263	Essigsäure und Acetate
	E 270	Milchsäure
	E 290	Kohlendioxid
	E 325 – E 327	Lactate (Salze der Milchsäure)
○	E 330 – E 333	Citronensäure und Citrate
	E 334 – E 337	L(+)Weinsäure und Tartrate
■	E 338 – E 341	Orthophosphorsäure und Phosphate
■	E 450 a – c	Di-, Tri- und Polyphosphate

Sonstige

■	E 249 – E 250	Nitrite
■	E 251 – E 252	Nitrate (Salpeter)
	E 420	Sorbit
	E 421	Mannit
○	E 422	Glycerin
	E 460	Mikrokristalline oder gemahlene Zellulose
■	E 620 – E 625	Glutaminsäure und Glutamate

Seminarangebot

In vielen Fällen musste ich während meiner Arbeit feststellen, dass neben der Bezahlung einer alternativen Behandlung viele Betroffene mit der Frage beschäftigt waren, dass sie keinen Arzt kennen, der das ganze Spektrum vorgestellter alternativer Therapiemöglichkeiten beherrscht.

Deshalb hat sich der Verfasser zusammen mit Ärzten, Rechtsmedizinern, Juristen und Universitätsdoktoren die Aufgabe gestellt, die beschriebenen Möglichkeiten durch fachkundige Referenten einem größeren Kreis von Ärzten und Heilpraktikern vorzustellen.

Die Seminarangebote können Sie über die Adresse

SGK-Gesundheitsberatung
Sonnenstraße 11
90763 Fürth
e-mail: f.h.wimmer@gmx.de

abfragen.

Bei schriftlichen Anfragen legen Sie bitte ein frankiertes Rückantwort-Kuvert bei.

Schlussbetrachtungen

Ich habe nun in den verschiedensten Kapiteln versucht, Ihnen meine Sichtweise einer METHYLPHENIDAT-Behandlung darzulegen und detailliert die Gründe aufzuzeigen, warum ich alternativen Therapien den Vorrang einräume.

Ich hoffe es ist mir gelungen, Sie für die Problematik zu sensibilisieren, dass eine Langzeitbehandlung mit METHYLPHENIDAT-haltigen Medikamenten das Risiko beinhaltet, in strafrechtlicher Hinsicht angreifbar zu sein, wenn das Schicksal zuschlägt.

Ich wünsche mir auch, dass ich Ihnen verständlich erläutern konnte, warum die Langzeittherapie auch die Gefahr einer Medikamenten- oder Drogenabhängigkeit oder zumindest des Missbrauches verstärkt.

Nicht vorenthalten wollte ich Ihnen die Fakten, die amerikanische und mittlerweile auch deutsche Kriminologen auf den Verdacht brachte, dass METHYLPHENIDAT, vor allem in Kombination mit anderen Medikamenten, zu aggressivem Verhalten, hin zu Mord und Selbstmord führen könnte und aus diesem Grund bis zum Vorliegen verbindlicher Aussagen jede Behandlung mit betäubungsmittelhaltigen Medikamenten sehr genau überdacht werden sollte.

Letztlich wollte ich darauf hinweisen, dass auch häufig unsere Ärzte in einer echten Zwangssituation stecken, wenn es um die Behandlung hyperkinetischer Kinder geht. Einerseits erwartet man von ihnen – unserem Zeitgeist entsprechend – schnelle Hilfe, die von der Krankenkasse übernommen wird, andererseits wissen viele Ärzte um die Risiken der medikamentösen Behandlung, können ihre Patienten aber aus Kostengründen nicht für eine alternative Behandlung gewinnen oder haben durch die Besonderheiten des Medizinstudiums nicht die Fähigkeit, auch mit alternativen Therapien zu arbeiten.

Auch die Ärzte stecken im Umgang mit HYPERKINETIKERN in einer Krise.

Doch ich habe auch versucht, Ihnen, den betroffenen Eltern oder Lehrern, Hinweise auf mögliche Ursachen für Verhaltensstörungen zu liefern und Ihnen einige, sicherlich nicht erschöpfende Hinweise auf alternative Therapiemöglichkeiten zu geben.
Ein Patentrezept für die Behandlung Ihres Kindes und die Beseitigung seiner Probleme kann auch ich Ihnen nicht geben.

Was ich jedoch kann, ist Sie zu ermuntern, dass Sie, die Sie vielleicht schon viele Möglichkeiten der Therapie ausprobiert haben, noch ein ganzes Sammelsurium an Chancen haben, um für Ihr Kind und Ihre Familie eine zufriedenstellende Therapie zu finden.
Soweit es am Kostenfaktor scheitert, kann ich Ihnen nur empfehlen, froh und lustig auf die Krankenkassen zuzugehen und dort zu versuchen, den jeweiligen Sachbearbeiter davon zu überzeugen, dass langfristig gesehen in vielen Fällen alternative Therapien kostengünstiger sind, als es scheint.

Um noch einmal die Worte Moliere's vom *eingebildeten Kranken* zu strapazieren, will ich erneut darauf hinweisen, dass es zu keinem Zeitpunkt meine Absicht war, Ärzte, Pädagogen, Pharmakologen anzugreifen.

Auch die Tatsache, dass ich häufig den Begriff RITALIN® verwendet habe, hat nur damit zu tun, dass genau dieses Medikament aus meiner Sicht das bekannteste und am häufigsten angewandte Präparat mit METHYLPHENIDAT ist. RITALIN® stand häufig aus diesem Grund als Synonym für alle Medikamente, die dem Betäubungsmittelgesetz unterliegen. Es ist nicht besser oder schlechter als andere Präparate und die Liste der Warnhinweise und Nebenwirkungen sollte jedem Arzt oder Apotheker bekannt sein.

Deshalb wäre es nicht recht, nur den Herstellern bedenklicher Medikamente einen *Schwarzen Peter* zuzuschieben und sich selbst, als Arzt oder Betroffener, aus der Verantwortung zu stehlen.
Vielleicht konnte ich Ihnen durch meine Schilderungen auch näher bringen, dass das Problem vielleicht in vielen Fällen in unserer antrainierten Bequemlichkeit und Schnelllebigkeit liegt. Wir wollen alles schnell, sofort und haben keine Geduld mehr.

Deshalb erlaube ich mir einen Gedanken einzubringen, der mir schon oft durch den Kopf ging.

Sind unsere hyperaktiven Kinder nicht dazu da, um uns Eltern zum Nachdenken zu bewegen? Wollen uns diese Kinder nicht – fast gewaltsam – zwingen, uns wieder mehr Gedanken über den Sinn unseres Lebens, unserer Familien und unserer Einstellung zu machen? Übernehmen diese Kinder nicht die Rolle eines Gesellschaftskritikers, der uns begreiflich machen will, dass unsere Kinder wieder mehr Zeit mit ihren Eltern brauchen, die Geborgenheit der Familie, Zeit zum Spielen und Verständnis – anstatt erschöpfte Eltern, die gestresst von der Arbeit kommen, die scheinbar nötig ist, um ein tolles Auto, viele Urlaubsreisen und schicke Klamotten zu bezahlen oder sich selbst zu verwirklichen? Wollen diese Kinder nicht wieder Väter, die mit ihnen basteln, Sport treiben und raufen? Zeigen uns diese Kinder vielleicht, dass die Erreichung eines Abiturs unter allen Umständen nicht ihr höchstes erklärtes Ziel ist und sie auch mit weniger zufrieden wären?

Die Liste von Fragen ließe sich noch fortsetzen und mancher von Ihnen wird mich kritisieren, weil es an seiner Situation nichts ändern kann, wenn er Antworten auf meine Fragen sucht. Oder doch?

Abschließend möchte ich auch noch einmal darauf hinweisen, dass jedes Medikament seine Berechtigung hat. Viele Menschen haben an der Entwicklung mitgearbeitet und sicherlich mit der besten Absicht für das Wohl des Patienten, der Firma und zum Bestand des eigenen Arbeitsplatzes.

Deshalb ist nicht das entwickelte Medikament das Problem, sondern die Menschen, die uns diese Medikamente ohne lange Überlegungen oder aufgrund einer Leichtgläubigkeit – zum Testen – verordnen.

Warum ich mich trotz aller persönlichen Schwierigkeiten zu diesem Buch entschlossen habe, möchte ich Ihnen noch sagen.
Weil ich mich nicht schuldig machen möchte, von Problemen gewusst und nichts getan zu haben.

Dies haben – so lehrt uns die Geschichte – in anderen Lebensbereichen viele getan, als es darum ging Courage zu zeigen.
Die Leidtragenden waren die Kinder. Vielleicht habe ich mit meinem Buch doch erreicht, dass mehr Menschen nachdenken.

Dann wäre der Zweck erfüllt.

Stichwortverzeichnis

AFA-Algen	Algentyp, der unter anderem zur Ausleitung von Schwermetallen verwendet wird.
ADS	Aufmerksamkeits-Defizit-Syndrom
ADHS	Aufmerksamkeits-Defizit-Hyperaktivitäts-Syndrom
ADHD	amerikanischer Begriff für ADHS
Anamnese	Erhebung der Vorgeschichte der Krankheit durch den Arzt
Aphrodisiakum	Mittel, das den Sexualtrieb anregt
Chemotherapeutika	Sammelbegriff für wirksame, natürlich vorkommende oder synthetische Substanzen unterschiedlichster chemischer Struktur, die Krankheitserreger wie Bakterien, Viren, Pilze oder neoplastische Zellen ohne (stärkere) Schädigung des Wirtsorganismus beeinflussen. Das sind z.B. Antibiotika, Antimetabolite u.a.
Chlorella	Algenart, die in der Alternativmedizin Verwendung zur Entgiftung findet.
Chrunch	Musikrichtung, deren berühmtester Vertreter Kurt Cobain (Band: NIRVANA) war.
Crystal	Jargon der Rauschgiftszene-Bezeichnung für Methamphetamin, dass sich gegenüber Amphetamin durch die stärkere Wirkung unterscheidet.
CONTERGAN®	Medikament, das in den 60er Jahren häufig an werdende Mütter als Schlafmittel verordnet wurde, zu körperlichen Schädigungen des Kindes bereits vor der Geburt führte und deshalb aus dem Handel genommen wurde.
Cranium	Schädel
DEA	Drug Enforcement Administration (amerikanische Drogenbehörde)
Depression	Psychische Störung mit trauriger Stimmung, pessimistischen Zukunftserwartungen, Interessenverlust, Verlust von Freud- und Gefühlsempfinden, Hemmung des Antriebs, Energie- und Kraftlosigkeit, Angst, Suizidneigung – viele Sonderformen

Derivat	Begriff aus der Chemie; Abkömmling, auch abgeleitete Verbindung im chem. Sinn
Dunkelfeld	hier: kriminologischer Begriff, der die Taten umfasst, die zwar geschehen, aber den Strafverfolgungsbehörden nicht bekannt werden, so dass sie in keiner Statistik erscheinen
Enterokokken	Krankheitserreger für infektiöse Endokarditis. Risikogruppen sind Menschen mit angeborenen oder erworbenen Herzfehlern. Die Blutströmungsbedingungen werden abnorm.
Endogen	von innen kommend oder im Inneren entstanden
Engelstrompete	Pflanze, die psychotrope Stoffe enthält
FLUCTIN®	Antidepressivum, das auch unter dem Handelsnamen PROZAC® bekannt ist. In den 90er Jahren als Glückspille gefeiert, greift das Medikament als so genannter *Selektiver Serotonin-Wiederaufnahme-Hemmer* in den Stoffwechsel des „Glückshormons" Serotonin ein.
Garant	hier: juristischer Begriff, der die Person beschreibt
Geopathie	Man versteht darunter Erdstrahlen aus Wasseradern, Geländeverwerfungen und ähnliche Naturerscheinungen, die zu Lern- und Konzentrationsstörungen bei hyperaktiven Kindern führen können.
Heredität	Veralteter Begriff für Erbschaft oder Erbfolge; hier erblich belastet
Heroin	Rauschgift-Abkömmling (Derivat) des Morphium
Hyperkinetik	Anderer Begriff für Aufmerksamkeitsdefizitsyndrom. Nach dem DSM (Diagnostic Statistic Manual der amerikanischen Gesellschaft für Psychiatrie) zeigt sich hyperkinetisches Verhalten in Aufmerksamkeitsstörungen, Konzentrationsstörungen, Impulsivität und Frustrationstoleranz sowie motorischer Unruhe.
Hyperglykämie	ist ein medizinischer Begriff, der mit einem Blutzuckerspiegel unter 0,5 g Glukose pro Liter Blut definiert ist, also einem Wert, der ca. die Hälfte des Normalwertes ausdrückt.
Halbwertszeit	hier: die Zeit die METHYLPHENIDAT braucht, um sich komplett abzubauen, so dass keinerlei Rückstände oder Abbauprodukte nachweisbar sind.

Kirilan-Fotografie	ist eine Fotografie-Technik, die von russischen Wissenschaftlern entwickelt wurde und die Möglichkeit bietet, ein Objekt einem Magnetfeld auszusetzen und die Interaktion zwischen dem Eigenmagnetfeld des Objektes und dem Magnetfeld fotografisch festzuhalten und daraus wichtige diagnostische Schlüsse für alternativ medizinische Behandlungen zu ziehen.
Kriminologie	Wissenschaft vom Verbrechen
Interaktionsstörung	wechselweises Vorgehen von Personen, die miteinander in Verbindung stehen
Mikroben	kleinste, meist einzellige Lebewesen
Moliere	französischer Schriftsteller
Nahrungsergänzung	Mittel, die Defizite in der Vitamin-, Mineralstoff- und Spurenelementzufuhr ausgleichen können und nicht als Therapeutikum gelten. Sie unterliegen dem Lebensmittelgesetz.
Neurotransmitter	Überträgersubstanzen im Nervensystem: Neuropeptide, verschiedene Aminosäuren und andere kleine Moleküle gehören dazu.
Parkinson	Degenerative Erkrankung, deren Symptomatik nach dem de Gruyter Lehrbuch für Neurologie durch zahlreiche Medikamente ausgelöst werden kann.
Prämorbitität	Darunter versteht man die Summe aller Krankheitserscheinungen, die sich bereits vor dem Ausbruch der eigentlichen Krankheit zeigen.
PROZAC®	Medikament – Antiepileptika
Psychokinesiologie	Ganzheitliches Heilsystem, bei dem mittels Muskeltests Störungen der Regulation oder ungelöste seelische Konflikte aufgespürt und behandelt werden können. PK beruht auf der Philosophie, dass körperliche Erkrankungen ihren Ursprung ganz oder teilweise im Unterbewusstsein haben.
REBOUND-Effekt	Durch einen schnellen Anstieg des Wirkstoffspiegels und durch den raschen Abfall bei der Einnahme von METHYLPHENIDAT kann es zum Ende der Wirksamkeit zu einem so genannten Rebound-Effekt kommen. Nicht alle Konsumenten haben einen Rebound-Effekt. Merkmale sind das noch zappeligere und unausgeglichenere Verhalten der Kinder, die meist unter starken Stimmungsschwankungen leiden, leicht reizbar sind, und zwar mehr als dies ohne Medikament der Fall wäre.

Rizol	Rezeptur mit Sauerstoff in Form von Ozoniden und Bitterstoffen aus Heilpflanzen, wie Wermut, Gewürznelken, Walnuss, Minze und Geranium, das zur Therapie von chron. Müdigkeit, Darmpilzen, Vaginalpilzen, aber auch bei nachgewiesenen Pilz-, Bakterien- oder Parasitenbefall in Fällen von Hyperaktivität, Hypoaktivität, Angst und Depressionen verwendet wird.
Sacrum	Kreuzbein
Serotonin	ist ein Hormon, dem fast schizophrene Eigenschaften unterstellt werden müssen. Ist der Serotoninspiegel hoch, zeigt das Hormon seine friedliche Seite, weshalb manche Antidepressiva die Aufgabe haben, den Serotoninspiegel zu erhöhen. Ist der Spiegel niedrig, erhöht sich beispielsweise das sexuelle Verlangen. Serotonin ist aber vor allem ein Neurotransmitter, da es an der Weiterleitung von Signalen zwischen den Nervenenden des Gehirns beteiligt ist.
Synapse	ist der Zwischenraum zwischen zwei Nervenzellen oder deren Enden, über die Nerven impulse geleitet werden.
Trauma	ein unerwartetes Erlebnis, das einen körperlichen oder seelischen Schaden hinterlässt.

Bildverzeichnis

Buchempfehlungen

Das hyperaktive Kind und seine Probleme

Cordula Neuhaus
ISBN 3-332-0872-2

* * *

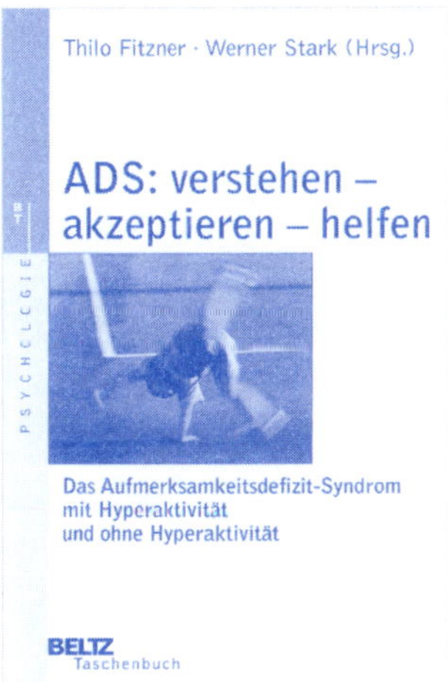

Thilo Fitzner - Werner Stark
ISBN 3-407-22878-2

* * *

Jahrbuch Sucht

Deutsche Hauptstelle gegen die Suchtgefahren e.V.
ISBN 3-87581-217-4

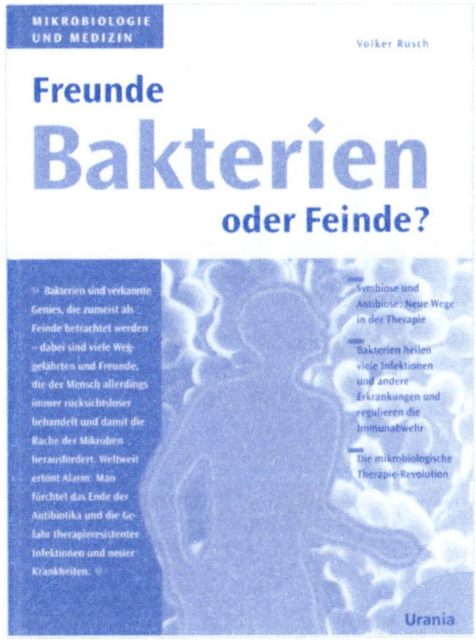

Volker Rusch
Nur über das mikrobiologische Institut

* * *

Kraniosakrale Therapie

Klaus G. Weber
ISBN 3-540-04392-6

* * *

Die RIZOL Therapie

Dr. Steidl – Universität Erlangen
e-mail: gerhard.steidl@rzmail.uni-erlangen.de

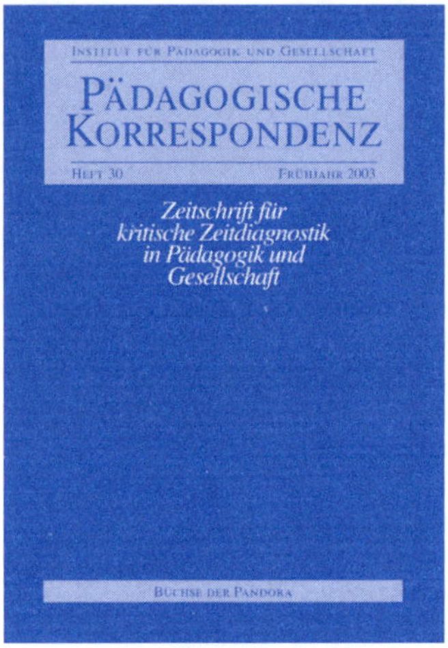

Institut für Pädagogik
und Gesellschaft
ISBN 3-88178-10-0

* * *

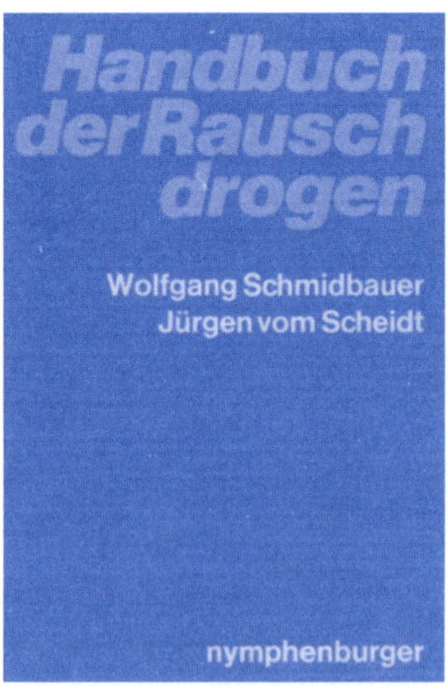

Schmidbauer / Scheidt
ISBN - gelöscht -

Sieben Experimente die die Welt verändern könnten

Rupert Shaldrake
ISBN 3-442-12716-3

* * *

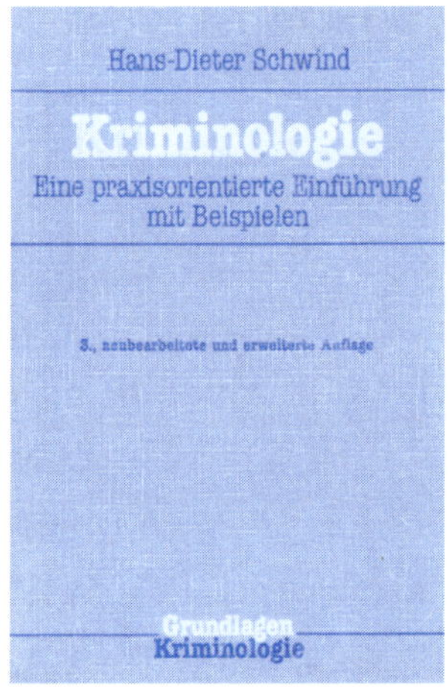

Hans-Dieter Schwind
ISBN 3-7832-0190-X

* * *

Was die Seele krank macht ....

Thomas Schäfer
ISBN 3-426-87029-0

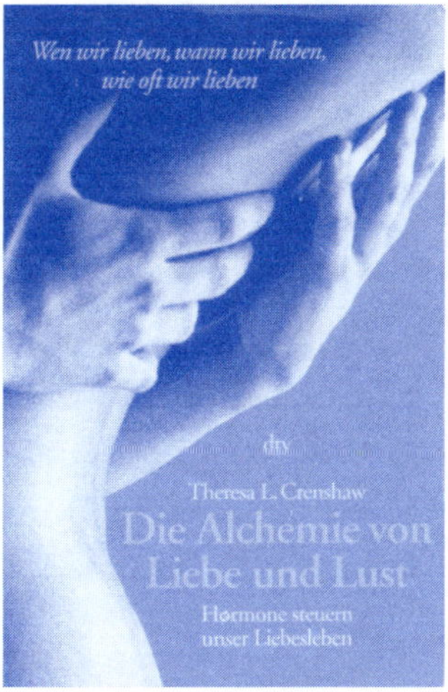

Theresa L. Crenshaw
ISBN 3-423-36117-4

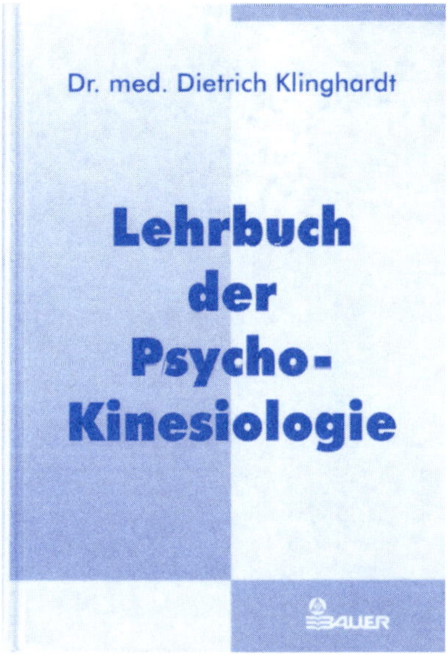

Dr. med. Dietrich Klinghardt
ISBN 3-7626-0510-6